神经外科学史海钩沉

赵晨辉　江晓春　编著

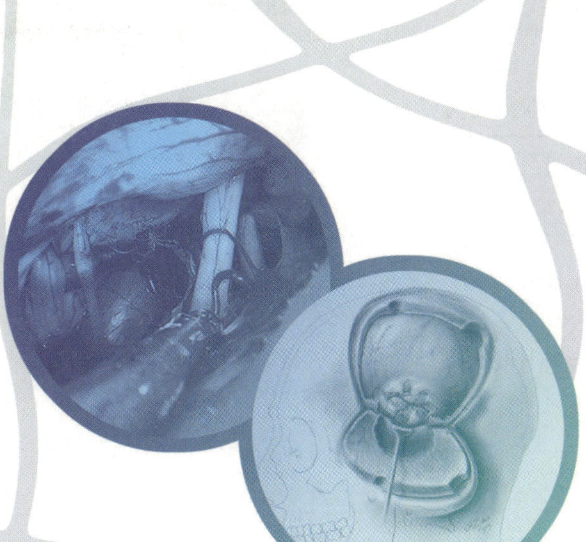

中国科学技术大学出版社

内容简介

百年神经外科历史可以分为经典神经外科、显微神经外科和微创神经外科三个阶段。本书系统地整合了百年神经外科历史中神经外科大师对疾病与真理的追寻趣事，神经外科核心理论诞生与发展的曲折历程，神经外科手术开拓与革新的螺旋式演进，神经外科大师对手术理念、器械的艺术性探寻与改良，不断打破颅脑手术禁区的巧妙与匠心，等等；通过解读神经外科历史故事，重构神经外科学知识理论，融知识、能力、素养为一体，学生在认识历史的过程中可联系和运用基础知识，以全面、发展、辩证、客观地感悟神经外科学璀璨的历史之美与行医之道。

本书可供临床医学、外科学、科学史等领域的研究人员、本科生、研究生、大学教师和神经外科医生参考使用。

图书在版编目(CIP)数据

神经外科学史海钩沉 / 赵晨辉，江晓春编著. -- 合肥 ：中国科学技术大学出版社，2025.6. -- ISBN 978-7-312-06236-0

Ⅰ. R651-091

中国国家版本馆 CIP 数据核字第 2025VH1258 号

神经外科学史海钩沉

SHENJING WAIKEXUE SHIHAI GOUCHEN

出版 中国科学技术大学出版社
安徽省合肥市金寨路 96 号，230026
http://press.ustc.edu.cn
https://zgkxjsdxcbs.tmall.com

印刷 合肥市宏基印刷有限公司

发行 中国科学技术大学出版社

开本 787 mm×1092 mm 1/16

印张 14.25

字数 356 千

版次 2025 年 6 月第 1 版

印次 2025 年 6 月第 1 次印刷

定价 56.00 元

序　　言

2025年初，我受编者之邀为本书写序。翻开书稿，生动活泼的章节题目，令人眼前一亮，不由产生读下去的欲望。浏览正文，一幅幅神经外科医学史的历史画卷徐徐展开。

这是一本集知识性、故事性和趣味性于一体的神经外科历史通识读物。

全书由51篇引人入胜的小故事组成，每个故事的主人公都是神经外科灿烂星空中耀眼的巨星，Meckel、Wennicke、Chiari、Krause、Cushing、Dandy、Moniz、Yaşargil、Rhoton等，鼎鼎大名，如雷贯耳。书稿旁征博引，图文并茂，娓娓道来。51个故事，缀玉连珠，勾勒出世界神经外科的发展脉络。

比如本书第二、四、十、二十三章关于脑脊液、脑积水、颅内压的内容，洋洋洒洒数万字，纵横2000年。从Vesalius提出脑室中有液体、Willis首次提出脑脊液来自脉络丛、Cat首次完成脑室外引流、Magendie首次证实脑室里是脑脊液、Wernicke首次完成无菌性脑室穿刺和脑室外引流、Quincke发明腰穿，到Dandy发明脑室穿刺空气造影，顺藤摸瓜，拨云见日，阐述了脑脊液、脑积水治疗的前世今生。

在古希腊的希波克拉底时代，人们猜测脑积水位于脑组织之外，介于脑组织和颅骨之间，类似于现在的硬膜下积液，这一错误认识延续了2000年。欧洲中世纪神学认为人体是“上帝的杰作”，疾病是“神的惩罚”，解剖人体被视为亵渎神圣。文艺复兴强调“以人为本”，打破了中世纪神学对思想的禁锢，促进文学、艺术、政治重大变革的同时，也重塑了医学的发展轨迹。

现在的脑室外引流技术已经非常成熟，广泛应用于脑积水、蛛网膜下腔出血、脑出血和重症监护患者，成为神经科医生必须掌握的基本操作。脑室-腹腔分流、腰大池-腹腔分流改善了众多脑积水患者的预后，和300年前相比，脑积水早已不再是不治之症。

科学技术的发展，呈波浪式前进，螺旋式上升，像极了黄河的九曲十八弯。“不积跬步，无以至千里；不积小流，无以成江海。”神经外科就是一代又一代的科学大师筚路蓝缕，披荆斩棘，一步一步走到今天的。脑积水治疗如此，书中介绍的经鼻蝶手术、立体定向技术、颅内动脉瘤的血管内治疗、脊髓电刺激、脑深部刺激术等，无一不是如此。

医学的发展，离不开物理学、电子学、材料学等其他学科发展的推动，疫苗、抗生素的出现，大大延长了人类的寿命；X 线、CT 和核磁的出现，推动了神经外科疾病的诊断；乙醚麻醉、无菌技术的出现，促进了外科手术的发展。显微镜、立体定向、放射治疗、内镜技术、血管介入技术、人工智能、脑机接口的出现，使神经外科从传统到微创，再到精准，疾病谱越来越广，安全性越来越高，预后越来越好。

书中的名人轶事，讲述生动，引人入胜。比如第二十四章，记录了博学多才、集医生、作家和政治家于一身的葡萄牙医生 Moniz：26 岁当选国会议员，在第一次世界大战后出任葡萄牙外交部长。54 岁发明了改变人类脑血管病治疗历史的脑血管造影术，但 3 次提名诺贝尔生理学或医学奖均未果。此后专注于通过额叶切除手术治疗精神疾病。无心插柳柳成荫，Moniz 因此获得 1949 年的诺贝尔生理学或医学奖。获奖之后，全世界大量开展精神外科手术，但后来经过严格评估，发现治疗效果喜忧参半，又因为抗精神病药物——氯丙嗪的出现，精神外科手术逐渐退出历史舞台。

本书几乎涉及神经外科全领域技术的历史演变，如果没有阅读英文文献的深厚功底，没有对各种技术的深入理解，没有对西方文明史、科技史、医学史的了解，没有足够的文字驾驭能力，没有足够的热情，很难完成此书。

以史为镜，可以知兴衰。作为神经外科医生，应该不忘来时路，知晓神经外科的发展史。否则，我们就可能会沾沾自喜，甚至对前人“疾病诊断愁死人，治疗效果气死人”的窘境，产生“何不食肉糜”的疑问。

读完本书，受益良多。也希望本书能使更多医学生、医生受益。

最后，留一个开放性问题：中国神经外科也有近百年的历史，为什么心灵手巧的中国神经外科医生做着全世界最多的神经外科手术，但梳理神经外科发展史，却鲜有中国神经外科医生的身影？是中国医生没有创新意识，还是因医患缺乏信任，以致医生不敢“越雷池一步”？

如何破这个局？我们应该怎么做？留待大家思考。

首都医科大学宣武医院神经外科

梁建涛

2025 年 5 月 12 日

前　言

历史是过去的现实，现实是未来的历史。神经外科学的历史事件丰富多彩，发展历程波澜壮阔；历史人物形象立体，鲜活生动。习近平同志强调："重视历史、研究历史、借鉴历史，可以给人类带来很多了解昨天、把握今天、开创明天的智慧。"

百年神经外科历史可以分为经典神经外科、显微神经外科和微创神经外科三个阶段。近代神经外科诞生于1870—1890年间的英国，主要应归功于Mac Ewen和Horsley。1879年，Mac Ewen在英国格拉斯哥第一次进行开颅手术；1887年，英国人Horsley第一次行椎板切开椎管内脊膜瘤切除术获得成功。然而在19世纪末20世纪初，神经外科学面临种种困难，诸如手术器械短缺、手术经验不足、术后严重脑水肿及颅内感染等并发症，几乎要将这个初生的婴儿扼杀在襁褓之中。种种可怕醒目的数字，残酷地显示在人们的眼前：1896年Auvray的脑瘤手术，仅有47例做了减压姑息性手术；1898年Star报告84例脑瘤手术，大脑肿瘤死亡率达50%，小脑肿瘤死亡率为80%。这些残酷的事实是神经外科史上充满忧伤的一页。

但是，神经外科学的巨匠、妙手、大师们在痛苦与失败面前并没有止步，而是不断探索，精进创新。无数的手术禁区逐渐被打破，创新技术层出不穷，新的诊治技术再次如日东升……

然而，创新并不总是一个简单和愉快的过程，新的理念如何在怀疑中提出，新的技术如何在非议中演进，平和的文字背后，是说不尽的曾经的刀光剑影与鼓角争鸣。本书通过聚合神经外科历史故事，整合重构神经外科学教材知识理论，融知识、能力、素养为一体，学生在认识历史的过程中可联系和运用基础知识，以全面、发展、辩证、客观地感悟神经外科学璀璨的历史之美和行医之道，综合提升核心素养。

让我们以历史唯物主义的视野，深刻思索应以怎样的方法学习神经外科，以怎样的思维借鉴神经外科学璀璨而耀眼的历史，进而努力成为卓越而有创造力的神经外科医生。

在本书即将付梓之际，特别感谢首都医科大学宣武医院神经外科梁建涛教授为拙著惠赐序言。感谢皖南医学院方新运、狄广福、袁艺员、王娜、吴柳莹在本书编写过程中给予的帮助。同时也要感谢全国医学教育发展中心对本书的支持和鼓励。

由于编者水平有限，临床工作繁忙，书中难免纰漏，敬请读者和各位同道提出宝贵意见。

皖南医学院第一附属医院神经外科

赵晨辉　江晓春

2025年6月11日

目　　录

第一章　如日方升的“卒中”

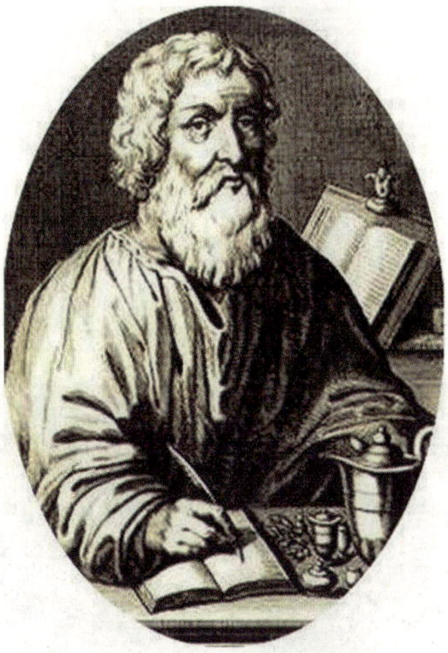

图 1.1　希波克拉底

希波克拉底(Hippocrates,前 460—前 375),这位出生于公元前 460 年、被西方尊为“医学之父”的希腊医者(图 1.1),为此后近 1000 年里西方医学的崛起燃起了星星之火。他所发起的行业道德倡议书——《希波克拉底誓言》,早已成为当今世界所有从医者的启蒙共识。也正是拥有着超凡智慧的他,提出了“apoplexy”一词,从而孕育了当代“卒中”理论的雏形。

当时的古希腊,时常会有这样一种奇怪的患者——上一秒还在正常行走或劳作,下一秒突然像被闪电击中一样倒地,有的会在昏迷一段时间后死亡,有的则在醒来后口角歪斜、动弹不得。直到伯里克利时代的希波克拉底观察到了这些奇异患者的共同点,才有了“apoplexy”一词——含义为“一个人突然倒下,没有意识或运动,但能够保持脉搏和呼吸”。从此,这些患者遭遇的不知名“急症”才得以有了明确的称呼。

希波克拉底之后,许多人物,比如公元前 25 年至公元 50 年的凯尔苏斯(Aulus Cornelius Celsus)、129 年至 199 年的盖伦(Claudius Galenus)和 5 世纪前后的塞利乌斯·奥雷利安努斯(Caelius Aurelianus),又逐渐补充了这一病症的表征,让“apoplexy”一词有了更丰富的含义。可惜的是,在当时,人们对于疾病的认识还停留在希波克拉底创造的与体液(humours)和精神有关的“体液理论”上(图 1.2),更有甚者,认为所有的疾病都是神明降下的“神罚”。这些在现在看来十分荒谬可笑的理论,却在那个年代成为了诊断一切疾病的要素。

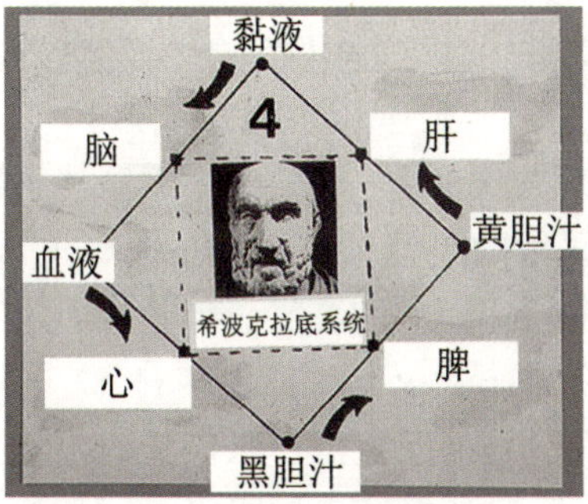

图 1.2　希波克拉底的“体液理论”(人体由血液、黏液、黄胆汁和黑胆汁四种体液组成)

“apoplexy”的历史继续从 5 世纪一直延续到 14 世纪,这期间,种种古希腊、古罗马和阿拉伯文明在意大利、法国和德国等西欧国家交流、碰撞,“apoplexy”一词,也在不同的国家衍生出了不同的同义词汇。然而,尽管离希波克拉底所在的伯里克利时代已经过去千年之久,其含义却仍然沿用希波克拉底的思想,几乎没有引入任何新的概念。在这期间，古希腊的思想光辉似乎行将熄灭了。

14 世纪至 17 世纪，欧洲的文艺复兴时期到来了，人们对古希腊和古罗马思想的兴趣空前高涨起来，多部古希腊著作被翻译面世，为世人所熟知。思想的解放带来科学的进步，作为生命科学的基础，人体解剖学也借上了文艺复兴的东风，为诸多医学理论带来了空前绝后的启蒙。人体解剖开始被普遍应用于法医、健康研究和科学目的，也使得新知识如雨后春笋般出现。这一时期的医学发现为现代医学铺平了道路，"apoplexy"这个被"冻结"了含义的词，也迎来了融冰消雪的春天。

从 17 世纪开始，随着人体解剖的演进，"apoplexy"的模糊含义开始逐渐消失，取而代之的是更为详细的定论。非血管性颅内病变开始与全系统病变分离，"apoplexy"仅指代与血管相关的颅内病变。人体解剖学的进步使"apoplexy"被分为越来越多的亚型，英国学者约翰·雅各布·卫普菲(Johann Jakob Wepfer)于 1658 年首次解离了"apoplexy"的单一定义，这标志着对脑血管性疾病或"脑血管病"研究的开始，为"脑血管病"这一新兴领域的研究奠定了基础。

接着登场的就是今天故事的主人公，因为他的贡献，脑卒中理论在文艺复兴的浪潮中才得以真正破土而出。1689 年，这位名叫威廉·科尔(William Cole)的英国医生，在书信体论文《A Physico-Medical Essay Concerning the Late Frequencies of Apoplexies》(一篇关于中风晚期频率的物理医学论文)中，首次使用了术语"stroke"来表示"卒中"。

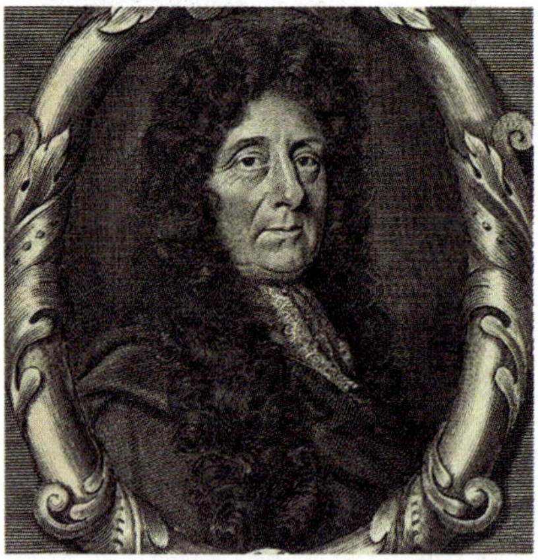
图 1.3　威廉·科尔

威廉·科尔出生在希波克拉底仙逝 2000 年之后的 1635 年，他就读于牛津大学格洛斯特学院，并于 1660 年获得硕士学位，6 年后获得医学博士学位(图 1.3)。

在伽利略打破了中世纪学术哲学和亚里士多德物理学的束缚后，其他人就不再是这些腐朽的知识体系的奴隶。科尔深受文艺复兴科学革命后的两大医学思潮——医学化学和医学力学的影响，并成为后者的坚定追随者，在医学方面，他也总有独到的见解和勇于创新的学术品格。科尔在英国伍斯特执业期间，凭借着其自行创造的许多有效的治疗手段，很快获得了很高的声誉。虽然这些方法在医疗高度发达的今天已经不再适用，但在那个医疗落后的时代，他的方法也为当时的医者提供了研究思路，他也因此成为牛津大学的荣誉校友之一。

作为在当时享誉国际的英国著名内科医生之一，科尔对"stroke"一词的使用无疑让人们真正意义上重视起了这个词语。要知道，此前只有在 1559 年的英语词典中，有关 apoplexy 的英文翻译才出现了"stroke"一词，这来源于"stroke of God's hand"的释义。但是当时没有人在行医或出版时真正使用"stroke"一词。

在科尔明确使用"stroke"作为英语中"脑血管病"的定义后，涉及范围过于广泛而指代又模糊笼统的古希腊词语"apoplexy"便逐渐被取代，"stroke"的定义也越来越明晰。这种让人仿佛被闪电击倒的"神罚"，也在人们不懈的剖析中展露了庐山真面目。

在"stroke"被广泛传播和应用开来后，无数人从中寻找到了研究这种疾病的契机

(图 1.4)。1765 年,医者 Biumi 描述了一例未破裂的动脉瘤病例;1814 年,医者 Rochoux 定义了“出血性卒中”的概念。五年后,医者 Rosta 又扩展出了“缺血性卒中”的概念。至此,出血性卒中和缺血性卒中这两种主要类型的基本区别得到了清晰的认识。这种划分一直持续到今天,也维持了一直以来的“stroke”的概念,即脑梗死、脑出血(ICH)和蛛网膜下腔出血(SAH)等脑血管原因对中枢神经系统(CNS)造成的急性局灶性损伤所致的神经功能障碍。

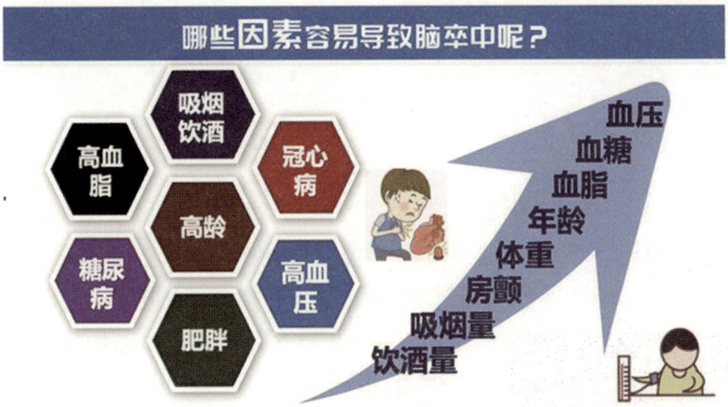

图 1.4　脑卒中发病原因相关的研究

由于时代所限,科尔虽然有诸多著作,但多数停留在猜测和理论层面,几乎从未有过临床实践,因此他提出的许多不合时宜的理论早已被淘汰和遗忘。然而,他的名字却以一种意想不到的方式传遍了大千世界。可以说,科尔像普罗米修斯一般,为之后卒中领域的研究带来了一颗火种。

1716 年 6 月 12 日,威廉・科尔逝世,但他为卒中医学留下的遗产却仍然闪烁着光辉。

第二章　脑积水引流的“蜀道之难”

1744 年 10 月 23 日，法国外科医生克劳德-尼古拉斯·勒·卡特(Claude-Nicolas Le Cat，图 2.1)采用自己发明的特殊引流管装置，首次在一名患有脑积水的新生儿的侧脑室进行了“脑室外引流”，为脑积水引流开拓了一条别具一格的“蜀道”。

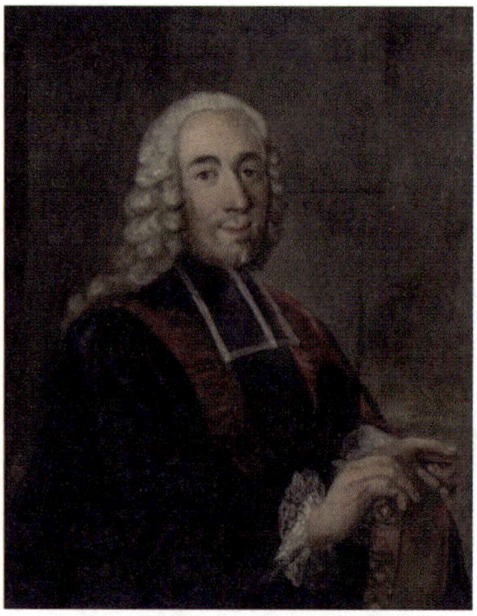

图 2.1　发明体内“南水北调”的法国外科医生 Claude-Nicolas Le Cat

1700 年 9 月 6 日，Le Cat 出生于法国奥伊塞地区的一个医生家庭。他的父亲是一名小有名气的外科医生，受到父亲言传身教的 Le Cat 从小就对解剖学和外科学有着相当深入的了解。1726 年，26 岁的他前往巴黎专门学习内科学和外科学。1728 年，他就因熟练的技术被任命为鲁昂地区一名大主教的外科医生，同时也教授解剖学和外科学。1731 年，Le Cat 被任命为鲁昂 Hôtel-Dieu 医院的第一位外科医生。1732 年，Le Cat 在巴黎兰斯大学获得博士学位。在外科手术方兴未艾的 18 世纪，Le Cat 以他的泌尿外科技术而闻名，并发明了几种泌尿外科手术器械，对于泌尿系统这一人体天然的“引流管”的深入了解，为他日后在脑积水引流中的突发奇想提供了灵感。

1744 年 10 月 15 日，一对夫妇带着自己只有 5 周大的孩子前来 Le Cat 处问诊。与他幼弱的身躯不同，这个孩子有着异常巨大的头颅，他头部的皮肤也像一只即将炸开的气球那样被拉扯开来，皮下的血管都清晰可见。这个孩子患有的是一种被称为“先天性脑积水”的颅脑疾病(图 2.2)。

关于脑积水，世界上最早有迹可循的记载出自古希腊的希波克拉底与古罗马的盖伦这两位西方医学奠基人。在那之后，西方陆续有许多医生记录了这种会使头部胀大的、可以出现在新生儿/儿童甚至成人身上的疾病的特征和症状。虽然记载和治疗方法各有千秋，但所有人都达成了一个潜在的共识，即脑积水从来都是“致命的”，患者只能静待死亡的来临，无一例外。

在接诊了这个孩子后，Le Cat 采取了自己所知的百般手段，想要挽救这个孩子的性命。但天不遂人愿，这个孩子的病情一直在迅速发展，他的头颅也胀大到了令人瞠目结舌的尺寸。Le Cat 无计可施，他只能告知这对父母这也许是一种不治之症。但这对父母不愿放弃，他们苦苦恳求 Le Cat 为他们不幸的儿子治病。在他们的坚持下，Le Cat 突然有了一个治疗

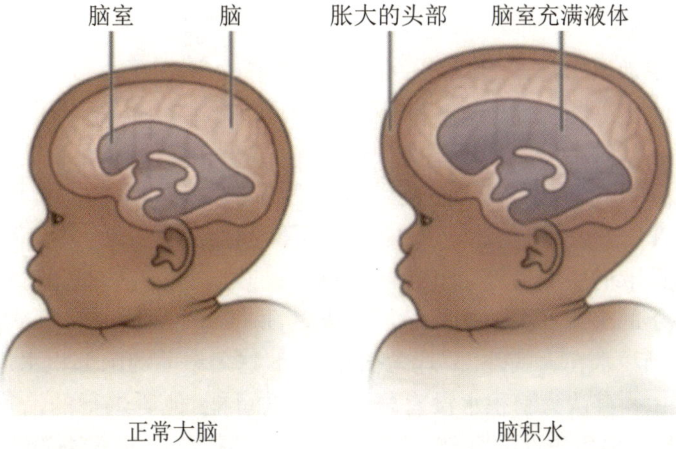

图 2.2 伴有典型神经外科专科体征——“落日征”的儿童脑积水示意图

脑积水的灵感，虽然他觉得没有任何成功的可能，但他还是决定为这个孩子试一试。

在 Le Cat 之前，已经有人尝试过使用脑室穿刺术和脑脊液引流术抽出这些淤积在头颅内的病理液体，然而技术的不完善和颅脑解剖的不明确，使这些外科治疗在大多数情况下会导致患者发生颅骨和脑的塌陷以及可怕的继发感染。在翻阅资料时，Le Cat 对这些治疗措施产生了怀疑：“导致那些接受脑积水穿刺术的人死亡的原因可能是，他们颅内所有的积液被一次抽走了；可以说，大脑暴露在空气中，空气必然会填满曾经被积液占据的广阔空间；在这种情况下，空气取代了脑脊液，挤压了脑组织，就像腹水穿刺后的腹部皮层一样。”在制订治疗计划时，Le Cat 决定不像其他的人那样“将脑脊液一次抽干”，而是要“在不同的时间，一点一点地抽出积液。”由于当时普遍认为脑积水“存在于大脑之外”，因此 Le Cat 决定在引流的间隙，用有一定压力的绷带压迫头部，使引流后的大脑能够贴近颅骨，避免空气压迫脑组织。

在制订了这一周密的计划后，Le Cat 面前出现了一个新的问题——用来治疗腹水的普通引流针并不满足于 Le Cat 提出的治疗方案。他认为：“……在这些神经部位重复穿刺过程是危险的。”Le Cat 想设计出一种可以像泌尿系统一样能够随时引流脑积水而不需要重复穿刺过程的装置，这促使他设计了一种新的引流装置来治疗这个垂死的孩子。他这样描述自己发明的这套器械(图 2.3)：“这是一种新的引流装置，它的特点是导管比普通的导管短得多，但我也为不同的情况设计了几个不同长度的导管。在这根导管的上部有两个可以连接其他导管的圆圈，这是为了能够将它们一个连接到另一个上。相对应的连接导管之间有各自不同的连接口。”Le Cat 通过这个装置可以像水龙头一样控制脑脊液的引流。

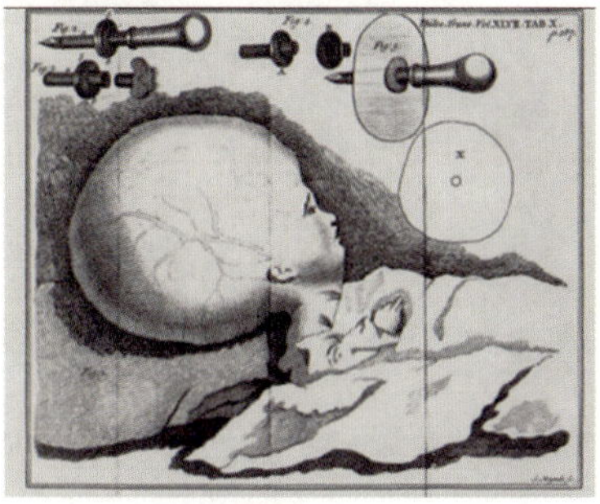

图 2.3 Le Cat 发明的脑积水穿刺引流手术系统

“这样，一切都准备好了，我将导管与引流针装起来，并用橡皮筋加固。”Le Cat 写道，“1744 年 10 月 23 日，星期五，我在这天进行了穿刺，把引流针插入患儿的头部，我用烘热的衬垫按住枕头，把引流管固定在头上。当装置被石膏完全固定好后，我抽出枕芯，引流出了 4～5 盎司的浆液，液体的颜色呈微微发褐的白色，气味有些难闻；最后，我用一个银质的塞子封闭了引流管。”

Le Cat 随后又进行了几次引流治疗。患儿如果病情较重，他就采取保守治疗；如果病情较轻，他就继续引流。“10 月 24 日，星期六，我打开了引流管，抽出了同样数量的液体。星期天，这名婴儿病情加重了，所以那天我没有打扰他。”

“10 月 26 日，星期一，他好多了，我又抽出 5 盎司液体。星期二，我让他休息了一下。每次我结束抽液后，我都会用一条结实的绷带绑住他的头部。”

尽管采取了种种措施，婴儿还是在星期三凌晨死亡了。但 Le Cat 早早就有了这样的心理准备，在他看来“……引流是注定要失败的，不管我抽液有多慢，大脑都不可能恢复它的自然形态”。他所采取的引流措施，很大程度上也只是为了给予这对可怜的父母一些慰藉。然而，在对死去孩子的头骨和大脑进行解剖检查时，Le Cat 得到了一个重要的发现——与人们想当然以为的“脑积水在大脑外部”理念截然不同，这名患儿的脑部积水局限于他的侧脑室。

虽然 Le Cat 一直认为脑积水没有任何痊愈的可能，他所进行的治疗也以失败告终，但 Le Cat 的尝试是一项历史性的突破，他发明了脑室外持续引流方法的雏形，更重要的是，他的尸检发现改变了脑积水在脑组织外的错误概念。这些发现颠覆了脑积水的治疗。

1751 年，Le Cat 将这一曲折的治疗过程撰写成《一种用于脑积水的穿刺以及其他需要在不同时间进行引流的新的导管》（图 2. 4）[①]，其中详细记录了他进行脑积水穿刺引流的步骤和他发明的装置。Le Cat 一改以往将脑部积液全部抽出的粗暴做法，在不同的时间分别进行引流治疗，在侧脑室留下一个特殊的、带有可以杀菌的银质塞子的导管，并用石膏固定在脑积水婴儿的头部，是对患有先天性脑积水的婴儿进行控制治疗的前无古人的大胆创新，Le Cat 也被认为是第一个进行侧脑室表面引流的外科医生。

即使是在 19 世纪末 20 世纪初，脑积水也一直被视为神经外科中不可逾越的“禁区”。著名的德国神经学家赫尔曼·奥本海姆（Hermann Oppenheim，图 2. 5）也认为，脑室穿刺和随后的表面引流是一种危险的甚至是致命的手术。脑积水的治疗可谓是“危乎高哉”。但数十年过后，人们已经从许多病例中逐步摸索到进行脑积水引流的正确道路。明知不可为而为之的 Le Cat、不肯放弃的患儿父母以及当世为无数脑积水患者而不懈努力的无数神经外科医生，都为挖凿脑积水的治疗道路作出了自己独一无二的贡献。

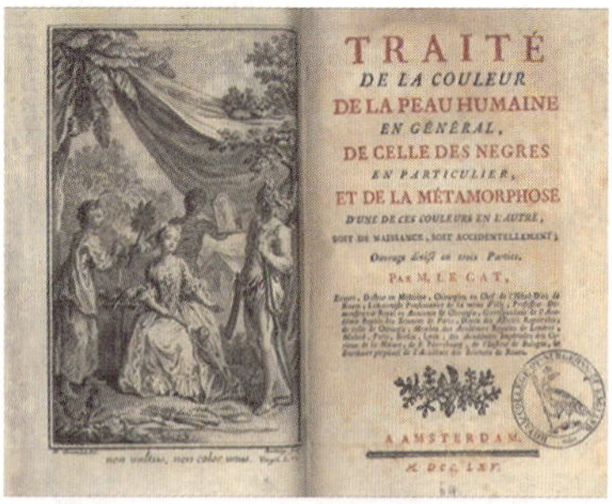

图 2. 4　Le Cat 通过创新脑积水手术系统撰写的脑积水治疗论文

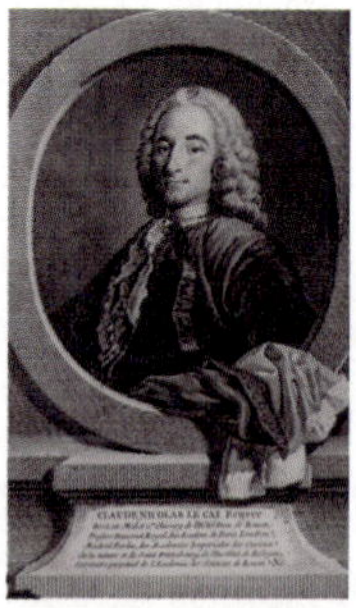

图 2. 5　把名字写到人类小腿的著名神经病学家 Hermann Oppenheim

① Le Cat C N. A new trocart for the puncture in the hydrocephalus, and for other evacuations, which are necessary to be made at different times[J]. Phil Trans R Soc, 1752, 47: 267-272.

第三章　Meckel 腔背后的世纪解剖学家

梅克尔(Meckel)腔：半月形或卵圆形，左右各一，位于颞骨岩尖部前方、海绵窦后部外下方，由颅后窝突入颅中窝后内侧的硬脑膜陷窝形成。后外侧为颈内动脉岩骨段，上方为颞底硬膜，前方为海绵窦。Meckel 腔内含有脑脊液、三叉神经节及神经纤维。

1724 年 7 月 31 日，德国外科医生及解剖学家约翰・弗里德里希・梅克尔(Johann Friedrich Meckel(the Elder))出生。他是第一个描述 Meckel 腔的人(图 3.1)。

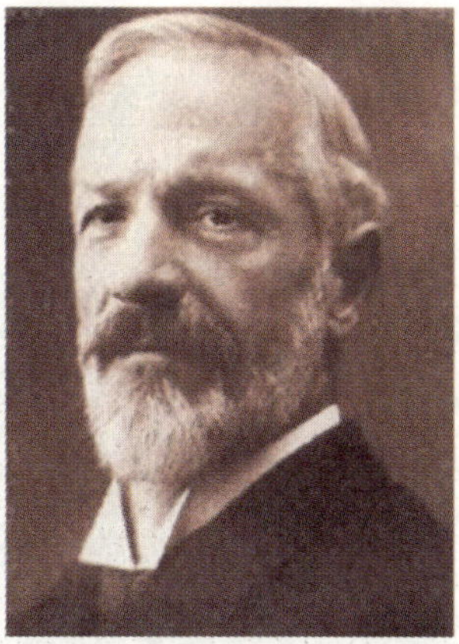

图 3.1　把名字写进大脑和肠道的德国著名外科医生 Meckel——求真探索的光芒照亮人类的脑肠

Meckel 诞生于德国韦茨拉尔(Wetzlar)的一个世代为拿骚王室工作的家族，这样的背景让 Meckel 的家人不断期望他能够延续"为国家服务"的家族传统。然而，Meckel 的祖父对他的影响似乎更加深远——自儿时起，Meckel 便开始追求医学与科学的真知灼见。

18 岁时，Meckel 在一次皇家活动中结识了一名伯爵的私人医生，并在他的推荐下进入哥廷根大学(University of Göttingen)学习。在这里，Meckel 遇见了对他影响最为深远的导师之一——解剖学、外科学、植物学教授 Albrecht von Haller(1708—1777，瑞士杰出的生理学家，被公认为是 18 世纪第一流的生物学家和实验生理学之父，被称为"近代生理学之父")。早年间，Meckel 追随 von Halle 学习植物学，二人在实地考察时共同研究植物区系，讨论各自的发现。在此期间，von Halle 同时开始撰写《解剖学图鉴》(*Iconae Anatomicae*)，而 Meckel 很可能在此过程中即接触到了解剖学知识。

1743 年，Meckel 应父亲的要求前往德国首都柏林，在将临床教学和尸检引入"柏林解剖学剧院"(Berliner Theatrum Anatomicum)(图 3.2)的 August Buddaeus 教授(1695—1753)的指导下继续学业。

此外，Meckel 还花费了大量时间向柏林解剖学剧院外科医学院(Collegium Medico-Chirurgicum)的首任院长 Johann Eller(1689—1760)请教。Eller 是皇室医生，在当时的德国非常有影响力，他建立的标准化解剖课程(图 3.3)是德国医学生成为医生的必经之路。在 Eller 的帮助下，Meckel 在解剖学剧院收获了很多关于人体解剖的经验，并在这里旁听了许多杰出科学家的讲座，包括外科医生 Simon Pallas (1694—1770)、产科和外科医生 Joachim F. Henckel(1712—1779)以及热化学家 Johann Pott(1692—1777)的讲座。

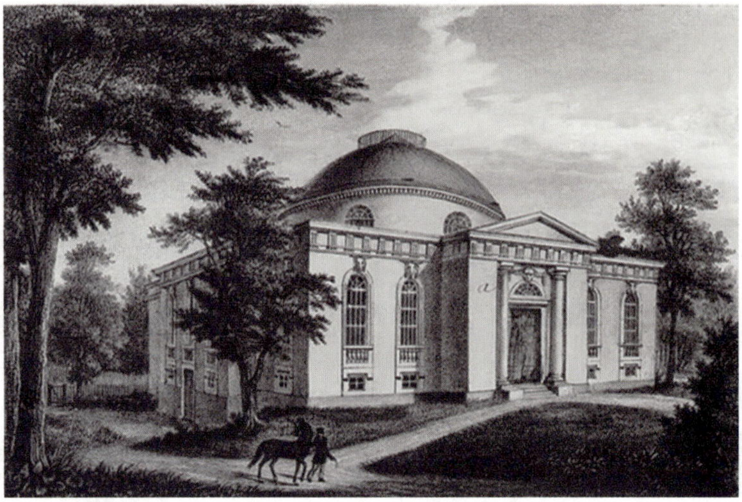

图 3.2　柏林解剖学剧院

两年后,Meckel 回到哥廷根大学,并做了大脑解剖学相关的告别讲座。随着他对解剖学的热情倍增,他重新接受了 von Haller 教授的指导,投身于骨学和肌肉学研究,并开始撰写关于三叉神经的论文。

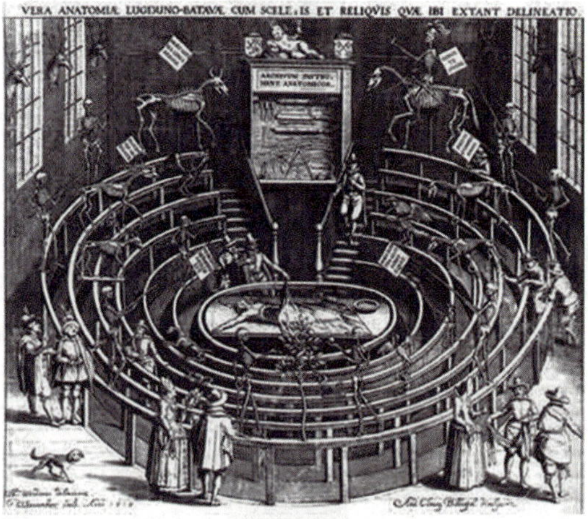

图 3.3　著名的柏林解剖学剧院外科学院的解剖课程

1748 年,Meckel 完成了他的"第五对脑神经医学生理学"博士论文(Dissertatio Staruralis Medica Antopico Physiologica de Quinto Pare Nervorum Cerebrium)(图 3.4),并将其递交给法国数学家、柏林研究院院长 Pierre-Louis de Maupertuis (1698—1758)。Meckel 分四个部分对三叉神经的历史文献、分类、起源以及 3 个分支进行了探讨,并引用了多位解剖学家对三叉神经的描述。文中,Meckel 对颅后窝突入颅中窝后内侧形成且包含神经的硬脑膜陷窝进行了描述,并附图加强了这一解剖细节的特征体现——这就是后来人们熟知的"Meckel 腔"。此外,Meckel 还在文中描述了颞骨岩部内表面的凹陷结构,并首次描述了第七对脑神经(面神经)起源处的鼓索神经分支以及颌下腺附近的小神经节,即颌下神经节(Ganglion Meckelii minus)。实际上,Meckel 在最初的论文中错述了颌下神经和颌上神经的走向,将原本在颌下部的"Ganglion Meckelii minus"描述为"颌上神经节",这一错误直至该论文发表之后才得以被发现。

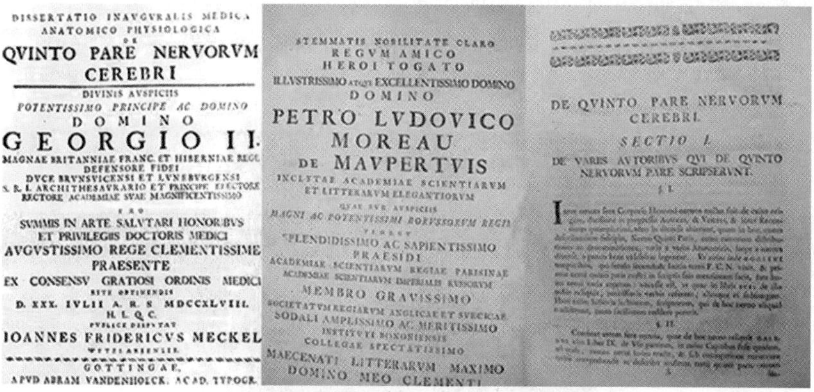
DISSERTATIO INAVGVRALIS MEDICA
ANATOMICO PHYSIOLOGICA
DE
QVINTO PARE NERVORVM
CEREBRI
DIVINIS AVSPICIIS
POTENTISSIMO PRINCIPE AC DOMINO
DOMINO
GEORGIO II.
MAGNAE BRITANNIAE FRANC. ET HIBERNIAE REGE
DEFENSORE FIDEI
DVCE BRVNSVICENSI ET LVNEBVRGENSI
S. R. I. ARCHITHESAVRARIO ET PRINCIPE ELECTORE
RECTORE ACADEMIAE SVAE MAGNIFICENTISSIMO
PRO
SVMMIS IN ARTE SALVTARI HONORIBVS
ET PRIVILEGIIS DOCTORIS MEDICI
AVGVSTISSIMO REGE CLEMENTISSIME
PRAESENTE
EX CONSENSV GRATIOSI ORDINIS MEDICI
RITE OBTINENDIS
D. XXX. IVLII A. R. S. MDCCXLVIII.
H. L. Q. C.
PVBLICE DISPVTAT
IOANNES FRIDERICVS MECKEL
WETZLARIENSIS.
GOTTINGAE,
APVD ABRAM VANDENHOECK, ACAD. TYPOGR.

STEMMATIS NOBILITATE CLARO
REGVM AMICO
HEROI TOGATO
ILLVSTRISSIMO ATQVE EXCELLENTISSIMO DOMINO
DOMINO
PETRO LVDOVICO
MOREAU
DE MAVPERTVIS
INCLYTAE ACADEMIAE SCIENTIARVM
ET LITTERARVM ELEGANTIORVM
QVAE SVB AVSPICIIS
MAGNI AC POTENTISSIMI BORVSSORVM REGIS
FLORET
SPLENDIDISSIMO AC SAPIENTISSIMO
PRAESIDI
ACADEMIAE SCIENTIARVM REGIAE PARISINAE
ACADEMIAE SCIENTIARVM IMPERIALIS RVSSORVM
MEMBRO GRAVISSIMO
SOCIETATVM REGIARVM ANGLICAE ET SVECICAE
SODALI AMPLISSIMO AC MERITISSIMO
INSTITVTI BONONIENSIS
COLLEGAE SPECTATISSIMO
MAECENATI LITTERARVM MAXIMO
DOMINO MEO CLEMENTI

DE QVINTO PARE NERVORVM
CEREBRI.
SECTIO I.
DE VARIIS AVTORIBVS QVI DE QVINTO
NERVORVM PARE SCRIPSERVNT.
§. I.
§. II.

图 3.4　Meckel 发表的论文

1749 年 5 月，Meckel 在回到柏林工作之后获得了加入皇家医学院（Royal Academy of Medicine）的资格。与此同时，Meckel 继续深耕于三叉神经的研究工作。在其毕业论文发表后的第一篇文章中，Meckel 描述了一个与三叉神经第二分支密切相关的神经节——蝶腭神经节（Ganglion Meckelii majus）。此外，他将神经节视为神经的主要连接物，并针对性地推测了神经节的三种功能：① 将小神经分成多个分支，增加了神经分支的总数；② 在多个方向上重新定向神经；③ 结合多条小神经以形成更大的神经。在 Meckel 眼中，神经是“生灵精神”（spiritus animale）的载体。

随后，Meckel 的讲座在解剖学剧场中向公众开放，其受欢迎程度常常导致剧场座无虚席。1750 年，作为解剖病理学家的 Meckel 在剧场详细介绍了一名死于主动脉峡部缩窄和继发性心力衰竭的 18 岁女性病例，将患者生前的临床症状与专业知识相结合，首次完成了对这种病症情况的实体描述。次年，Meckel 又在讲座中介绍了面部区域的神经，认为“身体内没有任何一处的神经分布如同面部一般”，并强调了解剖过程中保持神经湿润的必要性。同一时期，Meckel 还在一篇专题论文中详述了第七对（面神经）和第八对脑神经（前庭神经）的划分，并阐述了不同情绪反应对面部肌肉的影响以及神经对情绪反应和身体其他部分的关联机制。

在接下来的几年中，Meckel 就皮肤病、表皮生发层（rete Malpighii）和脑脓肿进行了演讲，并对一名非洲男子的大脑变色进行描述（现代神经外科之父 Harvey Cushing 后来假设这种变色是脑部疟疾的结果）；他观察到人类大脑的颜色会随年龄的变化而变化，并将这些变化与精神错乱的征象相关联。

1771 年，汉诺威国王（the king of Hannover）的私人医生找到 Meckel，希望他能够为自己诊治腹股沟疝。最终，Meckel 负责把控全程的手术程序。由于当时没有任何形式的麻醉（直到 1846 年，乙醚麻醉法才得以发明），Meckel 凭借着自己对神经末梢和疼痛感受器的概念认知，特意对皮下组织的神经支配进行了充分的了解。此外，Meckel 还在手术过程中发现患者的疝囊粘在了睾丸上，这导致了患者的强烈痛感。一年后，Meckel 在其出版物《单纯先天性疝病论述与复杂成功的守护》（图 3.5）中详述了这种腹股沟疝手术，并提出在不牺牲睾丸的情况下进行此类手术，这开创了腹股沟疝的治疗新纪元。然而，这却是 Meckel 一生中的最后一份出版物。

在 Meckel 生命的后半程，他将原先对脑神经的探索精力转移到汞注射后淋巴管的研究当中。后来，Meckel 的孙子 Johann Friedrich Meckel(the Younger)将他记录在铜板上的研究结果发表出来，作为纪念礼物送给首次分类描述脑神经的解剖学家 Samuel Soemmering (1755—1830)。

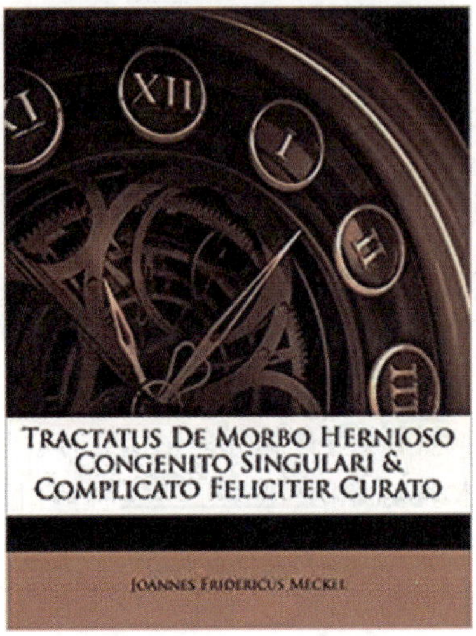

图 3.5 Meckel 出版的疝外科图书——开创腹股沟疝治疗的新纪元①

Meckel 是一位勤恳敬业的医生，常常不辞辛苦探视患者，并充分关爱贫困患者。在 Meckel 的研究创造和解剖技巧巅峰时期，他同时担任了柏林医学和外科学会(Berlin Society of Medicine and Surgery)教授，并且是普鲁士高等医学院(Prussian High College of Medicine)成员以及瑞典、巴黎和哥廷根等医学会成员。他的导师 von Haller 曾在其解剖学史论文中盛赞 Meckel，称他是"世纪解剖学家"(the anatomist of the century)。

Meckel 这种追逐医学的热情世代相承，造就了其家族连续几代医学人才辈出，其中包括 Philipp Friedrich Theodor Meckel(1755—1803，Meckel the Elder 的儿子，哈雷大学(University of Halle)解剖标本收藏的创始人之一)、Johann Friedrich Meckel the Younger (1781—1833，Meckel the Elder 的孙子，畸形科学的创始人)等。而 Johann Friedrich Meckel，正是这个医学世家传奇当之无愧的"开朝"人物。

---

① Meckel J F. Tractatus de morbo hernioso congenito singulari & complicato feliciter curato[M]. Charleston：Nabu Press，2012.

第四章　发现侧支循环的“现代外科之父” John Hunter

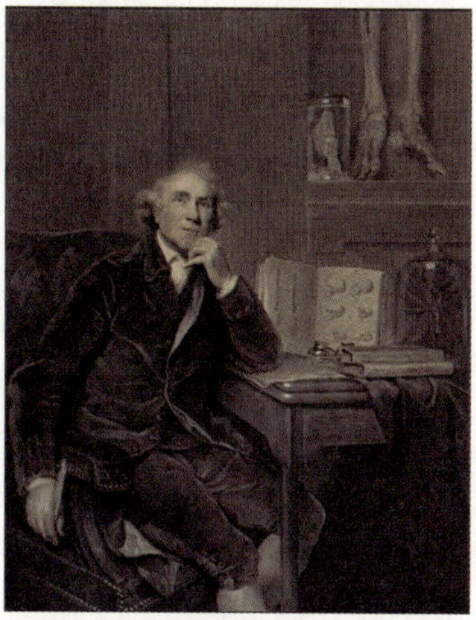

图 4.1　英国外科医生和解剖学家 John Hunter

1728 年 2 月 13 日，英国外科医生和解剖学家约翰·亨特(John Hunter，1728—1793)诞生，后世评价其为继希波克拉底之后医学领域最伟大的人物(图 4.1)。在动脉瘤相关的开创性研究方面，Hunter 不仅从病理上提出了动脉瘤形成的原因，更从治疗手段上建立和倡导了血管结扎动脉瘤的外科手术方法，并在此基础上发现了侧支循环。作为深深扎根于每位医者、医学生头脑之中的前辈，Hunter 不仅是近代实验室外科学和解剖学的奠基人之一，还是一位涉猎广泛的博物学家、极具影响力的教师。

一、放荡不羁爱自由的 Hunter

Hunter 出生于 18 世纪的苏格兰(图 4.2)，作为家中最小的孩子而备受宠爱，从小便流露出“放荡不羁爱自由”的个性。尽管早年被父母送入东科尔布瑞茨(East Kilbrides)的语法学校，但小 Hunter 不喜欢专制的学校和死板的书本，他经常逃学并独自户外探险，行走于森林、田野和河流之间，寻找小动物的巢穴并与它们嬉戏，精心收集各式各样的昆虫制作标本。小 Hunter 对自然界中一切未知的事物充满了好奇，经常缠着大人对一些无人知晓或关心的问题刨根问底，即使得不到满意的答案，小 Hunter 也毫不气馁，继续跋涉在山野间，向他“最好的老师”——大自然请教。1741 年父亲去世时，小 Hunter 只有 13 岁，他在格拉斯哥(Glasgow)继续度过了 6 年的时光，仍没有接受正规教育。这位天才的童年时光在常人看来实属荒诞，但他对大自然强烈的好奇心和收集癖却奠定了他未来在医学道路上的惊人成就。正如物理学家爱因斯坦(Albert Einstein，1879—1955)所言：“现代的教学方式还没有彻底扼

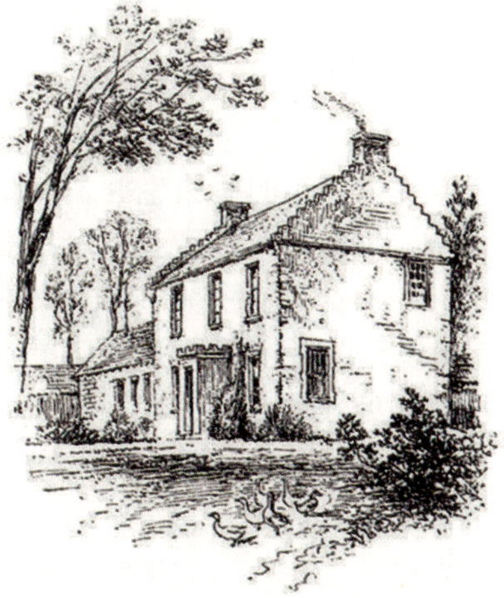

图 4.2　John Hunter 的出生地

杀好奇和探索精神已是一个奇迹，因为在这颗渺小的星球上我们不仅需要启发，更需要自由。”

二、惺惺相惜的哥哥

与荷兰画家文森特·威廉·凡高(Vincent Willem van Gogh，1853—1890)的辉煌成就得益于其胞弟提奥·凡高(Theo van Gogh，1857—1891)的惺惺相惜类似，Hunter 的从业之路也得益于他的哥哥——著名妇产科学家威廉·亨特(William Hunter，1718—1783，为作区分，以下简称为“威廉”)的扶携提拔。与 Hunter 截然不同的是，哥哥 William 受过良好的绅士教育，举止端庄，严肃好学。1745 年，随着英国理发师-外科医生协会的解散，外科医生有了自己的独立团体，也标志着人体结构学的新时代来临。1748 年，20 岁的 Hunter 加入了 William 在伦敦创办的一所解剖学校，跟随比他大 10 岁的哥哥当教学助理，准备解剖标本。对自然科学兴趣浓厚的 Hunter 立刻展现出对解剖的非凡才能。由于尸源的限制和短缺，Hunter 只得四处寻找门路以获取珍贵的解剖标本，他常常和哥哥一起潜入墓地偷取尸体，或者出重金购买尸体，因此也和许多盗尸贼建立了长期的合作关系。

1749 年夏，经 William 介绍，Hunter 加入切尔西皇家医院(Chelsea Royal Hospital)，在那里学习基础外科知识，到次年冬天，Hunter 已掌握足够多的解剖知识，开始指导哥哥的学生进行解剖。1751 年，Hunter 入学圣巴托洛缪医院(St. Bartolomew's Hospital)，William 安排他在当时伦敦最著名的外科医生威廉·切泽尔登(William Cheselden，1688—1752)和珀西瓦尔·波特(Percivall Pott，1714—1788)的指导下精修外科技术。好奇心促使 Hunter 不断学习，涉猎广泛，他经常接受动物管理员以及马戏团馈赠或贩卖的动物尸体，这些丰富的研究素材帮助 Hunter 在求学生涯中极大地提高了自己的外科技术。

Hunter 在 William 的解剖学校工作了整整 12 年，参与解剖了 2000 多具尸体，在此期间，通过大量的动物实验，Hunter 做出一生中最主要的发现：描述了鸟的淋巴系统和人子宫及胎盘的循环系统，追踪了嗅神经的通路。多数成果发表于 1761 年出版的《自然历史、解剖、生理、心理和地质学的观察与评论》(*Essays and Observations on Natural History, Anatomy, Physiology, Psychology and Geology*)。

三、Hunter 的军旅生涯

1760 年，Hunter 受命成为一名军医，在法国和葡萄牙度过了三年的军旅生涯。在此期间，Hunter 积累了丰富的枪伤治疗经验，并为其逝世一年后问世的著作《血液、炎症和枪伤论》(*A Treatise on the Blood, Inflammation and Gun-Shot Wounds*)打下坚实基础，文中提出对于战场上简单的枪伤“不治”反而预后更好，因为非无菌操作的手术“清创”反而更容易造成感染和死亡。Hunter 洞察到枪伤炎症的机理和重要性，先见性地提出炎症不是疾病的原因，而是机体对疾病的反应。另外，Hunter 首次发现了炎症使血细胞下沉加速。Hunter 以丰富的解剖生理知识和敏锐的洞察力成为了一名出色的部队外科医生。除了对诸如枪伤和性病等常见疾病的治疗提出新想法外，Hunter 仍然保持自己的爱好——收集蜥蜴和其他动物的标本。

四、构建医学博物馆

1763年，Hunter退伍后返回伦敦，时年35岁的他开了一个私人诊所。次年，Hunter在伦敦开办了自己的解剖学校——Hunter学校。Hunter仍怀揣着少年时期对大自然的好奇心，把自己所有的时间都花在动物实验研究上。当时几乎所有的外科医生只对人体解剖感兴趣，而Hunter强调所有的生物在结构、功能之间都存在关联，并认为外科医生应了解身体对外伤、疾病或环境变化的反应，他鼓励学生们“勿空想，多实验”(Don't think, try the experiment)，将获得的知识用于治疗患者。由于Hunter研究的实用性，他深受大众和同行的爱戴，39岁就被选入英国皇家学会(British Royal Society)，40岁时获聘为伦敦最繁忙的医院——圣乔治医院(St George's Hospital)的外科医生，48岁时被任命为国王乔治三世(King George Ⅲ)的御医。

1783年，55岁的Hunter在莱斯特广场(Leicester Square)购置了一座大房子，用于学生住宿和他最大的爱好——标本收集，他花费了40年和近2万英镑完善这座医学博物馆(图4.3)，馆内收藏了将近14000件标本，涉猎超过500种动植物，其中约5000件是正常结构，约2500件为病理结构。多年以来，Hunter留给后人的这笔巨额财产对解剖学和病理学起着重要的指导意义，在这些数量惊人的标本面前，所有的世界级大师都难以望其项背，也毫无疑问地凸显了Hunter对实验的重视程度，他凭此途径将外科建立在生物学普遍原理的基础之上，使其成为一门科学专业。

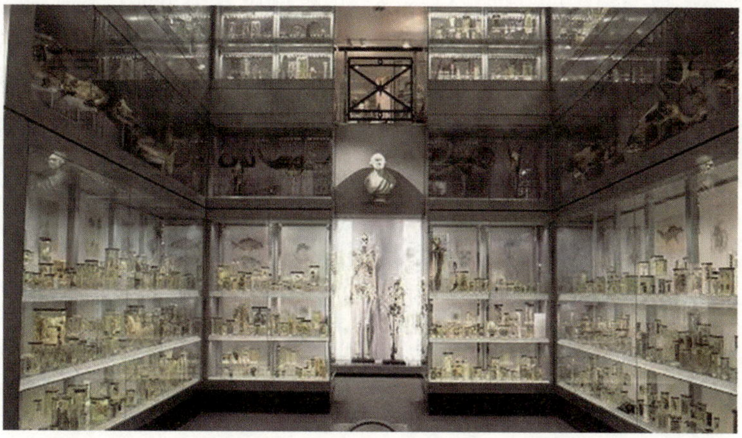

图4.3　John Hunter花费了40年和近2万英镑完善的医学博物馆，对当今的医学科学史教育仍具极大的启迪

五、“Hunter结扎”

Hunter对动脉瘤治疗作出贡献的伟大时刻发生在1785年。有一天，Hunter诊所来了一个45岁的马车夫，他患腘动脉瘤三年有余，广柑般的大动脉瘤使患者疼痛不堪，无法行走，并且病情持续恶化，远端出现缺血症状。在Hunter之前，人们认为动脉瘤属于不治之症，除了毫无意义的放血和催吐治疗，唯一可以采取的措施就是截肢。从古希腊到18世纪

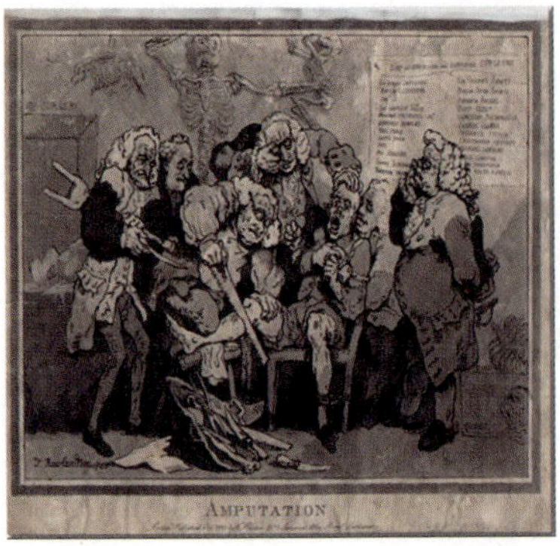

图 4.4　让人望而生畏的截肢术

的欧洲，医学尚无麻醉和无菌操作的概念，在此条件下直接截肢的风险是巨大的，患者即便不是因为疼痛休克，也会因为出血不止而死在手术台上，无异于直接把患者送入坟墓。就算患者通过截肢手术，幸运地活了下来，也是永远地残疾了。

时势造英雄，从不循规蹈矩的 Hunter 打破了 2000 多年来的医学传统，剑走偏锋地在病变部位结扎动脉以代替截肢(图 4.4)。Hunter 仅仅结扎了马车夫的缝匠肌下管(subsartotial canal)中的浅股动脉，终止腘动脉供血，根本不处理腘动脉瘤本身。这一做法既不需要切除腘动脉瘤，又不破坏周围组织和侧支循环血管，减小了创面避免了感染。事实证明，Hunter 的做法是完全正确的，术后患肢血供立即改善，肢体变暖，动脉瘤明显地缩小了，1 个月后，这位幸运的马车夫康复了。这是历史上首例腘动脉瘤结扎术，被称为“Hunter 结扎”(Hunterian ligation)，也迎来了血管外科时代的一缕曙光。该手术病例发表于 1786 年的《伦敦医学杂志》(*London Medical Journal*)上，同年，58 岁的 Hunter 荣获珍贵的皇家学会 Copley 勋章，并被任命为英国军队的主治外科医生，3 年后，荣升外科总医师。

用动脉结扎代替传统治疗的构思并不是 Hunter 一拍脑袋得出来的，他从不信任一闪而逝的想法。作为一名“实验检验真理”的忠实拥护者，Hunter 的理论均源于实验验证。其实在 1785 年的早些时候，Hunter 曾经遇到一位瘤腔内血栓形成而自愈的动脉瘤患者，根据他的设想“侧支循环形成使组织的功能得以保持”，他推测患者很可能产生了侧支循环。于是，机智过人的 Hunter 以鹿作为实验对象，以验证侧支循环。他首先结扎了鹿的颈外动脉，发现同侧鹿角的血管搏动消失了，鹿角的温度变低且生长停止。1 周后，血管搏动却自行恢复，鹿角又恢复了温度并开始生长。Hunter 解剖了鹿角后，确认颈外动脉的扎线并未脱落，而且侧支循环建立了，直接证实了结扎大动脉造成侧支循环的形成。于是，数月后 Hunter 实施了独树一帜的“Hunter 结扎”，并将其应用于各种动脉瘤的治疗中。

Hunter 对动脉瘤解剖和生理知识的深刻理解使他的手术成功率远高于当时其他的外科医生，他的动脉瘤理论也为后来结扎颈动脉治疗颅内动脉瘤的手术奠定了理论基础。1787 年，史上第一例接受腘动脉瘤结扎术的马车夫死于反复发热，Hunter 雇人偷来了马车夫的尸体，做了尸检后确认动静脉血管侧支循环建立成功，患者的死亡与结扎手术无关(图 4.5)。

六、Hunter 的独特造诣

除了对外科学贡献卓著，Hunter 在牙齿、炎症、淋巴系统、性病、乳腺及儿科等方面有独特造诣。这位充满智慧的教师对撰文出书并无兴趣，认为学生读了他的书后会懒于观察及思考，在其有生之年，只发表过为数不多的论著，如 1771 年的《牙齿演化自然史》《论牙齿的疾病》，1772 年的《死亡后的胃部消化问题》，1786 年的《性病论》。誉有“美国外科之父”的菲利普·辛格·菲齐克(Philip Syng Physick，1768—1837)大学毕业后，曾与父亲来到伦敦，拜 Hunter 为师。老 Physick 关心儿子的学业，问 Hunter 需要为儿子准备什么书学习？Hunter 将他们领到解剖室，指着一些尸体说道：“这些是你儿子在我的指导下应该读的书，

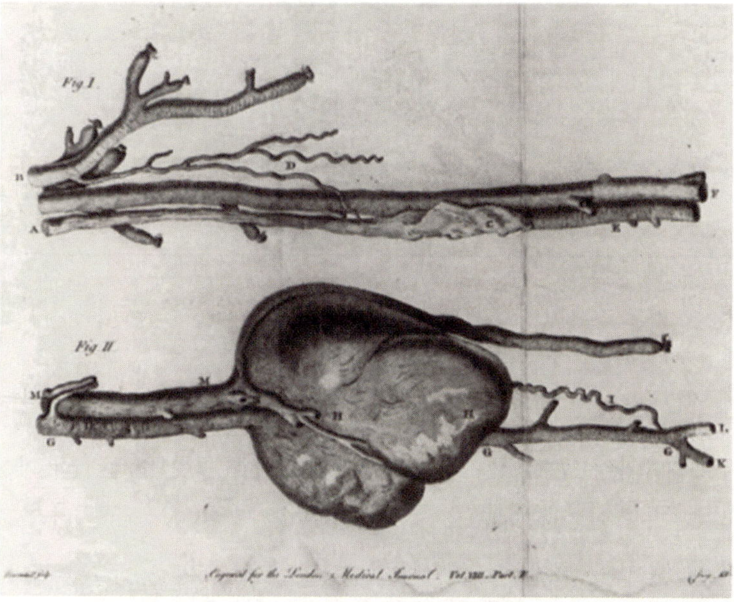

图 4.5　1787 年出版的马车夫尸体解剖标本草图：近端股浅动脉纤维变性，动脉瘤囊明显缩小

其他的没多大用处。”英国及北美许多著名的外科医生和解剖学家早期都受过 Hunter 的指导，并得益于恩师的宝贵教诲。他们秉行着 Hunter 的科学思想，在实验中热情地追求真理，再传承给他们的学生，使得 Hunter 的科学理念对医学界产生广泛而深远的影响。

1793 年 10 月 16 日，65 岁的 Hunter 因学生入院问题与圣乔治医院的校董们发生争执，心脏病发作，不幸去世。而 Hunter 生前在遗嘱中表示，尸体供他的学生以作解剖素材，继续为医学作出贡献。1914 年，英国皇家外科学院(Royal College of Surgeons，RCS)建立了“亨特讲座”(Hunterian oration)，以纪念 Hunter 的“革命性胸怀”(revolutionary mind)。幼年时期造就的桀骜不驯的性格、惊人的好奇心和细致入微的观察力，为 Hunter 在科研领域中百折不挠的探索和创新精神埋下伏笔。不惧权威的 Hunter 为医学界作出了意义重大的开创性贡献，为多年来身处黑暗的医学领域开辟了一个崭新的时代，而被后世亲切地誉为“现代外科之父”(图 4.6)。

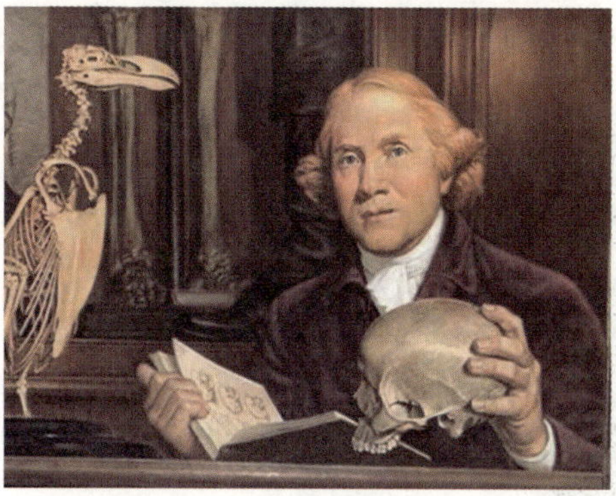

图 4.6　“现代外科之父”Hunter

第五章　脑室外引流术的成长史

“脑室外引流术”(external ventricular drain)或“脑室造口术”(ventriculostomy)(图 5.1)是神经外科用来治疗脑积水的手术。当脑脊液循环受阻,脑脊液堆积,导致颅内压增高时,脑室外引流可以控制颅内压,缓解病情,挽救生命。

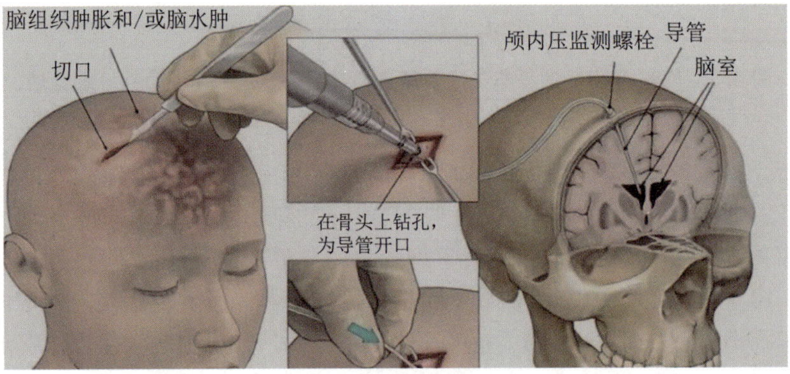

图 5.1　脑室造口术

一般来说,由神经外科或神经重症医生置放脑室外引流的导管后,患者会被收入在神经重症监护室。脑室外引流,既可引流脑脊液,又可测量颅内压,一举两得。脑室外引流术大约是针对儿童先天性脑积水而开创的。

历史上首次用引流管反复做“脑室外引流”抽取脑脊液是由法国外科医生卡特(Claude-Nicolas Le Cat,1700—1768)在 1744 年 10 月 23 日操作的。Le Cat 使用他自己发明的“引流管”(canula)对一个巨型先天性脑积水的 5 周男孩做了侧脑室穿刺(图 2.3),然后留下一根“灯芯”(wick),可以随时抽取脑脊液,置放了 5 日,直到患儿死亡。

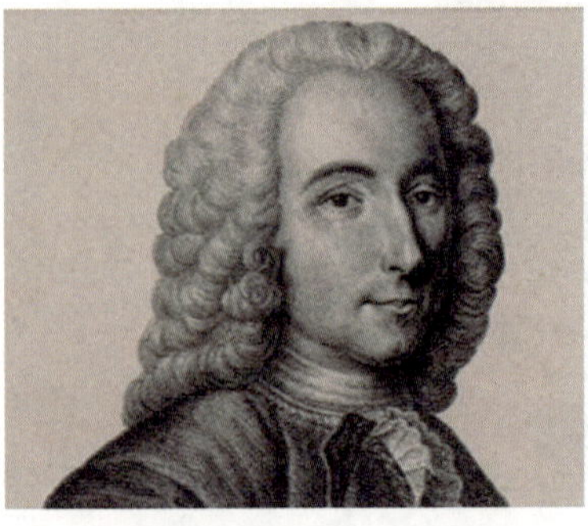

图 5.2　法国外科医生 Claude-Nicolas Le Cat

据说病患儿情快速恶化,Le Cat(图 5.2)本来不想做手术引流,但是病孩的父母坚决要求手术,不愿放弃。Le Cat 写道,过去脑室穿刺抽取脑脊液导致死亡的原因可能与抽取脑脊液过多过快有关,导致空气取代了脑脊液,挤压脑组织,造成脑组织塌陷,过程与抽腹水类似。

因此,这次 Le Cat 决定分阶段抽出脑脊液,然后用头部绷带加压,防止空气进入颅腔。同时 Le Cat 认为与抽腹水不同,反复穿刺容易伤害脑组织,所以他专门为垂死的患儿制作了一个穿刺针和引流管,由几层螺丝钉和针管相互咬扣而成,固定后可以反复使用。

有创意的医生要敢于根据病情需要而设计制作工具,达到治疗目的。

1744 年 10 月 23 日,Le Cat 穿刺侧脑室后固定穿刺针在颅骨,然后取出针芯,抽出 4~5 盎司(大概 120 毫升)混沌脑脊液,再关闭穿刺针。随后每天视病情而定,病重不抽,病轻则抽,每次抽脑脊液后用绷带把头扎紧,Le Cat 又抽了几次脑脊液,在第五天晚上患儿死亡。大概 Le Cat 从一开始就没有抱着任何成功的希望。Le Cat 的结论与当时其他学者的观点一致,脑积水无治。

请记住,当时对脑积水的理解来自古希腊希波克拉底(前 460—前 375,见第一章)和古罗马盖伦(129—199)的教义,认为脑积水在脑组织之外,介于脑组织与颅骨之间。Le Cat 在这例尸检中发现脑积水并不是在脑组织之外,而是局限于侧脑室。

Le Cat 认为抽取脑脊液注定要失败,"因为不管怎样抽都不会改回脑室的原状"。

虽然治疗失败了,但 Le Cat 的手术尝试是历史性的突破,一方面,是他发明了脑室外持续"抽取"的方法;另一方面,更重要的是,他的尸检发现改变了脑积水在脑组织外的错误概念。

Le Cat 的英文文章发表在 1751 年:"A New Trocar for the Puncture in the Hydrocephalus, and for Other Evacuations, which are Necessary to be Made at Different Times" (Phil Trans R Soc Lond, 1751, 157: 267-272)。

Le Cat 出生于一个医学世家,他在 1726 年从父学艺,包括解剖与外科学,然后去巴黎学习医学。Le Cat 以泌尿外科手术而闻名,1732 年发明膀胱取石术,他又做了第一例经尿道膀胱息肉切除术。同时他发明了许多泌尿外科使用的手术器械(图 5.3)。

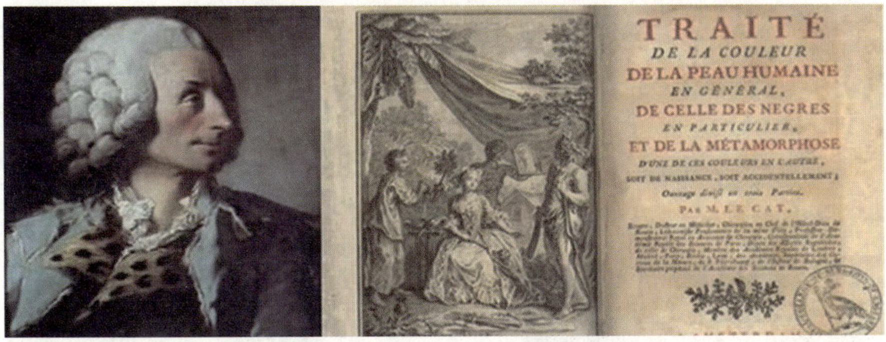

图 5.3 Le Cat 及其 1765 年的著作

Le Cat 反复抽取脑脊液的治疗失败了,所以在当时和后来并没有引起人们的关注,像是唐代杜牧(803—852)的诗所述:"折戟沉沙铁未销,自将磨洗认前朝。东风不与周郎便,铜雀春深锁二乔。"

跨行类比,脑室外引流与中国 4000 多年前大禹治水的方法是一致的。在黄河泛滥时,起初是黄帝后代大禹的父亲鲧来治黄河水,采取"水来土挡"的策略治水 9 年,失败后被尧帝杀之。《山海经·海内经》载:"洪水滔天,鲧窃帝之息壤以堙洪水,不待帝命。帝令祝融杀鲧于羽郊。鲧复生禹,帝乃命禹卒布土以定九州岛。"禹接任后"改堵为疏",采用了"治水须顺水性,水性就下,导之入海"的治水思想,花 13 年驯服了黄河水。

脑室外引流就是疏水减压。现在来看，Le Cat 的“脑室外引流”属于短期临时措施，如果脑积水病情持续，下一步则考虑“脑脊液分流”(cerebral shunt)，还是疏水减压。

对脑脊液最早的记载出现在公元前 1500 年(距今 3500 多年)古埃及的医书 *Edwin Smith Papyrus* 里，“清澈液体从脑内流出”(图 5.4)。

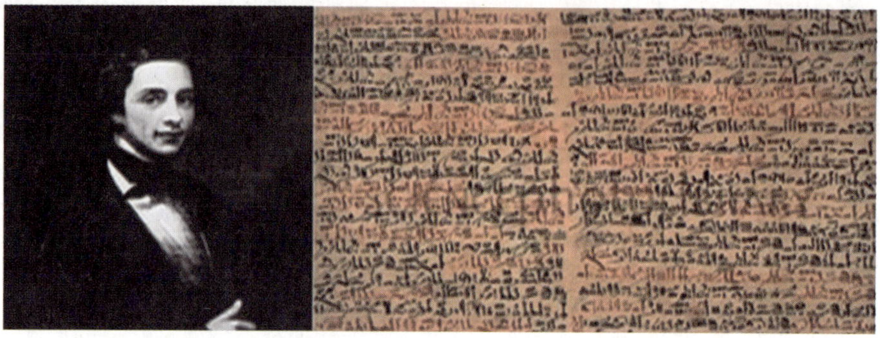

图 5.4　美国埃及学家 Edwin Smith(1822—1906)及其发现的最古老埃及医书

古希腊的“西方医学之父”希波克拉底第一个记录了先天性脑积水：“水漫脑上”(water surrounding the brain)。“脑积水”(hydrocephalus)来自古希腊语，hydro 意为水，cephalus 意为脑，水在脑上即“hydrocephalus”。

1664 年英国的 Thomas Willis(1621—1675)首次设想脑脊液来自脉络丛，他发现脑膜炎患者的脑脊液发生改变，但是他错误地认为脑脊液从鼻子流出。

1705 年意大利的 Antonio Pacchioni(1665—1726)发现了“蛛网膜颗粒”(pacchioni granulations)。但是 Pacchioni 错误地认为蛛网膜颗粒的功能是分泌脑脊液。

正确的发现，错误的解释，科学螺旋式进展，像是黄河九曲十八道弯。

脑室和脑脊液循环是颅内压的理论基石。

1765 年英国的 Alexander Monro 二世(1697—1767，图 5.5)描述了侧脑室与三脑室的“连接-室间孔”(Monro foramen)，并提出颅内压的概念。

英国的 George Burrows(1801—1887，图 5.6)伯爵在 1846 年和美国的“神经外科之父”Harvey Cushing(1869—1939)在 1901 年提出脑脊液在颅内压中的作用。

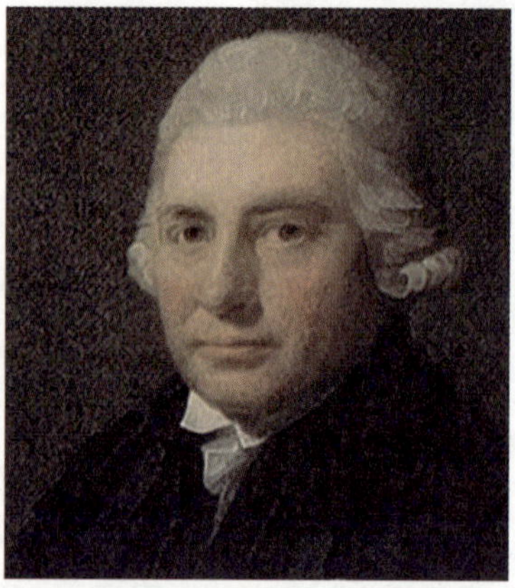

图 5.5　Alexander Monro 二世(1697—1767)

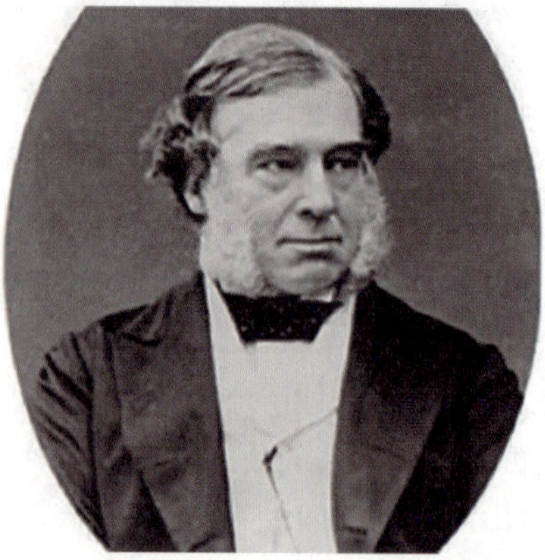

图 5.6　George Burrows(1801—1887)

英国的 John Cheyne(1777—1836)在 1808 年发表了第一本关于脑积水的学术书:《关于脑积水》(*An Essay on Hydrocephalus Acutus, or Dropsy in the Brain*)。

当时对脑积水的治疗主要是控制饮食,利尿,脑缠绷带,单次或反复脑室穿刺,结局基本上是死亡。估计当时的医生与李白(701—762)同感:"抽刀断水水更流,举杯浇愁愁更愁"。

中医称脑积水为"解颅"或"囟填"。早在我国隋代(581—618)的《诸病源候论》就有描述:"解颅者,其状小儿年大,囟应合而不合,头缝开解是也。"明代李时珍(1518—1593)的《本草纲目》列举了外用药:"小儿解颅,丹雄鸡冠上滴血,以赤芍末粉之,其良。"吃什么补什么?估计效果不会太好。中医认为病因是"由肾气不成故也",内治则补肾利水。中医好像没有使用外科手术来治疗脑积水。

在 Le Cat 之前,阿拉伯医生,被誉为"外科之父"的 Al-Zahrawi(Abuicasis,936—1013,图 5.7)曾经描述过为脑积水患儿去除颅内积水的手术过程。由于 Al-Zahrawi 在 1000 多年前提出开颅减压来治疗脑积水(估计是开颅放水),并且描述了使用的手术器械,因此他是历史上第一个做脑积水手术的人。Al-Zahrawi 出版了 30 卷的《医学百科全书》(*Kitab al-Tasrif*),其中的外科章节在欧洲被尊为外科学教科书长达 500 多年。Al-Zahrawi 开创了神经外科和神经诊断,他做过脑外伤、颅骨骨折、脊髓损伤、脑积水和头痛的各种神经外科手术。

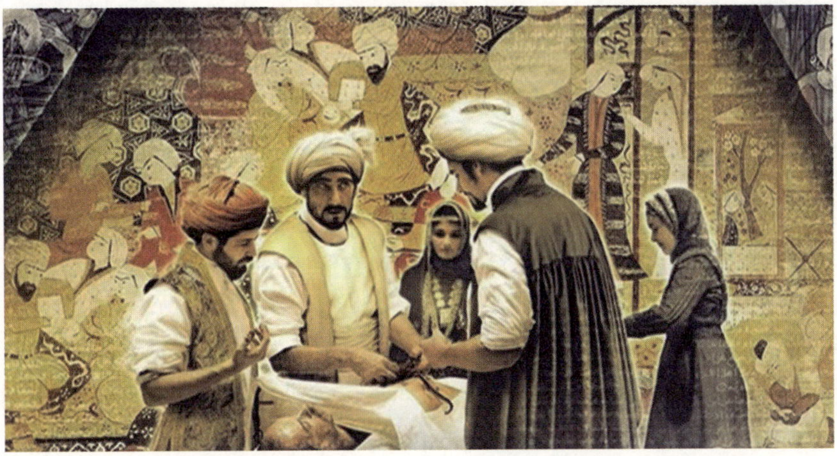

图 5.7　Abuicasis(阿拉伯医生,被誉为"外科之父")

在古希腊和古阿拉伯医学与欧洲的西医中间有 1000 多年断层,西医后来又重新"发现和开创"了医学,包括神经外科。

英国的 Robert Whytt(1714—1766,图 5.8)在 1768 年出版的《脑积水的观察》(*Observations on Dropsy in the Brain*)一书中评论了脑室外引流,他认为脑积水类似腹水。Whytt 的功劳是第一个把脑积水列为一种疾病。但是 Whytt 却提出相互矛盾的警告:如果不治疗,脑积水死残率高;但是如果"取水"治疗,则加速死亡。Whytt 甚至宣称任何人认为治愈了脑积水,应该属于诊断错误。

有人说 Whytt 其实根本没有做过脑室外引流手术,他只做了评论。

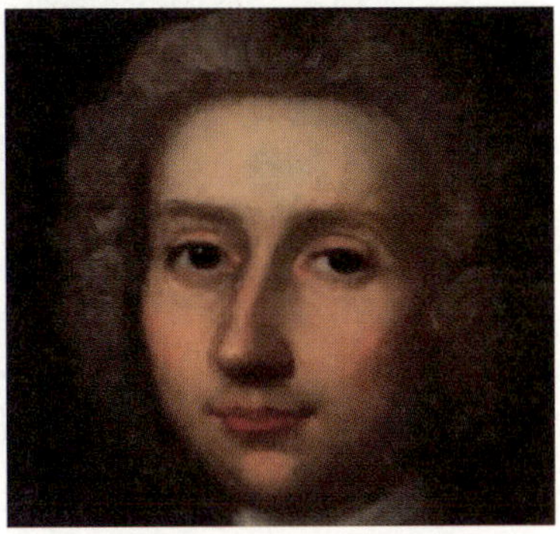

图 5.8　Robert Whytt

美国 Cincinnati Eclectic 研究所的外科和解剖学教授 Benjamin Lord Hill(1813—1871)大概是第一个描述脑室外引流手术步骤的人。1850 年 Hill 对脑积水婴儿直接从囟门穿刺侧脑室,但是结果并不好,成功率低。Hill 认为脑室外引流只能作为挽救措施,一般不予推荐。当然,Hill 是以“民间”医学的方式来进行手术的,与我们学习的西医有天壤之别。

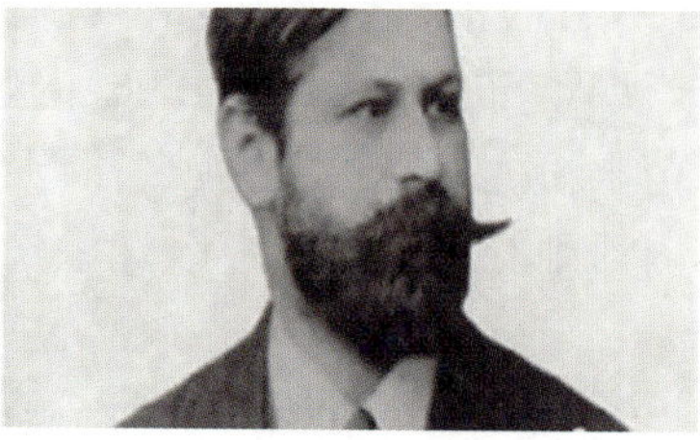

图 5.9　Carl Wernicke 医生解剖学家,精神病学家和神经病理学家

其实科学发展的挫折很多时候不是因为理论的错误,而是因为操作不完善。在当时大概是穿刺感染导致多数患者的死亡,导致人们做出错误的结论,误认为是脑室穿刺造成死亡。

因此,预防感染是脑积水手术的先决条件。

德国的卡尔·韦尼克(Carl Wernicke,1848—1905,图 5.9)在 1881 年做了第一例无菌性脑室穿刺和脑室外引流手术,他认为使用无菌操作脑室穿刺和引流手术是安全的。

估计大家都知道 Wernicke 对失语症的贡献。Wernicke 的成功促发了更多人试尝脑室穿刺引流手术,各种引流管顺势而生,包括烛芯、丝绸和马鬃等材质的。不同的引流管带来各种希望,正如王安石(1021—1086)的诗所述:“江北秋阴一半开,晚云含雨却低徊。青山缭绕疑无路,忽见千帆隐映来。”

脑室穿刺的成功也推动了相关手术的发展,比如,1891 年德国的 Heinrich Quincke(1842—1922)开创了腰穿。1893 年波兰的 Jan Mikulicz-Rade(1850—1905)做了第一例永久性的“脑室-蛛网膜-帽状腱膜下分流”(ventriculo-subarachnoid-subgaleal shunt)手术。

脑室穿刺技术的成熟也起了意料之外的作用,在 1918 年“美国神外之父”Walter Dandy(1886—1946)利用脑室穿刺技术发明了“脑室穿刺空气造影”(air ventriculography),使脑室穿刺术迅速普及。

与脑室外引流一样,修水利也需要创新开路,就地取材。中国战国时期的水利家李冰(前 302—前 235)曾在都江堰(图 5.10)安设石人水尺,这是中国早期的水位观测设施(《华阳国志·蜀志》)。

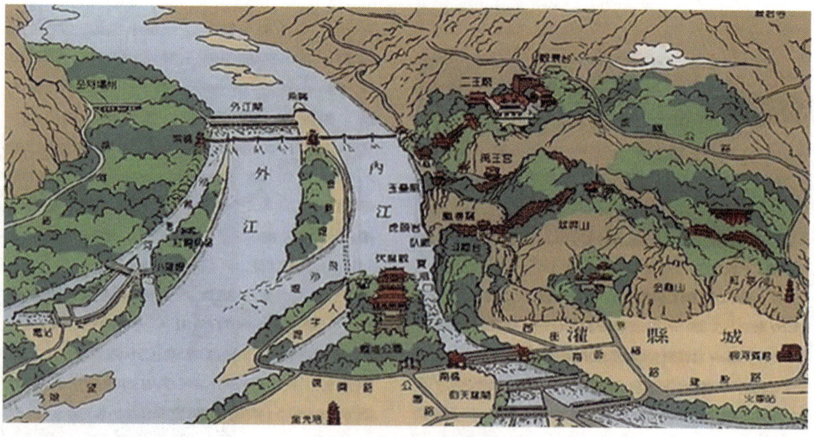

图 5.10　都江堰

在修筑分水堰时，江心抛石筑堰失败，李冰让竹工编大竹笼，装满鹅卵石，然后沉入江底。唐李吉甫《元和郡县志》载："犍尾堰(都江堰唐代之名)……，李冰作之以防江决。破竹为笼，圆径三尺，长十丈，以石实之。累而壅水。"由此可见，疏通脑中的水与疏通河水异曲同工，不仅需要新的思想，新材料和操作技术也同样重要。清代宋树森看都江堰后作《伏龙观观涨》一诗："我闻蜀守凿离堆，两崖劈破势崔巍。岷江至此画南北，宝瓶倒泻数如雷。"

1890 年美国第一位"脑外科医生"威廉·威廉姆斯·基恩(William Williams Keen，1837—1932)报道了"侧脑室手术"①，第一次描述了脑室外"持续性"引流，内容包括 4 位外科医生做的 7 例脑室外引流病例。其中过度脑脊液引流造成几例患者出现癫痫、晕厥，使死亡率高达 71%。Keen 做得最成功的一例是一个 10 岁脑炎女孩，脑室外引流救了她的性命。Keen 认为脑室外引流操作简单、安全，但是疗效尚不明确。但是不治则死，治还有希望，"死马当活马医"。Keen 当时主要在脑出血和脑脓肿患者中使用脑室外引流，他的穿刺点被后人称为"基恩氏点"(Keen's point)。

与其他创新一样，神经外科起步时危机四伏，失败多于成功。所以美国"神经外科之父"Harvey Cushing 曾写道，神经外科需要一个乐观的创始人，而"Keen 则应运而出"。Keen 1862 年毕业于费城的 Jefferson 医学院，然后在南北战争中做了两年军医。1865 年 Keen 游学巴黎和柏林，先后从师于 Joseph Pancoast(1805—1882，著名外科医生)、Rudolf Virchow (1821—1902)和 Joseph Lister(1827—1912，发明了无菌手术)。1888 年 Keen 做了美国第一例"脑膜肿瘤"(meningeal tumor)切除手术。Keen 也是美国第一个在脑外科手术中刺激大脑的医生。当 1876 年 9 月 Lister 在费城讲了无菌手术概念之后，Keen 在 1876 年 10 月立即开始使用无菌操作。当然 Keen 的无菌操作是"原始性"的："开颅后，几根马鬃被插入脑室，把脑脊液引出直接流在病床上。"(与 Le Cat 反复抽取脑脊液不同，Keen 是真正的无控制的引流，也容易过度引流。)

正如荀子(前 316—前 237)在《劝学》一文中说："不积跬步，无以至千里；不积小流，无以成江海。"脑室外引流无菌操作就是这样一步步走向完善的。至此，脑室外引流的患者都是先天性脑积水的儿童，但是随着"分流"shunting(手术)的发展，脑室外引流在儿童逐渐被分流取代了(图 5.11)。

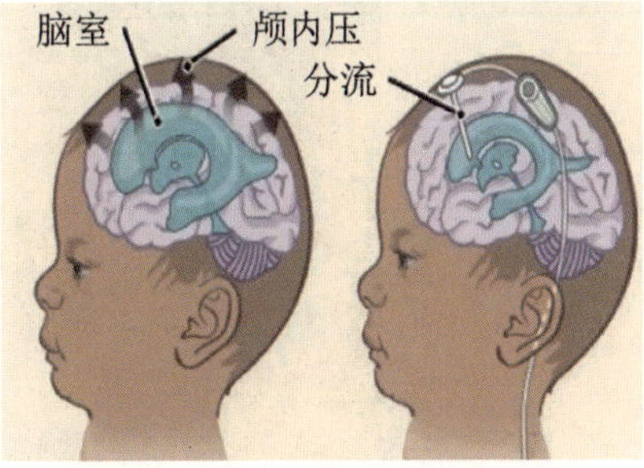

图 5.11　儿童脑积水分流示意图

脑室外引流术尚未成熟就面临着英雄无用武之地的窘迫了？不死心的医生们开始改换手术材料来完善脑室外引流，从金属导管变为硅橡胶导管，另外测压表和引流流量控制也开始被使用了。

第一个突破来自美国：封闭性引流。1941 年 Franc D. Ingraham(1898—1965)描述了第一个"封闭性的脑室外引流装置"。与其让脑脊液直接流在床上，封闭系统更无菌、更安全。同时调节开关可以控制脑脊液流量，防止过度外流和压力波动。Ingraham 是 Harvey Cushing 的门生，1929 年他在波士顿建立了第一个儿科神经外科，是儿科神经外科的创史

① Keen W W. Surgery of the lateral ventricles of the brain[J]. The Lancet, 1891, 136(3498): 553-555.

人。Ingraham 谦虚，内向，喜爱与儿童玩耍，他通过想象、智慧和能力开创和领导了儿科神经外科的发展。

无菌操作，脑脊液流量稳流，两大难题解决了。脑室外引流的死亡率迅速下降，可以成为常规操作了。脑室外引流的发展再次证明技术的改进是理论成功的基石。

“黄河西来决昆仑，咆哮万里触龙门。”脑室外引流的下一个“龙门”瓶颈是如何保护长期引流而不发生感染。

改变导引管，从金属到胶皮到聚乙烯，最后到硅橡胶，解决了这个问题。硅橡胶对组织刺激小，可做成任意形状，可以加上预防反流开关。

第二个突破也来自美国：测量脑室压力。1948 年 Franklin Robinson 报道了在脑室外引流的同时测量脑室压力，进一步完善了脑室外引流的临床技术。1969 年 Robert J. White (1926—2010)在 33 例患者中使用了硅橡胶导管来进行脑室外引流和压力监测(White 以猴子和狗的脑移植手术闻名于世)，脑室外引流的技术问题基本上解决了。

有了武器，下一步是找到合适的敌人。什么疾病需要脑室外引流呢？如上所述，脑室外引流技术和设备的进展在 1950 年已经基本完成了，但使用脑室外引流的人并不多，并不是临床上的常规手段。人们是逐渐才认识到脑室外引流和颅内压监测的价值和临床意义的。人们对脑室外引流术的认识像是唐代王之涣(688—742)的《登鹳雀楼》：“白日依山尽，黄河入海流。欲穷千里目，更上一层楼。”

第三个突破来自瑞典：长期脑室外引流。1960 年瑞典的 Nils Lundberg(图 5.12)发表了一篇 200 多页的长文，描述了脑肿瘤患者的脑室外引流。其中 143 例是长期引流，即长期连续颅内压监测和波形分析。这篇文章报道了三方面内容：一是长期脑室外引流是可行的；二是颅内压增高与神经功能障碍有关；三是颅内压波形提示颅内压与心率和呼吸的关系。好一个“一石三鸟”，一石激起千层浪。

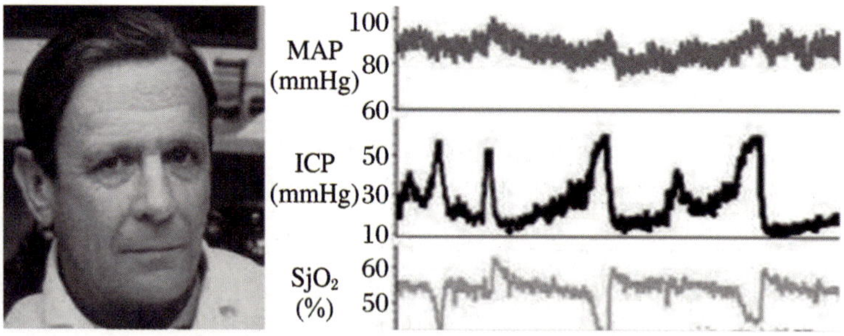

图 5.12　Nils Lundberg 及其文章部分内容

然而因为 Lundberg 系统使用复杂，价格昂贵，在 Lundberg 历史性的文章发表 10 年后，仍然没有几个神经外科医生使用这个系统。1978 年 Richard L. Saunders 调查了美国全部 100 个神经外科，发现几乎无人常规使用脑室外引流或脑室造口术。有人认为脑室外引流会导致其他问题，得不偿失；有人认为脑室外引流方法粗劣。人们只是对 Reye 综合征(1963 年由澳大利亚的 Douglas Reye 在 *The Lancet* 上首次报道，原因不明的儿童脑炎，可能与阿司匹林有关)使用脑室外引流有一定共识，因为 Reye 综合征多死于弥漫性脑水肿，颅内压监测对治疗有指导意义。

像黄河改道一样，脑室外引流的应用也从儿童先天性脑积水改道了。脑室外引流搭上了卒中和脑外伤的快车，开辟了新的战场。估计 Le Cat 和 Ingraham 等都预料不到，脑室外引流的新战场是蛛网膜下腔出血、脑外伤和脑出血。

1973 年有人报道了 2 例 Hunt-Hess 4～5 级的蛛网膜下腔出血病例，接受脑室监测的 11 例中有 8 例改善，而没有脑室监测的 9 例中只有 1 例改善，在蛛网膜下腔出血领域立即掀起一阵风浪。

因为蛛网膜下腔出血约有 20%的患者会出现急性脑积水，1980 年后脑室外引流监测成为蛛网膜下腔出血患者的常规(图 5.13)。

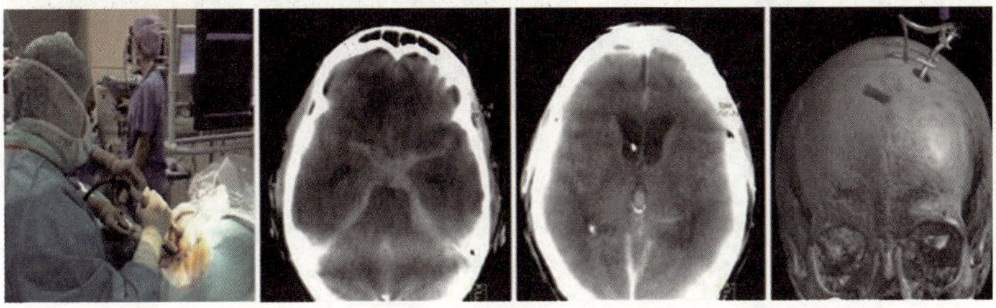

图 5.13　蛛网膜下腔出血的头颅 CT 和手术治疗

现在人们认为蛛网膜下腔出血是脑室外引流的最佳适应证。

1980 年后脑室外引流进入脑外伤患者的监护，首先是 Lawrence Marshall 的文章提出脑室外引流监测脑外伤患者颅内压的意义。两年后有人报道监测颅内压指导治疗降低了脑外伤患者的死亡率。

1995 年美国“脑创伤基金会”(Brain Trauma Foundation，BTF)推荐给“格拉斯哥昏迷量表”评分3～8 分的脑外伤患者做颅内压监测。

早期脑出血尤其是破入脑室的脑出血患者使用脑室外引流的学术性研究大概是 1988 年中国香港神经外科医生 Chan 和 Mann 报道的(图 5.14)，22 例“格拉斯哥昏迷量表”评分 3～8 分的患者，平均引流 12 天，死亡率降至 23%，41%恢复良好。

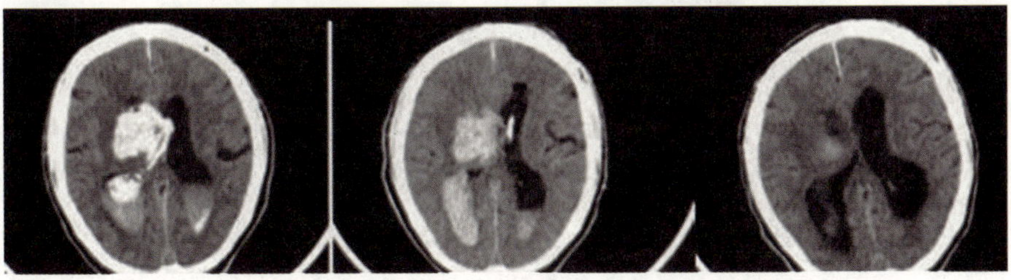

图 5.14　脑室出血破入脑室行脑室穿刺引流

2000 年后，脑室外引流广泛应用于蛛网膜下腔出血、脑外伤和脑出血重症监护患者，从婴儿进入成年，改变了神经外科的行医模式，造福了患者。脑室外引流从此进入秦观(1049—1100)《邗沟》一诗的境界：“霜落邗沟积水清，寒星无数傍船明。菰蒲深处疑无地，忽有人家笑语声。”

美国加州大学尔湾分校综合卒中和脑血管中心主任喻文贵教授(图 5.15)说，脑室外引流技术及设备虽然经历 100 多年的探索及完善，但真正的广泛应用得益于如下三大原因：一是 20 世纪 70 年代后 CT(computed tomography)的发明和应用；二是神经外科住院医疗体系及神经重症监护的发展；三是蛛网膜下腔出血、脑外伤和脑出血的诊疗创新。

比如，脑室外引流管常因血块或组织碎片阻塞，需要医生用生理盐水冲洗或重新置换引流管。在美国没有 24 小时住院医生值班的私立医院，所以，神外医生不太热心采用脑室外引流。喻教授指出了脑室外引流的局限性，即使在今天脑室插管依然是通过传统的脑门外划线定位，脑组织损伤并发症并非少见。可视影像微创脑室外引流技术将是今后的发展方向。

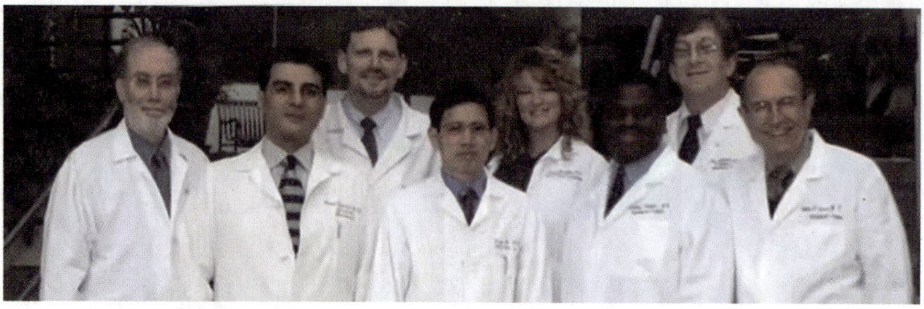

图 5.15　美国加州大学尔湾分校综合卒中和脑血管中心主任喻文贵(左四)

美国得克萨斯州 Baylor Scott & White 医学中心神经外科颅底外科主任冯栋侠教授(图5.16)同意，在美国脑室外引流术最常见的适应证是蛛网膜下腔出血相关的原发性或者继发性脑积水以及“格拉斯哥昏迷量表”评分3～8 分的重型颅脑外伤的患者。冯教授说，在美国有 120 个神经外科住院医师培训项目，脑室外引流术一般由低年制神经外科住院医师在神经重症监护室或急诊室的床旁独立完成。冯教授提到近期一项回顾性临床研究，美国低年制神经外科住院医师在急诊状态下，不借助导航设备，在床旁进行侧脑室置管，进行脑脊液引流和颅内压监测，是一项安全、准确、有效的基础性神经外科手术，功能性置管准确率达到 87%。

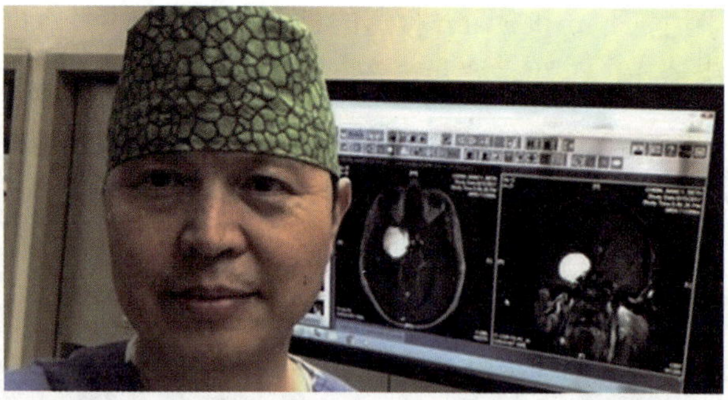

图 5.16　美国得克萨斯州 Baylor Scott & White 医学中心神经外科颅底外科主任冯栋侠

中国空军军医大学唐都医院神经外科主任屈延教授(图 5.17)是 William Keen 的校友，他回忆 1999 年在西京医院做了他职业生涯的第一例脑室外引流术。屈教授说脑室外引流术是神经外科一项普通而又重要的操作技能，如同空气，看似无形却不可或缺。这也是一名合格神经外科医生必须掌握的技能之一！在中国，北京的关颂涛和赵以成、上海的沈克非、湖北的裘法祖和西安的张同和教授等大概是较早开展脑室外引流术的医生。屈延教授尤其指出，原山东医学院附属医院张庆林及张成教授在 1963 年研制出的“手枪式钻颅器”具有不切头皮、不用吸引器、无需电凝和无影灯照明等特点，仅用 3～5 分钟即可在急诊室或病床旁完成脑室外引流操作。这项技术进一步推动了脑室外引流术在中国的推广和应用。

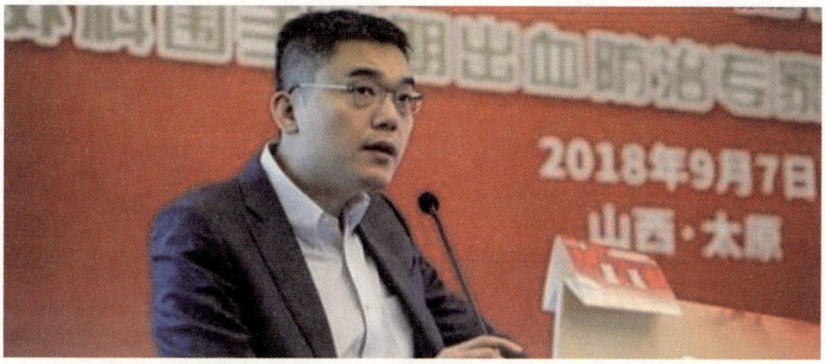

图 5.17　中国空军军医大学唐都医院神经外科主任屈延教授

1744 年 Le Cat 发明持续脑室外引流术，经过 270 年的努力，脑室外引流终于占住了脚跟，成为神经外科最常用的手术之一(图 5.18)，是神经外科住院医生的入门手术，主要在神经重症监护室和急诊室里操作。脑室外引流有并发症，尤其是脑出血、机械障碍、感染和神经症状等，所以脑室外引流应该在有神经外科的医学中心施行。

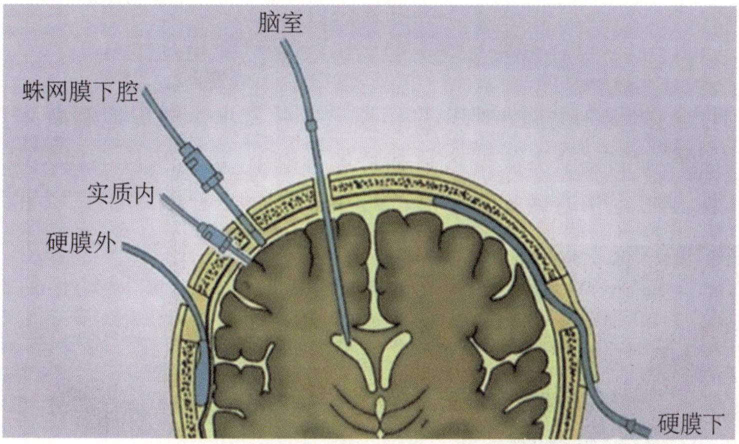

图 5.18　脑室外引流示意图

第六章　莫扎特英年早逝之谜

1791 年 12 月 5 日，著名古典音乐家沃尔夫冈·阿玛多伊斯·莫扎特(Wolfgang Amadeus Mozart，1756—1791)逝世，年仅 35 岁。这位天才音乐家的英年早逝，不仅引发了无数世人的叹息，尤其是他临终前的种种异常表现，更像重重迷雾，不断唤起后来几代人对他死因的好奇和探索。

一、享誉盛名的莫扎特

1756 年 1 月 27 日，沃尔夫冈·阿玛多伊斯·莫扎特出生于奥地利萨尔茨堡(图 6.1)，在他担任宫廷小提琴师的父亲奥波德·莫扎特的影响下，莫扎特从小就表现出了惊人的音乐天赋，幼年时期，他已经精通钢琴和小提琴两种乐器。1761 年，年仅 5 岁的莫扎特开始作曲，同时为欧洲各国王室献奏，还在父亲的带领下进行了一次盛大的欧洲巡回演出。从幼年到青年，这位有着前无古人的音乐天赋的孩子创作了众多流芳百世的经典乐曲，在欧洲各国美名远播。

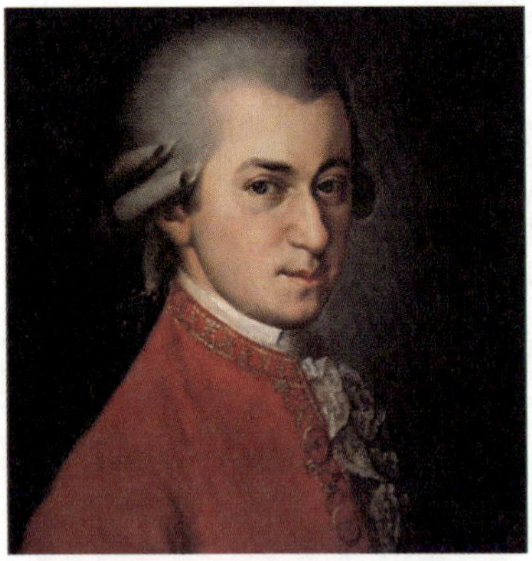

图 6.1　莫扎特(古典主义时期奥地利作曲家，维也纳古典乐派代表人物之一)

1772 年，16 岁的莫扎特被任命为萨尔茨堡宫廷乐师。1781 年，莫扎特辞去宫廷乐师职位，前往维也纳，成为了历史上最早的自由作曲家。在维也纳的人生最后几年中，他创作了许多享誉盛名的交响乐、协奏曲和歌剧。据统计，在 1780—1790 年间，莫扎特共完成了将近 300 首作品。到了 1791 年，也就是莫扎特生命之旅的最后一年，其创作尤其多产，一直到他生命的最后几个月——9 月 5 日，他完成并亲自指挥了独特而巧妙的歌剧作品《提图斯》(*Titus*)；9 月 30 日，他所创作的宏伟作品《魔笛》(*Magic Flute*)首演；11 月 18 日，他创作并首演了单簧管协奏曲《共济会大合唱》(*Freemason's Cantata*)；当然，还有他那首创作到生命的最后一刻却未能完成的著名的《安魂曲》(*Requiem*)。

二、莫扎特死亡之谜

作为一名有着前所未有影响力的古典作曲家，莫扎特的意外死亡无疑引起了后世的众说纷纭，甚至涌现出无数“神化”了他的死亡的猜测。

资料显示，直到28岁以前，莫扎特都从未患过任何重大疾病。然而，在1789年7月，33岁的莫扎特开始抱怨自己间歇发作的头痛和牙痛。1791年9月，他在给朋友达・庞特(Da Ponte)的一封信中写道：“我的头颅迷失了，我已经全然精疲力尽，也无法把目光从这个陌生人的形象上移开。我再也不用颤抖了，我能感觉到某种东西，这证明我的死亡时刻即将来临，我似乎快要死了。”11月20日，也就是《共济会大合唱》全球首演的2天后，莫扎特病倒了，他表现得十分恐惧，并伴有严重的头痛和呕吐。11月22日，莫扎特病情再次恶化，卧床不起，他的医生也无法诊断出他的病症所在。一周后，他的一侧身体瘫痪了。一本有关莫扎特的传记中写道：“……他的家庭医生克洛塞特在莫扎特生命的最后一个晚上到达。莫扎特却昏迷了，再也没有苏醒过来。”12月5日的午夜，他突然瘫软在床上，头朝墙，然后再次陷入昏迷。55分钟后，莫扎特去世了。从起病到死亡的短短14天内，莫扎特一直在勉力维持音乐作品的创作，直到去世前几个小时，他还在创作《安魂曲》。最终，这位年轻的天纵奇才的生命在痛苦中戛然而止。

三、“莫扎特的头盖骨”

莫扎特的遗体被埋葬在维也纳圣马克思公墓中(图6.2)。而后来被人发现又被广为研究的“莫扎特的头盖骨”却是一件可疑的遗物——1842年，圣马克思公墓的工作人员在从前埋葬莫扎特的地方发现了一个头骨，这个头骨后来被送到维也纳大学著名解剖学家约瑟夫・海特尔(Joseph Hyrtl)的谷歌研究库中，而他认为这就是莫扎特的头骨(图6.3)。1902年，这个头骨最终被赠送给了斯蒂芬・莫扎尔(Stiftung Mozarteum)。尽管从没有相关的直接证据，但是经过检查，这个头骨的骨龄在25～40岁之间，尤其是与多萝西娅・斯托克(Dorothea Stock)在1789年创作的莫扎特肖像画对比，存在很多的相似之处，因此人们逐渐认定这个头骨可能正是莫扎特的。

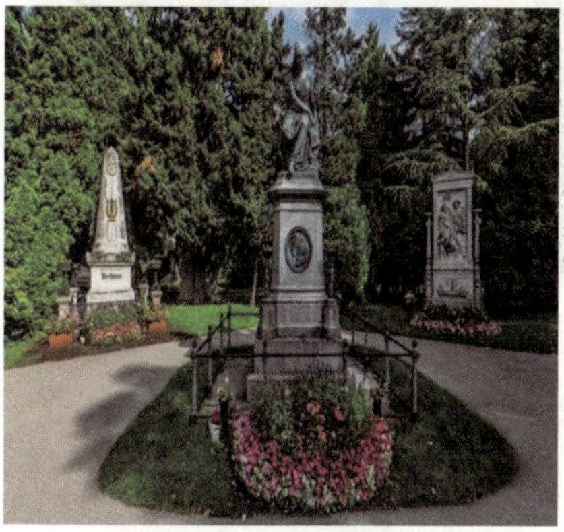

图6.2　莫扎特墓地

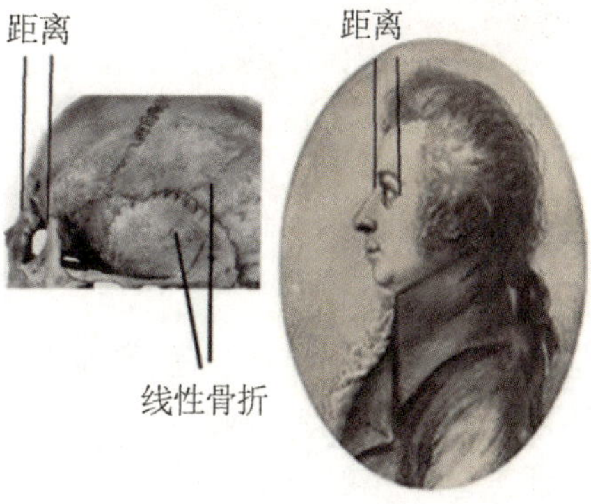

图6.3　莫扎特颅骨(显示左侧颞顶区有线性骨折)

这个被认为是莫扎特本人的头骨显示，其左侧颞顶区有骨折后的裂缝，但有愈合的迹象。据此，医学界猜测，莫扎特临终前的偏瘫可能发生在右侧。但更为重要的是，头骨上的线性骨折遗痕或许隐藏着与莫扎特英年早逝相关的神经创伤原因，这正是揭开谜底的关键。这条位于颅骨左外侧的骨折线非常细，形状略微不规则，全长近 10 厘米，从左侧顶骨隆延伸至顶颞交界处底部。颅骨左侧颞部和顶部的内侧表面显示有明显的钙化硬膜外血肿，大小约为 45 平方厘米。但骨折线与外侧一致，略有移位，内部表面有明显改变。这种类型的骨折可能是由摔倒等情况造成的。

许多研究人员认为，莫扎特头部的创伤和颅骨骨折的发生时间接近他的死亡时间。众所周知，在创伤性脑损伤(TBI)发生后，身体功能、认知功能、心理和行为功能的损害是非常常见的，在考据了莫扎特死亡的记录后，他们认为，莫扎特可能是在 34 岁时遭受了没有引起足够重视的微小意外，从而导致了他的创伤性脑损伤。现代诊断颅脑外伤的手段主要是影像学检查，遗憾的是，这些方法在莫扎特所在的 18 世纪还未出现。此外，骨折线的愈合迹象还表明，他的颅骨骨折很可能发生在他死前几个月。而他最后一年骤然剧烈的头痛和演奏能力的下降，也可能是受到了线性骨折所引起的颅内出血的影响。因此，医学界猜测他的最终疾病可能是慢性脑震荡后综合征与继发的慢性硬膜外血肿(CSDH)。

慢性硬膜下血肿是老年人中最常见的创伤后疾病之一，常表现为头痛和潜在的神经和认知功能丧失——而这些症状全都在莫扎特患病期间的记录中有所记载。进一步来讲，0.3%～2.7%的 CSDH 病例有钙化形成(图 6.4)，通常见于儿童和年轻人群，而 35 岁的莫扎特也符合这一点。这些情况都解释了莫扎特在最后一年头痛加重的原因。

基于这些猜测和考据，不难得出在颅骨创伤发生后，莫扎特颅骨的骨折虽然在逐渐愈合，之后的硬膜下血肿却依然在不断进展，甚至最终在他逝后还有清晰可见的钙化痕迹。所有的研究都为莫扎特的死因打开了一条“猜测之路”，即莫扎特的痛苦和死亡都源于创伤性脑损伤后的慢性硬膜下血肿(图 6.5)。

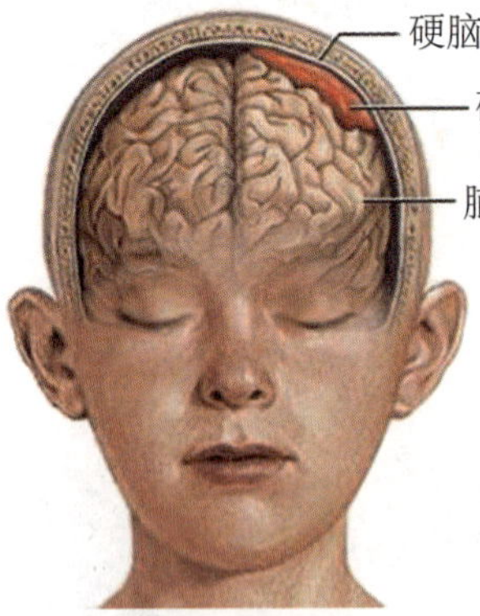

图 6.4　慢性硬膜下血肿示意图

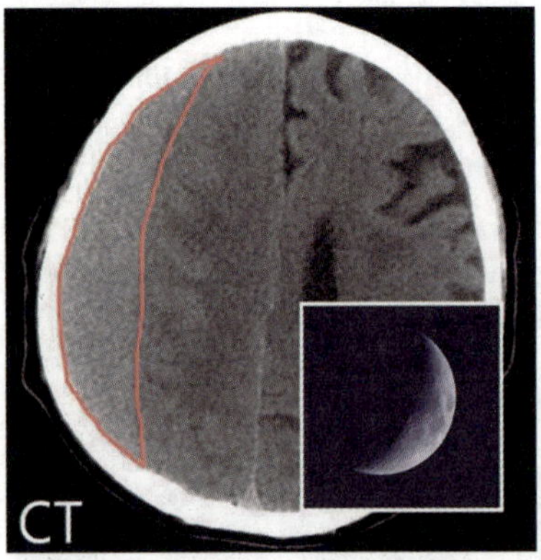

图 6.5　慢性硬膜下血肿头颅 CT 图，如同弯弯的月亮

但不幸的是，由于年代久远，目前仍不清楚莫扎特的头部创伤究竟因何而来。此外，如今已不可能再有莫扎特大脑的病理和影像来明确证实这些猜测。没有详细的尸检，也就无法彻底证实这些猜测。从前、现在乃至未来，这位著名音乐家的死因或许还会引发更多的探讨和猜度。

尽管天妒英才，但莫扎特的成就远非常人所能企及。在短暂的生命里，他创作了600多部音乐作品，几乎涵盖所有形式和体裁，其中许多作品被认为是交响乐、协奏曲、室内乐、歌剧和合唱曲目的巅峰之作。他将古典时期的音乐风格臻于成熟并发扬光大，其作品也被视为古典音乐的荣光，对西方音乐产生了巨大的影响。莫扎特的好友弗朗茨·约瑟夫·海顿(Franz Joseph Haydn)曾写道："百年后，子孙后代将不会再看到这样的天才。"而关于慢性硬膜下血肿的更深入的病理机制和诊治技术，或许会在未来得到无尽的探索和发展。

第七章　“摸骨算命”和脑功能区定位研究的起点

三国时期，魏延生有“反骨”，即枕骨粗隆，诸葛亮认为自己死后魏延必反，于是安排马岱用计杀死魏延，说明当时中国即有颅相学，可用于分析一个人的性格。1796年德国解剖学家弗朗茨·约瑟夫·加尔(Franz Josef Gall，1758—1828，图7.1)首次提出颅相学，即根据头颅形状确定人心理，其指出大脑是“心灵器官”，对心理学独立非常重要，提出大脑机能定位思想，是近代脑生理心理的研究基础。1830年，清代医学家王清任创立“髓海论”，指出人的认识是脑而不是心，从而推翻了“心乃思之关”的中医认知。1850年美国医生约翰·马丁·哈洛(John Martyn Harlow)发现一个铁路工人外伤后性格发生了天翻地覆的变化，患者去世后，经家属同意开棺取出遗体颅骨，通过现代技术计算机恢复其原状，发现其额叶损伤。

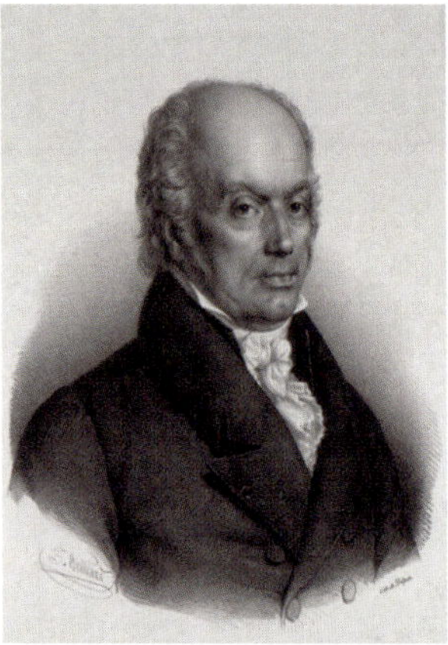

图7.1　Franz Josef Gall

1828年8月22日，德国神经解剖学家、生理学家、大脑心理功能定位研究的先驱Franz Josef Gall逝世，享年70岁。Gall是颅相学的创始人，也是该领域早期的重要研究者。由于时代所限，他在神经心理学领域的许多研究成果在现在已被证明是错误的，但他对颅相学的研究帮助人们建立了心理学，更促成了人类研究的自然主义方法的出现，并在进化论、人类学和社会学的发展中发挥了重要作用。

一、敏锐的观察者 Franz Josef Gall

1758年3月9日，Franz Josef Gall出生在德国蒂芬布隆镇的一个贵族家庭。在Gall很小的时候，他就意识到“观察”作为一种科学技术的重要性。而这位大脑心理功能定位研究开拓者的科学研究之路，在他童年时期就已经初见端倪。在上学期间，Gall就十分喜欢观察身边的人和事，还喜欢对各种动植物进行收集和分类。在一次观察中，他突然发现一个有着奇怪头骨形状的同学有着远超常人的高级语言能力，不仅如此，他还发现同学中格外聪明的群体的头骨往往都与常人有所不同。在这些令人惊奇的发现的驱使下，尚且年幼的加尔开始对大脑产生了浓厚的兴趣。青年时期的Gall原本打算当一名牧师，但对科学的热爱促使他选择了前往斯特拉斯堡大学(University of Strasbourg)学习医学，而他的观察对象自然而然从蒂芬布隆镇形形色色的同龄人变成了斯特拉堡大学的高材生们。在深造学习期间，他一直细致地观察着他的同学们。他注意到，学校里许多格外聪明的学生有明亮的眼神和相对凸出的眼球，而这些广泛出现的共同特征不可能是纯粹的巧合。Gall 在校时师从解剖学家约翰·赫尔曼(Johann Hermann)学习比较解剖学，在经手了许多次解剖试验后，Gall 认为人类和猿类之间有密切的关系。

二、奥地利宫廷首席医师

1781 年，Gall 在奥地利维也纳继续学习医学，其间他师从于当地著名医生马克西米利安·斯托尔(Maximilian Stoll)，这位医者所强调的“从临床观察中收集许多经验和事实，然后得出一般结论”(图 7.2)的观念深深烙印在 Gall 的心中，并成为 Gall 的研究实践中不可动摇的一部分。1785 年，Gall 获得医学博士学位后，他的第一份工作是在疯人院观察精神病患者，后来又成功地开设了自己的私人诊所。在行医期间，Gall 因精湛的医术而受到了民众的热烈追捧，甚至还经常给公众做讲座。他的名声日益斐然，甚至传到了奥地利的宫廷内，这让他获得了奥地利宫廷首席医师的职位。但宫廷内的行医生活无法让他继续观察到各种有趣的人和头骨，1794 年，他彻底放弃了宫廷医师的职位，决定继续从事私人行医和研究。

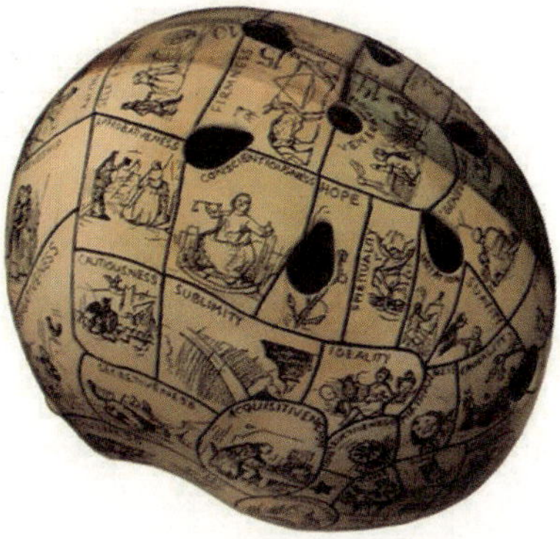

图 7.2　颅相学说的启蒙：头骨观察

三、“颅相学”的诞生

其实大约从 1792 年开始，Gall 就展开了对人们头骨大小和面部特征的早期观察研究。Gall 四处收集人类和动物的头骨和脑部蜡模(图 7.3)，以研究人们颅骨轮廓发育情况与动物或职业天赋相关特征行为之间的关联。他收集了大批的头骨以及头部结构的石膏模型，这种对头部结构的狂热使他成为了当地的名人。到 1793 年，Gall 对心理学的特殊研究扩展到了收容所和当地监狱里，从这些地方的案例中，他得到了一些初步的研究成果。Gall 认为人类有 27 种基本能力，其中包括对人的回忆、机械能力、诗歌天赋、对财产的热爱，甚至还有盗窃和杀人的能力，以及其他一些特殊情况。经过多次解剖和观察，他推断周长小于 14 英寸的成熟头骨不能正常工作。加尔将自己探索出的人类头部结构的研究理论命名为“颅骨学说”(Schädellehre)，这套理论后来被命名为“颅相学”，即根据头骨的外部形状来确定人格、智力和道德能力发展的方法。

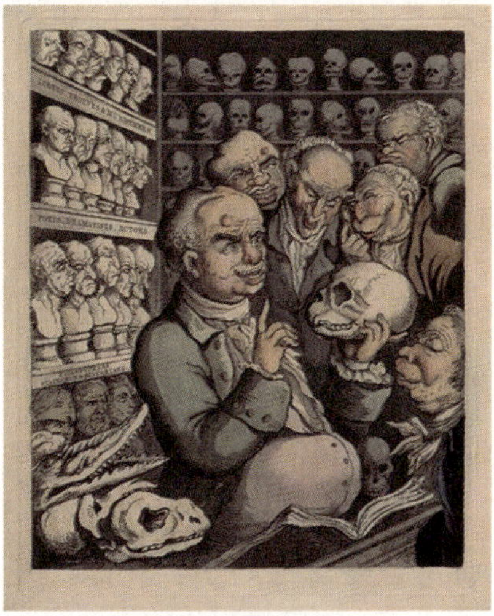

图 7.3　Gall 收集的头骨

到 1802 年，他已收藏了 300 个人类头骨和 120 个石膏模型以验证他的假说。Gall 认为，人类头骨的隆起和不均匀的结构是由大脑下面施加的压力造成的。他把大脑分成数个部分，这些部分对应于一些被他称为“基本能力”的某些行为和特征，这就是最早的“功能定位”。根据一个人的头骨表面形态，Gall 可以初步推断出这个人的基本能力乃至他们的性格(图 7.4)。

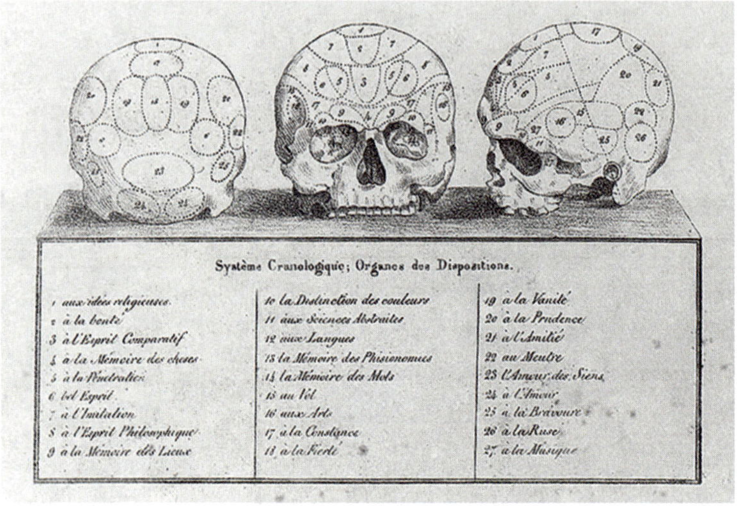

图 7.4　脑功能定位示意图

四、极具创新精神的脑部解剖学家

Gall 不仅是一位敏锐的观察者，更是一位极具创新精神的脑部解剖学家。自克劳迪亚斯·盖伦(Claudius Galenus，仅次于希波克拉底的第二个医学权威，古罗马时期最著名的医学大师)以来，人们一直坚信大脑最重要的部分是脑室，而大脑最外侧那层薄薄的灰色皮层只不过是微不足道的保护层而已。但 Gall 不这么想，在对人类头部结构的研究中，他认为大脑皮层的局部区域是人类的先天能力所在的区域，并且称这些区域为“器官”，他的理论使人们关注的中心从脑室转移到了大脑皮层。

他还指出，心理现象发生在大脑皮层的特定区域，加尔将神经系统描述为由多个独立的神经中枢组成，而大脑皮层和小脑的未分化区域分别支配特定的心理功能，这是现代大脑定位学的起点。虽然过去曾有学者也提出过大脑功能定位的猜想，但加尔无疑让大脑功能定位走上了正轨，也因此被誉为大脑功能定位的奠基人。他出版了著作《论大脑及其各部分的功能：兼论通过大脑和头部的结构决定人和动物的本能、倾向和才华或道德和智力倾向的可能性》(*On the Functions of the Brain and of Each of Its Parts*：*With Observations on the Possibility of Determining the Instincts*，*Propensities*，*and Talents*，*or the Moral and Intellectual Dispositions of Men and Animals*，*by the Configuration of the Brain and Head*)(图 7.5)，其中详细介绍了他对大脑功能和定位的大量研究。

除了对颅相学的贡献外，Gall 也有许多鲜为人知的其他成就。在发展大脑功能定位理论的同时，Gall 极大地推动了解剖科学的发展。不同于以往的将大脑标本随机切片的做法，Gall 采取了对整个大脑结构的缓慢探索和单个纤维分离的方式来研究大脑的解剖功能，这种方法上的转变对人们未来真正解密大脑产生了极大的影响。此外，Gall 还对语言、交流和大脑之间的联系进行了研究，并建立了相应的理论。他认为，每一个生物生来就具有某种程度上理解手势的能力，哑剧或手势是所有动物和人类的通用语言。由于 Gall 在大脑研究方面的诸多杰出贡献，1823 年，他成为瑞典皇家科学院的外籍成员。

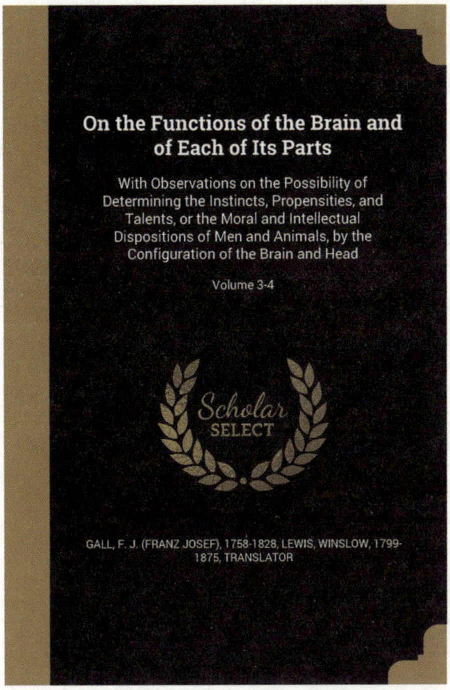

图 7.5 《论大脑及其各部分的功能：兼论通过大脑和头部的结构决定人和动物的本能、倾向和才华或道德和智力倾向的可能性》

随着科学技术的迅猛发展，认为一个人的性格可以由其颅骨形状决定的颅相学最终在现代研究中被推翻，但在当时，Gall 的观点使人们认识到大脑不再是深不可测的器官，人们对大脑的功能定位和解剖也有了更深刻的理解与思考，而他也通过传播大脑功能定位的思想，为现代神经科学奠定了基础。他的理论还曾对意大利犯罪学家塞萨雷·伦布罗索(Cesare Lombroso)和法国解剖学家保罗·布罗卡(Paul Broca)产生巨大影响。1828 年 8 月 22 日，Gall 在巴黎去世，但他的精神光辉将永远留存在神经科学领域的天空中。

第八章　Jackson 与癫痫

癫痫，是一位神经病学家极尽一生所研究的学科。这位神经病学家的名字叫约翰·休林斯·杰克逊(John Hughlings Jackson，图 8.1)，出生于 1835 年。

Jackson 生活在 19 世纪，当时几乎没有任何资源来研究大脑。但是他根据对脑部病变和癫痫发作患者的临床观察，阐述了人脑功能的定位。他的工作引发了第一批实验研究，进一步确立了大脑结构与功能的关系，也为我们理解癫痫放电的本质奠定了基础。

1835 年 4 月 4 日，Jackson 出生在英国约克郡一个富裕的农民家庭，他有三个哥哥和一个姐姐，是家中第五个孩子，他的父亲是个制酒师和农场主。1860 年，当 Jackson 刚刚开始内科生涯的时候，神经学还不是一门医学专业。事实上，当时几乎没有人注意到开发一种标准的方法来治疗神经疾病患者。而他主张，对每个患者进行单独检查，用以确定神经疾病的生物学基础(图 8.2)。

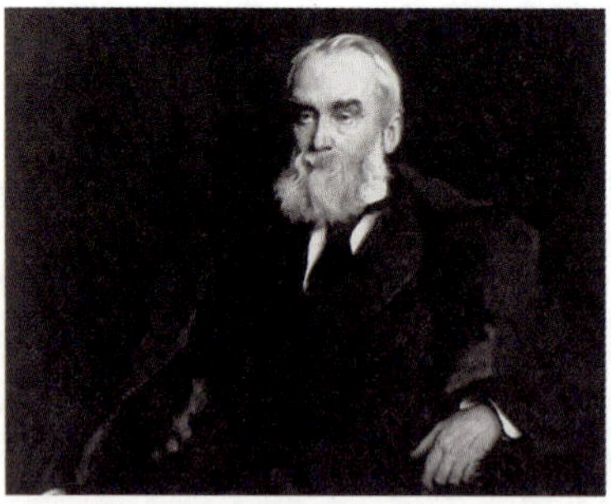

图 8.1　John Hughlings Jackson

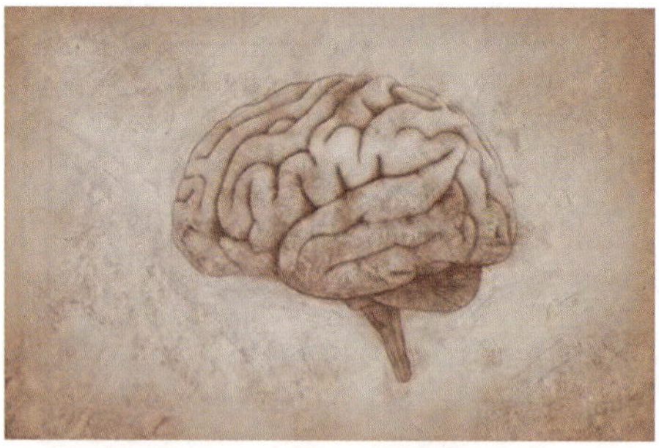

图 8.2　神经病学的研究对象——大脑

1865 年，他与他的表妹 Elizabeth 结婚，Elizabeth 患有我们现在所说的杰克逊癫痫(Jackson epilepsy，以他的姓氏命名)，11 年后去世，两人没有孩子。不知这是否与 Jackson 穷极一生研究癫痫有关。

Jackson 认为，身体功能障碍可以追溯到神经系统特定部位的障碍，因此识别神经系统中受到影响的部位，这对于做出准确的诊断至关重要。这种新方法是 Jackson 对神经科学的最大贡献之一。

Jackson 开始怀疑大脑皮层与癫痫患者在癫痫发作期间所产生的抽搐有关(图 8.3)。为了支持这一假设，他研究了发生癫痫患者的案例，这些抽搐主要发生在身体的一侧。Jackson 认为，这些患者在尸检时会显示出对侧大脑半球受到癫痫发作影响的损害。

除了他对大脑半球损伤和对侧身体癫痫发作联系的观察，Jackson 还观察到一些癫痫发作的独特指征。他指出，在某些患者中，抽搐开始于身体的一个特定区域，然后以可预见的方式从该区域向外传播。例如，抽搐从手开始，然后沿着手臂向上放射到脸部，然后再向同侧的腿放射；或者，可能从脚先开始，沿着腿向上放射，然后沿着手臂，传递到同侧身体的手。

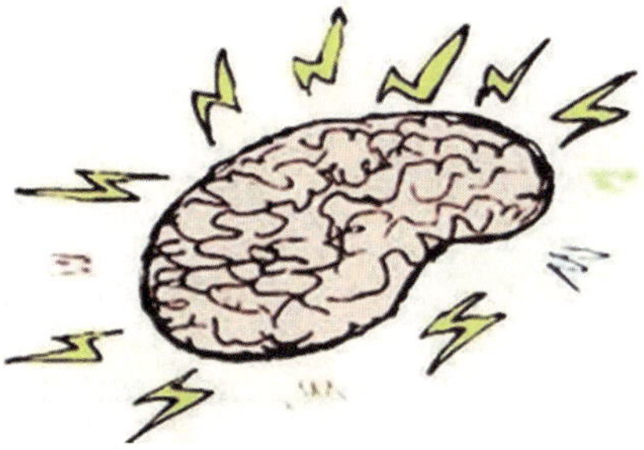

图 8.3　神经元放电引发癫痫

Jackson 通过对癫痫的观察，实质上是在预测运动皮质的存在，以及预测运动皮质中灰质的功能排列。Jackson 在神经学中发明了一种更正式的观察方法，这使他被认为是该领域的奠基人之一。

1870 年，Gustav Fritsch 和 Eduard Hitzig 提供了狗的运动皮层的实验证据，证实了他的假设，即大脑皮层中有一个特定的区域专门负责运动功能。Wilder Penfield 在 20 世纪 30 年代进行的电刺激研究，进一步证实了 Jackson 的设想，即大脑皮层特定区域用于管控身体的功能，我们现在称之为躯体定位(图 8.4)。如今，神经科学已经形成常识，运动皮层有一些区域专门用于手部运动，一些区域专门用于面部活动，等等。正如 Jackson 预测的那样，有许多皮层区域专门用于身体中的各项活动。

Jackson 对于癫痫的研究开创了大脑功能区域定位研究的先河，他把癫痫定义为一种脑细胞“突然的、异常的、快速的放电”(a sudden, excessive, and rapid discharge)，早已被电生理研究者及脑电图学家所证实。Jackson 第一个提出了脑部的物理损伤可以导致精神异常。可以说，这位英国神经学家对癫痫、言语缺陷以及由大脑和脊髓损伤引起的神经系统疾病的研究帮助定义了现代神经学(图 8.5)。

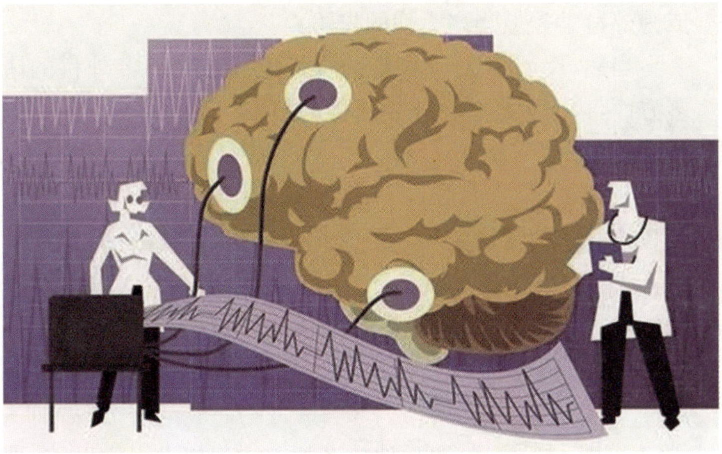

图 8.4　大脑功能区躯体定位示意图

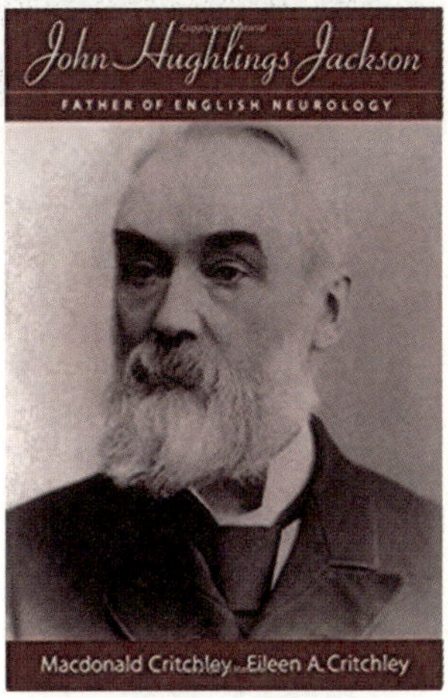

图 8.5　被誉为“英国神经病学之父”的 Jackson 医生

第九章　第一位获得诺贝尔奖的外科医生

Emil Theodor Kocher

1841 年 8 月 25 日，瑞士外科医生、欧洲外科学的杰出创始人之一、诺贝尔奖得主埃米尔·特奥多尔·科赫尔(Emil Theodor Kocher，1841—1917，图 9.1)诞生。

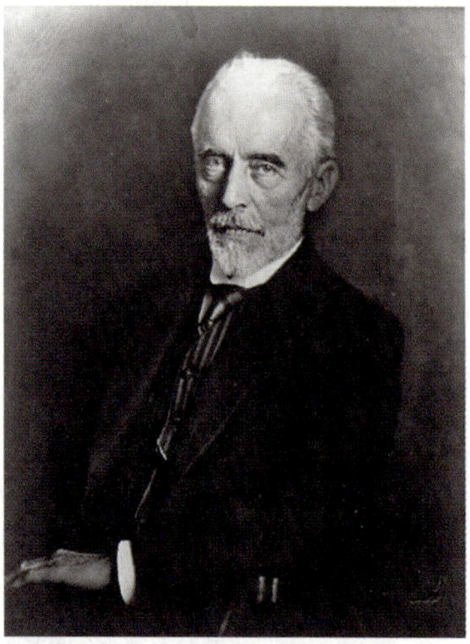

图 9.1　Emil Theodor Kocher

1909 年，Kocher 因为对甲状腺的治疗、生理学与病理学研究而获得诺贝尔生理学或医学奖。值得一提的是，他发表的关于甲状腺的新观点最初引起了很大的争议，不过作为外科医生，Kocher 用大量成功治疗甲状腺的事实赢得了尊重和荣誉。据记载，仅 1901 年，Kocher 就做了 2000 次甲状腺手术。事实上，Kocher 还引入和推广了无菌外科手术和外科科学方法——尤其是“外科手术需要无菌、止血和完善的手术准备”的概念，不仅极大提升了外科手术的安全性和成功率，促使了外科学研究的蓬勃发展，而且标志着医学中教条主义、自然哲学和思辨时代的结束，Kocher 也因此成为外科学领域当之无愧的先驱。

当然，Kocher 对外科学的贡献也涵盖了神经外科的诸多方面，接下来我们就来讲讲他的故事。

1858 年

Kocher 出生于瑞士首都伯尔尼，他的聪颖在初中和高中就有所显露，在校期间，他常常是成绩榜上的魁首，同时还对许多学科都有着浓厚的兴趣。1858 年，Kocher 考入瑞士首屈一指的伯尔尼大学(University of Bern)，并决定成为一名救死扶伤的医生。

1865 年

1865 年，Kocher 在伯尔尼大学获得博士学位后，跟随他的老师前往苏黎世大学医院，那时，被誉为现代腹部外科之父的西奥多·比罗斯(Theodore Billroth)正是这家医院的院长。在 19 世纪，人们往往将外科手术与巨大的痛苦以及死亡风险联系起来，外科学也因此在医学界长期处于不被看好的尴尬境地，外科手术也只是被浅薄地视为一种“手艺”。而在苏黎世大学医院参观期间，比罗斯在外科手术中的独到见解和渊博学识令 Kocher 燃起了对外科的极大热忱。在苏黎世大学医院之后，Kocher 开始了一段穿越欧洲的旅程，并积极地拜访了当时最著名的几位外科医生。Kocher不仅学习到许多前沿的外科手术技术，还得到了几位当时顶尖的外科医生的指导。这次旅行为Kocher指明了研究方向，更为外科学的发扬光大留下了火种。

1871 年

30岁的Kocher已经成为一名颇有名气的医生，母校伯尔尼大学(图9.2)邀请他前往任教，Kocher欣然应允，谁也想不到，这是他日后辉煌的职业生涯中迈出的第一步，也是至关重要的一步。在担任大学教授的45年里，Kocher提出并监督了著名的伯尔尼大学医院的重建，发表了249篇学术文章并出版了书籍，培育了无数医生，治疗了数千名患者。但这些数不胜数的贡献比起他在应用外科、神经外科、甲状腺外科和内分泌学领域作出的重大贡献仍微不足道。Kocher在伯尔尼大学任教期间，外科领域在他的普及和引领下发生了革命性的变化。毫不夸张地说，Kocher为20世纪初的外科领域开辟了新的时代。

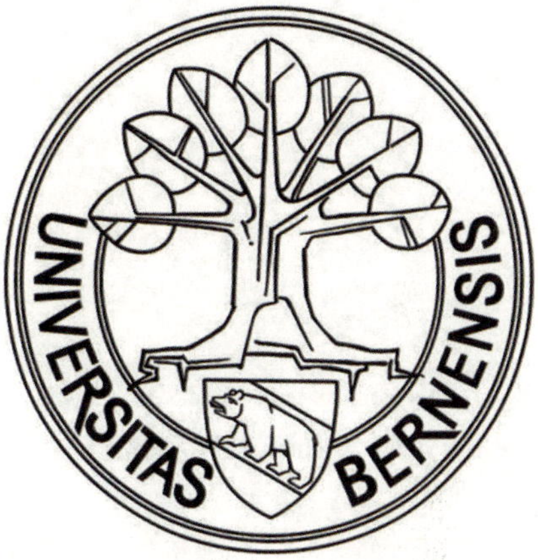

图9.2　伯尔尼大学(坐落于瑞士首都伯尔尼，是世界上著名的研究型大学)

自1871年开始任教后，Kocher长期在课堂上为学生们讲解头部软组织创伤、颅骨骨折(包括颅底骨折)、颅缝分离和粉碎性骨折等颅脑外伤的临床体征和处理方法，推动了瑞士神经外科学领域的发展。1881年，Kocher参加了在伦敦举行的国际医学大会，这次大会集结了包括诺贝尔生理学或医学奖得主查尔斯·斯科特·谢灵顿(Charles Scott Sherrington)、现代医学之父威廉·奥斯勒(William Osler)、著名外科医生威廉·威廉姆斯·基恩(William W. Keen)和现代脑外科创始人维克多·霍斯利(Victor Horsley)等在内的众多举世瞩目的欧洲医学界名家，共同建立了关于人类脑功能和组织的共识。大会后，德国神经解剖学家、生理学家、大脑心理功能定位研究的先驱弗朗茨·约瑟夫·加尔(Franz Josef Gall)所开启的颅相学理论时代就此落幕，而神经学开始攀向新的高峰。

1892 年

Kocher出版了著作《外科教科书》(*Chirurgische Operationslehre*)(图9.3)，其中详细描述了头部软组织的手术、脑回与颅骨的关系、钻孔手术以及颅内手术，并强调了大脑中不同的解剖学关系对人类运动和感觉功能的重要性。Kocher还在书中描述了椎板切除术技术，并提出椎板切除术是治疗脊柱创伤的一种选择。

除了在手术技术方面的创新外，Kocher还萌发了通过微小的钻孔将标记点投射到大脑皮层以确定大脑皮层区域的颅骨测量方法，并与同事们在Horsley的插图和深入的解剖学研究的基础上开发了一种颅骨测量仪，这个发明为后来的神经外科导航带来了启发。这个测量装置由两个弹力束和一条弹力带组成，可放置于颅骨的额枕区以固定头部。颅骨测量仪的点和线之间具有固定的关系和角度，可精准确定包括运动皮质、枕上回、角回、枕骨周围裂、侧裂区在内的大脑皮质区域。这种颅骨测量仪使他们能对患者大脑进行定位，以便安全进入脑室(图 9.4)。

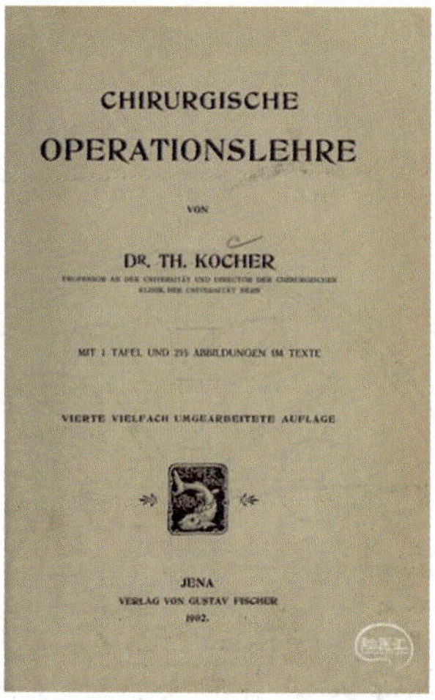
CHIRURGISCHE
OPERATIONSLEHRE
VON
DR. TH. KOCHER
MIT 1 TAFEL UND 255 ABBILDUNGEN IM TEXTE
VIERTE VIELFACH UMGEARBEITETE AUFLAGE
JENA
VERLAG VON GUSTAV FISCHER
1902.

图 9.3　Kocher 发表的脑室穿刺论文

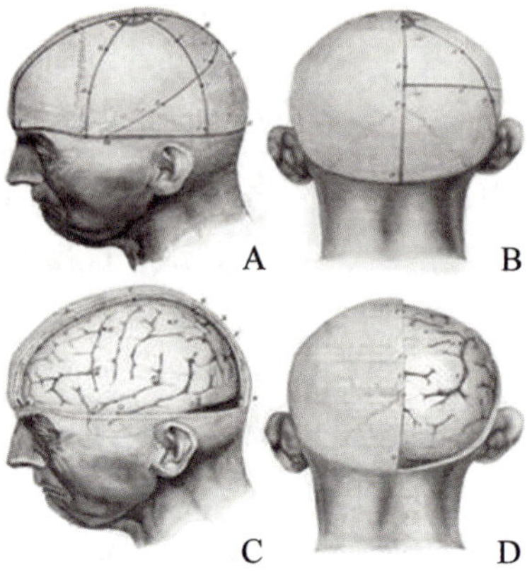

图 9.4　颅骨表面标志线与大脑定位

1899 年

1899 年 4 月 5 日，在柏林举行的第 28 届德国外科学会的会议上，Kocher 介绍了他对癫痫的外科治疗经验。他报告了他接诊的约 175 例患者的病例，强调了对这些患者进行长期随访检查的重要性。Kocher 提出，至少需要 5 年的随访才能确定手术治疗是否成功。此外，他提出皮质切除术、脑肿瘤切除术以及脑脓肿和囊肿的引流和切除可作为癫痫手术治疗的方法。在报告中，Kocher 提到，局部或全身性颅内压(ICP)升高可能是癫痫发生的原因。根据这一假设，他得出结论，通过硬脑膜去骨瓣减压或皮下引流脑脊液(CSF)的手术减压有可能治愈这些患者的癫痫，并提倡在治疗中积极采取措施以降低癫痫患者升高的颅内压。

1901 年

Kocher 总结了他关于脑灌注、颅内压急性升高、脑压迫等脑部疾病的神经外科干预措施，并阐述了相关的解剖学和生理学的理论、经验和知识。Kocher 的理论再次证明了他在神经解剖学、生理学特别是在大脑循环方面的广博知识。除了对颅内压原理的思考外，Kocher 还从临床医生的角度强调了 ICP 升高的症状学。他详细介绍了颅内压升高早期通过脑室穿刺和去骨瓣减压术等有效降低颅内压的方法(图 9.5、图 9.6)，并列举出了治疗的适应证与相关技术。Kocher 对颅内压升高的研究是开创性的，并为神经学和神经外科领域作出了重大贡献。

回顾 Kocher 在外科领域的职业生涯，他在神经外科方面的研究涵盖了脑震荡、神经外科和颅内压，还研究了癫痫、脊柱和颅骨创伤的外科治疗，并启发了现代神经外科之父哈维·库欣(Harvey Cushing)，为 Cushing 之后发现血压和颅内压之间联系的 Cushing 反射奠定了基础。

不仅如此，Kocher 也前瞻性地认识到了无菌技术的重要性。在 1868 年的一份医院报告中，他将外科手术的死亡率降低直接归功于李斯特的石炭酸消毒技术，在他成为主任后，他要求所有医生严格遵守杀菌方法。在医疗条件仍然落后的19世纪，由于Kocher的努力，外科手术的死亡率大大下降，他所经手的5000多例甲状腺手术的死亡率甚至低于1%。

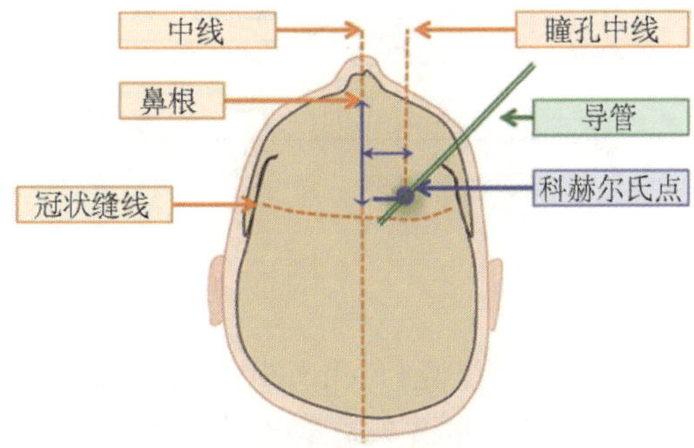

图9.5　脑室穿刺定位点

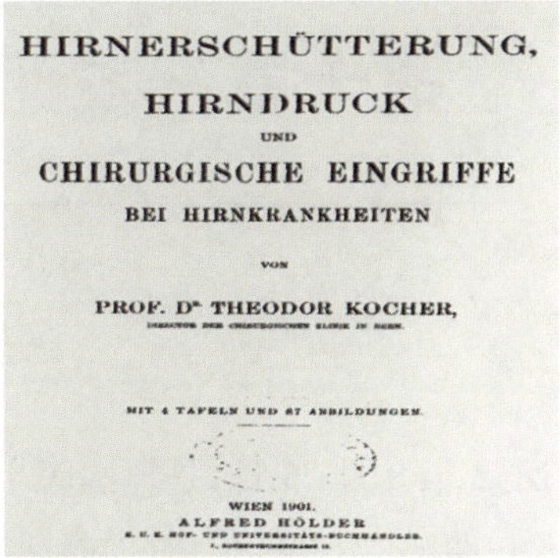

HIRNERSCHÜTTERUNG,
HIRNDRUCK
UND
CHIRURGISCHE EINGRIFFE
BEI HIRNKRANKHEITEN
VON
PROF. Dr THEODOR KOCHER,
MIT 4 TAFELN UND 67 ABBILDUNGEN.
WIEN 1901.
ALFRED HÖLDER

图9.6　Kocher发表的脑室穿刺论文

从1901年到1908年，诺贝尔生理学或医学奖均是颁发给从事基础医学研究的科学家，还从未有临床医生特别是外科医生获得这一奖项，而Kocher以精湛的技术和涵盖面广泛的手术经验荣获1909年的诺贝尔生理学或医学奖，成为史上第一位获得诺贝尔奖的外科医生（图9.7）。Kocher以黑马之姿获得诺贝尔奖的辉煌，打破了人们对外科手术的偏见，为外科学这一"使用手的医术"挣得了无可比拟的荣耀。

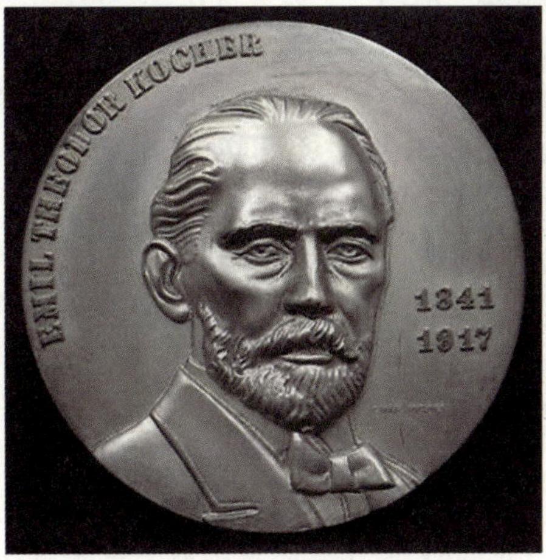

图9.7　Emil Theodor Kocher

Kocher曾任伯恩斯学会和瑞士医师协会的主席，并于1913年与他人共同创立了瑞士外科学会，同时成为该学会的首任主席。在Kocher的一生中，他著作等身，指导了130多名博士生，并在1878年和1903年担任伯尔尼大学的校长，可谓桃李遍天下。1917年7月27日，Kocher因病逝世，享年76岁。Kocher在外科学领域的诸多开山劈岭的研究，为后世的外科手术发展燃起了永不熄灭的熊熊火焰。

第十章 发明腰椎穿刺的“失路之人”

1842 年 8 月 26 日，是德国医生海因里希·艾伦斯·昆克(Heinrich Irenaeus Quincke，图 10.1)的诞辰。这位有着极高医学素养与强大创新能力的先驱在神经学和内科领域均有着卓越贡献，其中最著名的当属他在临床实验中发现的可以缓解儿童脑积水的腰椎穿刺技术，并且昆克进一步将该技术扩展和引入到神经疾病的诊断和治疗中，从而为后者打开了一片新的视野。

昆克出生在法兰克福，他的父亲是一位名声斐然的医生。在父亲的影响下，昆克自小对医学就有着浓厚的兴趣。青年时期的昆克分别在德国的海德堡大学、维尔茨堡大学和柏林大学这三所德国顶尖学府的医学院攻读医学，并于 1863 年获得柏林大学博士学位。而后，昆克辗转于多所学府与机构，期间曾师从于被誉为“医学教皇”的“现代病理学之父”的鲁道夫·魏尔肖(Rudolf Ludwig Carl Virchow，系统论述了细胞病理学理论，强调“所有细胞都必定来自已存在的活细胞”)和瑞士解剖学家、生理学家和组织学家阿尔伯特·冯·科立克(Albert von Kölliker，线粒体的发现者)。这些宝贵的学习经历成为了他日后职业生涯的成功源泉。

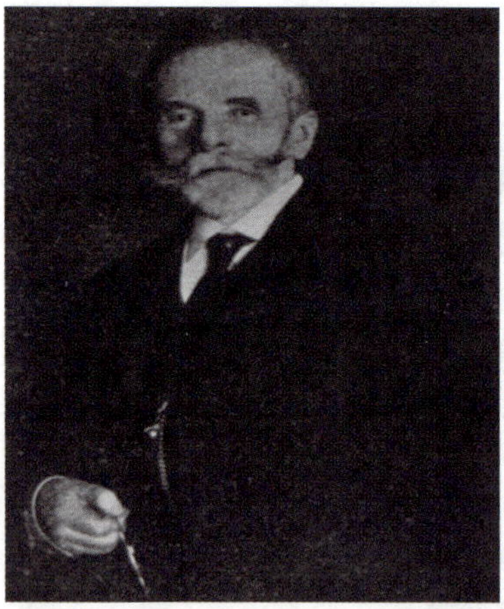
图 10.1 Heinrich Irenaeus Quincke

昆克并不满足于当时贫乏的治疗方法，而是不知疲倦地在未知领域中航行。仅凭检查、触诊、敲击、听诊等临床基础知识和那个时期的仪器，昆克就摸索着了解并探索了许多医学领域。1867—1870 年间，当时昆克还是柏林大学沙利特学院的一名年轻助教。在实验中，他通过将红色硫化汞注射到狗的蛛网膜下腔，深入研究了脑脊髓束的解剖学(图 10.2)和生理学，同时追踪了这些生理结构的循环途径。而在 20 年后，已经在基尔大学任职的昆克才将他年轻时所探寻出的研究结果真正地运用到了救死扶伤中。

1862—1922 年间，昆克累计发表了 200 多篇文章，其中不乏想法惊人的治疗方法和治疗工具的创造理念。他不仅具有强烈的好奇心，还能够有条不紊地洞察出治疗中的薄弱之处，以便得到前沿的治疗理念。除了今天被无数医生所广泛应用的腰椎穿刺术外，昆克的临床贡献还涉及主动脉瓣关闭不全、肝动脉瘤、血管神经性水肿和 Quincke 征(即毛细血管搏动征)等很多领域。

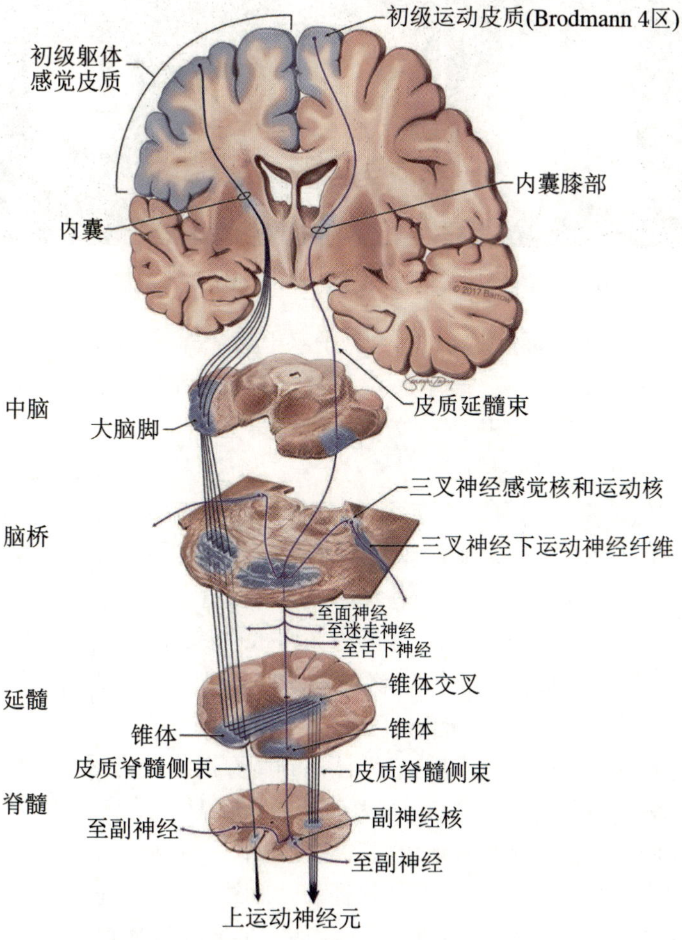

图 10.2　脑脊髓束解剖图

一、“模范医生”昆克

昆克的同事和亲友们都知道，患者对于他来说几乎是“神圣”的。他每天都要探望他们，甚至亲力亲为地为他们提供护理服务。即使是休息时间，他也要和他的患者在一起，昆克也因此被患者亲切地称为“模范医生”，可见患者对他的喜爱。

二、腰椎穿刺的发明历程

在与患者相处的过程中，他发现自己接诊的脑积水儿童患者常常受到难以言喻的折磨，为了挽救这些可怜的患儿，他开始萌生出寻找一种安全而简单的方法来清除脑积水儿童的脑脊液的想法(图 10.3)。

1888 年他在一个 12 岁的男孩的侧脑室取了 6 次脑脊液，但不幸的是男孩最终还是去世了。经过不断的试验和完善昆克尝试改变脑脊液的采取方法，直接腰穿，不再用切开颅骨。

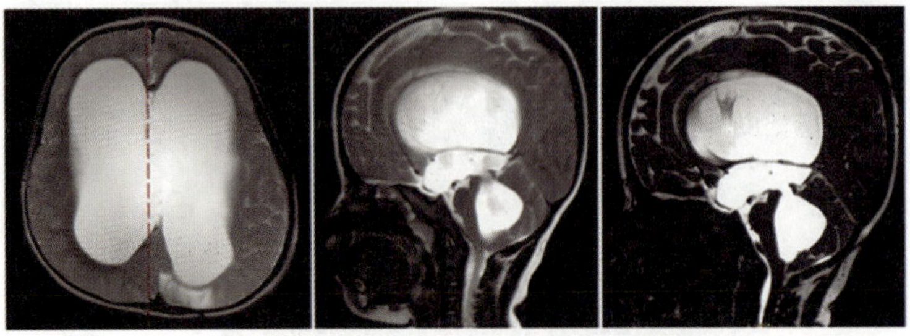

图 10.3　MRI 显示脑子本来就有水(脑积水是水的疏泄不平衡)

在 1890 年昆克在一个生命垂危的 21 岁的男子身上做了第一例腰穿，从第 3 和第 4 腰椎之间插入，他连续抽了三次脑脊液，患者活了下来。昆克随后发表了相关文章，不过题目未提及腰椎穿刺术，而是叫“关于脑积水”。文中昆克对第一个患儿成功实施了一系列侧脑室穿刺，并详尽叙述其过程，但并未提及腰穿。对于第二个患者，昆克根据临床特点判断该患儿有颅高压，他本想做脑室穿刺来减轻症状，但是他认为患者没有脑积水，也不能判断有无脑室扩大，因此他认为做侧脑室穿刺非常危险，所以未做该治疗。这时他突然想到了之前做的研究，于是便实施了腰椎穿刺术。他在文中简短描述了该过程：我用一个细套管针从第 3 和第 4 腰椎之间水平插入蛛网膜下腔，深度为 2 厘米，将针抽出后见到无色透明的脑脊液一滴一滴地流出来。这种早期被用于治疗脑积水的方法被他命名为“腰椎穿刺”，在后来也被人们称为“昆克穿刺”(Quincke puncture)。

昆克在成功实施了腰椎穿刺术后，立即认识到腰穿对于脑脊液的诊断价值，改变了抽取脑脊液为单纯缓解病情的治疗方法，而成为诊断的新工具。昆克在腰穿开始和结束时测量脑脊液的压力，此外，他还检测脑脊液蛋白和糖的水平。昆克提到脑膜炎时脑脊液糖水平下降，并发现结核性脑膜炎的脑脊液中有结核杆菌。此外，他还提到了外周血混入对脑脊液检测的影响，并且最早报道了腰穿后的并发症，比如在抽取大量脑脊液后会出现一过性的双侧外展神经麻痹。

1891 年 4 月，在威斯巴登举行的第十届内科大会上，昆克报告了他有关腰椎穿刺的发现和治疗成果，受到在场学者们的广泛赞誉，腰椎穿刺术也真正地被引入了医学界。在报告中，昆克提到：“我刺穿了腰部的蛛网膜下腔，针尖插入了第 3 和第 4 腰椎弓之间的深处，并一滴一滴地排出了其中的液体。最终，我排出了几毫升的水。人们可以清楚地看到，排液的速度随着呼气而增加，随着吸气而减少。”

渐渐地，腰椎穿刺不仅被用作降低脑积水、脑膜炎和脑肿瘤升高的颅内压的治疗方法，更成为了鉴别化脓性脑膜炎和结核性脑膜炎的重要工具(图 10.4、图 10.5)。在长期的改良和运用中，昆克的腰椎穿刺技术日益成为许多医疗中心的一项常见测试，但相关的严重并发症也层出不穷。医生们开始意识到腰椎穿刺并不是完全无害的，并逐渐确定了这种技术的适应证和禁忌证。

三、命途多舛的昆克

在昆克退休前，他的职业生涯可谓一帆风顺。而在他退休后，战争的爆发与时代的局限，让这位脑脊液研究的先驱饱尝了时运不济、命途多舛的滋味。1909 年，昆克因其在腰椎穿刺方面的工作而获得诺贝尔生理学或医学奖提名，然而，因为腰椎穿刺技术的诊断价值仍然没有被全然接纳，加之当时的诺贝尔奖评选规则中对候选者的年龄有所要求，使 67 岁的昆克与诺贝尔奖失之交臂。在 1920 年的诺贝尔奖评选时，除了年龄问题外，委员会还认为昆克已经不再是医生，并且退休后只从事了一些科学工作，因此不能再考虑他获得该奖项。1922 年，他再次被提名，又因年龄问题而落选。

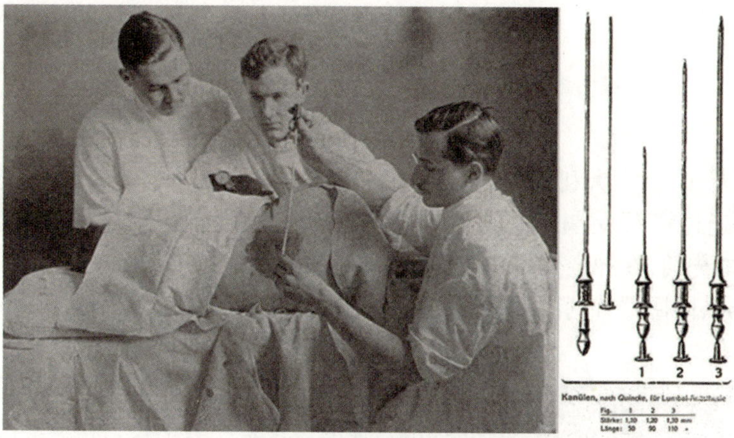

图 10.4　20 世纪初的腰穿场景与套管针

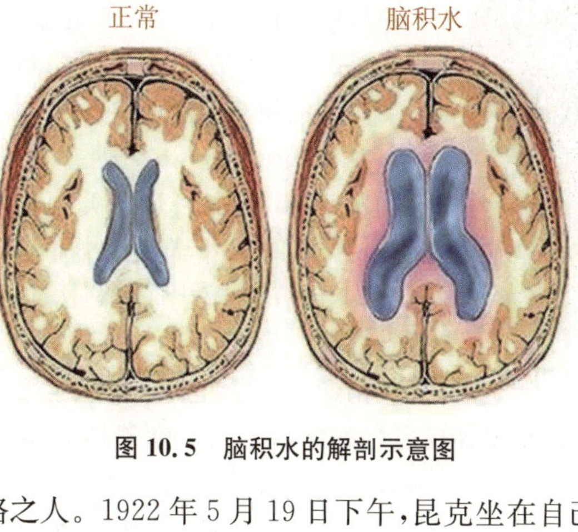

图 10.5　脑积水的解剖示意图

关山难越，谁悲失路之人。1922 年 5 月 19 日下午，昆克坐在自己年轻时亲手打造的办公桌前写道："在过去的几个月里，我一直感觉不太舒服；我宁愿自己发生急性血管阻塞，也不愿让自己的血管缓慢萎缩。"写下这段文字的几个小时后，昆克饮弹自尽，享年 79 岁。妻子的离世、他所理想但终未兑现的医疗环境、战争以及屡次被诺贝尔奖拒之门外等种种原因使他彻底丧失了生活的力量。

东隅已逝，桑榆非晚。随着科学的迅速发展，电泳等复杂新技术被投入了脑脊液的实验室检查，脑脊液的诊断范围也扩大到了多发性硬化等神经系统疾病，腰椎穿刺技术甚至涉足麻醉和化疗药物的应用领域。无论如何，在一个多世纪后的今天，昆克仍然深刻地影响着神经疾病诊疗的发展，他的成就将永远在神经学领域中熠熠生辉！

第十一章　第一例额下入路嗅沟脑膜瘤切除术

1884 年 6 月 1 日，意大利著名神经外科医生弗朗切斯科·杜兰特（Francesco Durante）（图 11.1）成功通过额下入路切除一名患者的左侧嗅沟脑膜瘤并使其获得长期生存获益，开创了此类手术的先河，在神经外科史上留下了不朽的“诗篇”。今天，就让我们的思绪回到一个多世纪以前，共同回顾首例额下入路切除颅内肿瘤的历史及其创始人 Francesco Durante 的生平和成就。

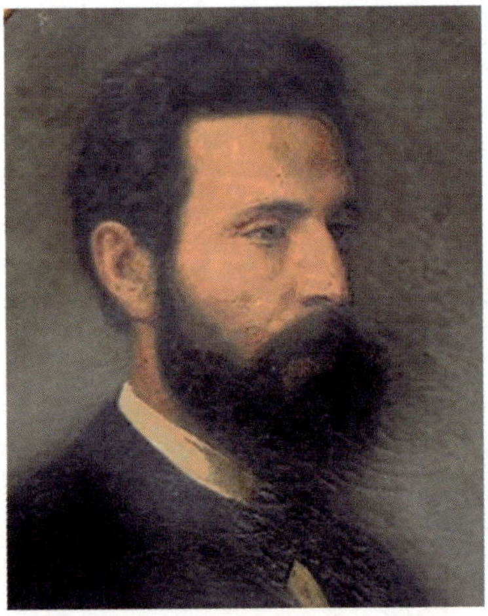

图 11.1　Francesco Durante

1844 年 6 月 29 日，Durante 出生于意大利墨西拿（Messina），他的父亲是一名工长，曾参与了城市主干道的建设，其心愿就是看到 Durante 成为一名建筑师。然而，年少的 Durante 却并未循规蹈矩，而是对绘画和雕塑等艺术领域更为倾心。在一次机缘巧合之下，Durante 父亲的朋友提供了一个在墨西拿大学（University of Messina）进行手术协助的机会，这为 Durante 的医学热情埋下了火种。20 岁时，Durante 进入墨西拿大学学习医学，随后搬到那不勒斯（Naples），继续在 O. von Schroen 教授的手下进行探索，并于 1866 年毕业。毕业后，Durante 在佛罗伦萨 S. Maria Nuova 医院担任外科医生，在 F. Pacini 教授的指导下专攻组织学。

精通解剖学和病理组织学之后，充满好奇心和学习热情的 Durante 便穿越欧洲大陆寻找更好的学习机会。在奥地利维也纳，他接受了伟大的外科医生 Theodor Billroth（1829—1894，现代腹部外科的奠基人）的指导，并在病理学学院师从 S. Stricker 教授度过了一段求学时光；在德国柏林，Durante 进入了著名肿瘤病理学家 Rudolph Virchow（1821—1902，被誉为“病理学之父”）的病理解剖研究所工作，并在此发展了著名的肿瘤胚胎遗传学理论，即“细胞休息”理论（cell rest theory），认为细胞生成数量大于器官或组织形成所需的细胞数量，且胚胎肿瘤是这些多余的胚胎雏形发育错误所导致的结果。这一理论是 Durante 观察的成果，随后被 Julius Friedrich Cohnheim（1839—1884，Rudolf Virchow 的学生，实验病理学的先驱）采用，现通常称为“Durante-Conheim 理论”。

1872 年，Durante 移居意大利首都罗马，并在此做出了与血管壁炎症和血栓组织等相关的重要研究成果。1873 年，Durante 在《解剖学杂志》（*Journal of Anatomy*，由 Durante 与罗马大学解剖学教授 Francesco Todaro 共同创办）上发表了他的第一篇神经外科论文——

其对角膜神经末梢和胚胎期黄斑结构的研究。此后，Durante 将研究方向转向肿瘤病理学，根据真皮和表皮样母体痣的精确组织学证据，提出了一个关于胚胎肿瘤起源于异常胚胎细胞的精彩理论，并阐明了真皮和表皮母痣时而导致肉瘤型肿瘤的原因。

此外，Durante 的才能还让他在普通外科的临床领域作出了很多其他方向的重大贡献，例如在骨科中进行膝关节楔形切除术和先天性足部扭曲或瘫痪儿科患者的部分或整体距骨切除术(astragalectomy)，以及抗菌溶液和无木质把手外科器械的系统使用，等等。而在神经外科的临床领域，Durante 更是拥有着举足轻重的地位。

1884 年 6 月 1 日，Durante 成功通过额下入路的方式切除了一名患者的颅内嗅沟脑膜瘤。患者是一名来自意大利的 35 岁女性，有 1 年嗅觉功能丧失、记忆丧失、眼神空洞和左眼突出的病史，运动、疼痛感和体温正常。患者最终被诊断为左侧颅内肿瘤，且肿瘤已破坏嗅神经，压迫大脑额叶并穿透眶腔。Durante 在其 1885 年发表的手术描述中写道："在 Martini 和 Giogini 教授临场以及 Toncker 和 Comin 的帮助下，我从向左弯曲的眼睑开口内角切开一个口子，从而暴露患者的眼球，然后沿直线向上延伸至发际线。做这个切口的目的是去除骨头上的所有软组织，并充分暴露肿瘤部位。随后，我用手术凿和手术锤逐层切除部分额骨和部分上眶内缘，形成一个大约 5 cm^2 的开口……我从额部内表开始小心翼翼地切除肿瘤，在移除大部分肿瘤后找到了肿瘤位于硬脑膜的附着点，于是便很轻易地去除了所有肿瘤扩展，包括前颅窝左侧颅底以及右前颅窝部分区域。在左侧筛窦的筛板区域还有一个肿瘤向下延伸至筛窦细胞中。"

切除硬脑膜肿瘤后，Durante 可以观察到患者的眶顶凹陷，但没有破裂，显微镜检查显示该肿瘤是一种起源于硬脑膜的梭形细胞肉瘤。手术总时长约为 1 小时，患者苏醒较快且状态平静。术后 4 天，患者停止鼻管引流，并出现睡眠和精神错乱的倾向，可能与引流管重新定位相关；术后 15 天，患者出院回家，嗅觉功能持续丧失，记忆力仍不足，但左眼突出略有减轻；术后 3 个月，患者的神志和嗅觉逐渐恢复正常。

1887 年 9 月，Durante 参加了在美国华盛顿特区举行的国际医学大会外科分会(the Surgical Section of International Medical Congress)，并针对这个精彩的手术案例作出题为"对颅内手术之贡献"(contribution to endocranial surgery)的报告；同年，该报告在《柳叶刀》(*The Lancet*)上正式发表(图 11.2)。Durante 认为，"外科医生的手术刀现在可以成功攻克额叶和顶叶区域了，很多脑膜的病变影响现在已经成为了合理手术的'战利品'"。

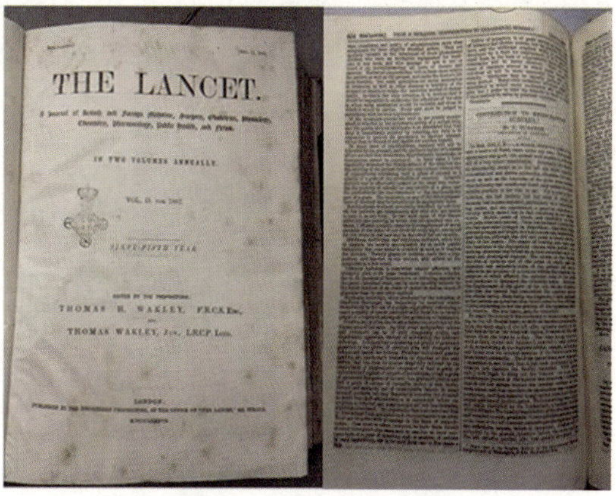

图 11.2　《柳叶刀》杂志

该病例之所以在当时能够引起医学界的轰动，是因为：① 外科医生根据临床证据(嗅觉减退和记忆缺失)而非外部体征(左眼突出)诊断并进行手术；② 此次手术是史上首次治疗硬膜内病变的案例；③ 手术目标为颅底病变(非凸面病变)；④ 病变为脑膜瘤；⑤ 首次通过不连续骨瓣进行成形术；⑥ 肿瘤致命，但医生对此进行了根治性切除，患者术后获得了 12 年以上的良好生存期。

在很长一段时间内，意大利国内仅有 Durante 在实施这一手术，因为仅仅通过临床表征来确定肿瘤形成位置确实给很多神经外科医生带来了挑战。但不可否认的是，Durante 的“不连续骨瓣进行成形术”方法在多年来一直是最佳的开颅手术技术之一，就连“现代神经外科之父”哈维·库欣（Harvey Cushing，1869—1939）也曾专程前往罗马去学习这一独特且创新的手术方法。

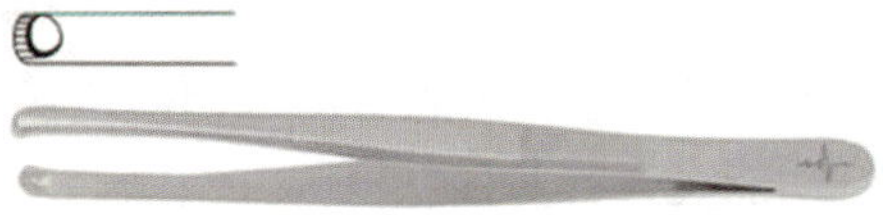

图 11.3　Durante 镊子

除外科成就之外，Durante 在器械发明和学术管理等方面也卓尔不群。在 1885 年成为罗马大学外科诊所的教授后，Durante 在短时间内为该部门带来了巨大进步，让其从 San Giacomo 医院的狭小角落搬到了 Via Garbaldi 的大楼里，并最终成为了一家教学医院。在这里，Durante 除了从事科学活动外，还设法创建了一个更加合理有效的组织，以适应新的研究要求，丰富外科技术和科学元素。著名的“Durante 镊子”（Durante gripper）便是在这里诞生的（图 11.3），使用这种手术器械时可以避免造成血管、组织和肿瘤损伤。Durante 还采购了多种新的手术器械以满足组织学研究的需求，是罗马第一个拥有 X 射线设备的人。

19 世纪末，Durante 和 Guido Baccelli 教授共同担任罗马 Sapienza 大学医学和外科部门主任，并见证了新一代罗马大学“Umberto Ⅰ”综合诊所（the University Polyclinic Umberto Ⅰ of Rome）的诞生。1904 年，该诊所的外科部门搬迁至新址，而 Durante 也在这里建立了 20 世纪早期最重要的外科学校之一。

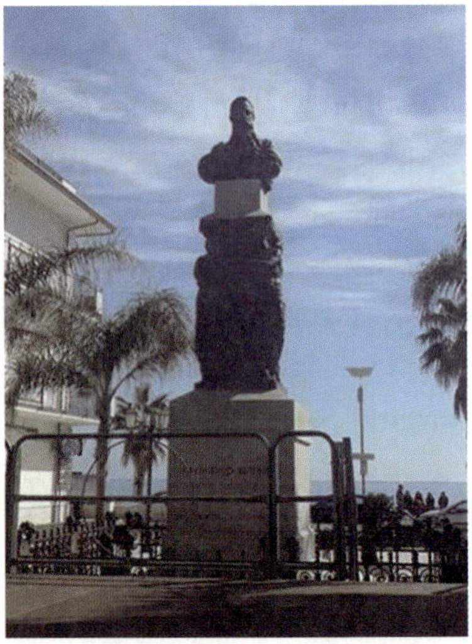

图 11.4　Francesco Durante 雕像

Francesco Durante 于 1934 年 10 月 2 日去世，他的纪念雕像仍在西西里岛的土地上、家乡故里的怀抱中以及人们的注视下静静伫立（图 11.4），而他的姓氏则被响当当的用以命名一项授予全世界最优秀外科医生的奖项——International Francesco Durante Award。美国神经外科医师大会（CNS）前主席 Edward R. Laws Jr 曾这样表示：“Durante 是神经外科领域一名真正的先驱，在脑肿瘤手术方面尤其如此。很显然，他是一位才华横溢、富有创新精神的外科医生，对整个外科领域产生了巨大的影响，在意大利乃至整个欧洲大陆和其他地区都享有盛誉。”尽管距离 Durante 首次经额下入路切除颅内肿瘤已有 140 年，但他对神经外科的贡献和推动以及其他领域的卓越成就，将永远在人们的爱与感激当中与世长存，并不断地充实和发展医学研究。

第十二章　拨云见日的感觉性失语与 Wernicke 脑病

Wernicke 失语，又称听觉性失语或感觉性失语，由优势侧颞上回后部（Wernicke 区）病变引起。常见于脑梗死、脑出血等，可引起 Wernicke 区损害的神经系统疾病。

1848 年 5 月 15 日，在曾经的普鲁士帝国的一个名叫西里西亚的省城，一片挨挨挤挤的老旧房屋中，传出一声响亮的啼哭。父母为这个刚出生的小婴儿取名卡尔·韦尼克（Carl Wernicke），与卡尔这个平平无奇的名字不同，他的姓氏 Wernicke 注定要因这位失语症和代谢性脑病的研究鼻祖，成为神经病学求索之路中永恒的路标（图 12.1）。

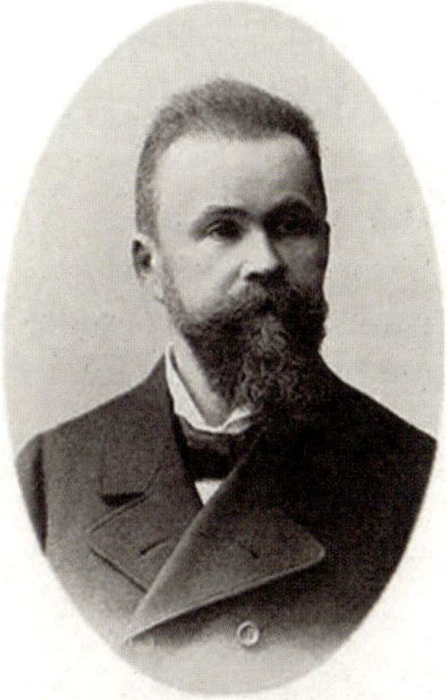

图 12.1　神经解剖学家 Carl Wernicke

一、求学经历

卡尔自小家境贫寒，他的父亲是当地矿井的一位小职员。但在这个波兰的经济文化中心、欧洲历史文化名城潜移默化的熏陶下，他在尚且年幼的时候就展示出了出类拔萃的探索欲和洞察力，这也让他的父母十分欣喜。然而，他的父亲在一次意外中猝然离世，让这个本就风雨飘摇的清苦家庭更加不堪重负。但卡尔的母亲顽强地在巨大的悲痛中撑住了这个家庭，并倾尽所有地支持他继续念书。最终，卡尔不负众望，考入了普鲁士帝国最大的教学及学术研究中心——腓特烈·威廉布雷斯劳大学（简称布雷斯劳大学），也就是现在波兰最顶尖的学府弗罗茨瓦夫大学（图 12.2）。

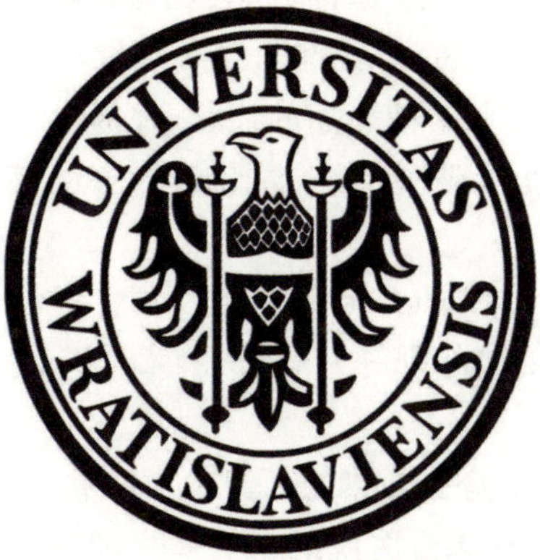

图 12.2　弗罗茨瓦夫大学校徽

作为立校之初的五大学术机构之一，布雷斯劳大学的医学系拥有极为厚重的历史底蕴和医学研究资源，这也为卡尔的医学学习铺开了一条开阔的求索之路。卡尔在这所学府内展现了他熠熠生辉的才华。1870 年，22 岁的他获得了布雷斯劳大学医学学位，这位天才青年锋芒初露，立刻被布雷斯劳大学附属的爱勒海利根医院（Allerheiligen Hospital）纳用。

二、职业生涯

然而好景不长，普法战争很快爆发，秉着救死扶伤的职业准则，卡尔毅然前往前线，担负起战地医生的职责，直到战争结束后才回到爱勒海利根医院。这一次，卡尔邂逅了同样工作于这家医院的布雷斯劳大学精神病学顶尖学者海因里希·诺伊曼(Heinrich Neumann)。诺依曼教授十分欣赏这个才华横溢的年轻人，并安排他做自己的助理医师，与他一起探索医学的奥秘。在研究和工作过程中，他逐渐开始关注到新兴的神经科学，并为它的美妙之处所倾倒，其中，皮埃尔·保罗·布罗卡(Pierre Paul Broca)在1865年发现的语言紊乱与第三前脑回的关联性以及希齐格(Hitzig)和弗里奇(Fritsch)在1870年发现的大脑皮层的兴奋性都使他深深着迷。

诺伊曼教授与卡尔亦师亦友，发觉卡尔对神经病学和语言学的浓厚兴趣后，他便引荐卡尔前往维也纳，跟随神经病理学和神经解剖学权威西奥多·迈纳特(Theodor Meynert)进行为期半年的研究学习。当时，无论是卡尔还是诺伊曼，都想不到这段维也纳之旅会在神经病学和语言学领域掀起什么样的惊涛骇浪。

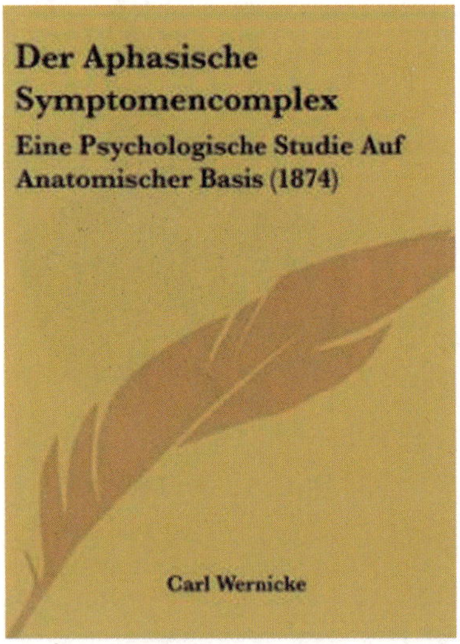

图 12.3 《失语症症候群：解剖基础的心理学研究》

半年后，卡尔从维也纳回到西里西亚，并在爱勒海利根医院的病房里遇到了一位古怪的患者。这位患者言辞流利、神志清醒，却总是答非所问、滔滔不绝，在其他同僚都认为这位患者是聋哑人的情况下，卡尔对这位患者进行了细致的观察。患者去世后，卡尔在解剖她的大脑时发现，她的大脑左半球颞上回、颞中回后部发生了梗死，他敏锐地意识到这或许是这位患者出现异常言语情况的根源。在进行进一步的研究并在医院收集了其他的支持案例后，他在短短几个月内就扩展设计出了一套失语症理论，并于1874年5月出版了一本专著——《失语症症候群：解剖基础的心理学研究》(图12.3)。在这本书里，卡尔通过相互分隔而又相互关联的不同大脑皮层区域之间的相互作用，解释了高级认知功能的一般方法，同时阐述了一种临床表现为患者不自知的答非所问、话语杂乱、难以理解并伴有阅读和书写障碍的语言障碍，并将其命名为感觉性失语。他详细地列举出这种病症的症状，并提供了完整全面的解剖学依据和病例参考。这本书一经面世便轰动了整个神经学领域，卡尔也成为了失语症研究方面的先驱。

由于他在失语症领域的研究贡献，感觉性失语被命名为“Wernicke失语”，发生病灶也被称为“Wernicke区”(图12.4)。回过头再看，在他完成手稿的那一年，他只有26岁，刚毕业不到四年，只接受了三年的神经学训练。

这本书的成功使这位年轻人一跃成为神经疾病学界最炙手可热的新星，1875年，卡尔加入了著名精神病学家威斯特法尔(Westphal)领导下的柏林慈善医院的精神病科和神经病科。1878年，因为他与医院管理部门发生了冲突，他失去了威斯特法尔的支持，学术生涯也受到了严重干扰。卡尔不得不离职，为了在维持生计和继续研究，他在接下来的几年里开设了一个小小的私人神经科诊所。

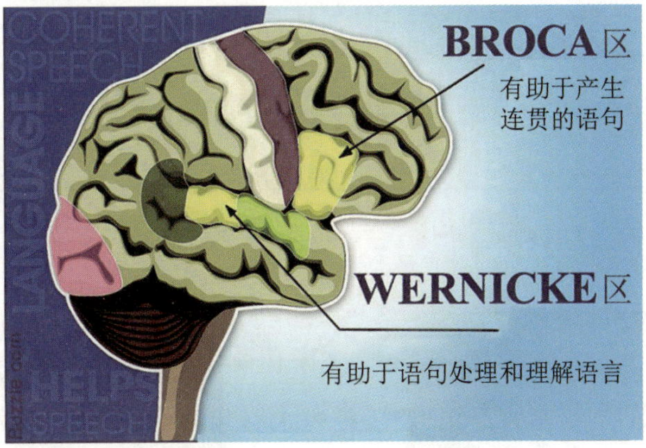

图 12.4　Wernicke 区示意图

即使职业生涯遭遇了这样的打击，卡尔对神经病学的热情也没有丝毫减退。诊所开设的几年间，他不断地发展出诸多神经病学的研究成果，还发表了包括对偏盲瞳孔反射的研究在内的各种神经学论文，并撰写了广受欢迎的《脑部疾病教科书》，他的教科书率先展示了3例“假性脑性出血症”病例，这种因他而被世人识得庐山真面目的由慢性酒精中毒导致的代谢性脑病，最终也和感觉性失语症一样，被冠以他的姓氏，命名为“Wernicke 脑病”。

1881 年，他报告了第一例脑脓肿患者的外科治疗，开创了无菌脑室穿刺和脑脊液外引流治疗脑积水的先河。

1885 年，在恩师诺伊曼教授去世后，卡尔接替他担任布雷斯劳大学精神病院院长和精神病学教授。在此期间，他和他的助手们花费了大量的时间和精力攻克了制作、染色和复制全脑切片相片的巨大技术难题，完成了一份染色脑片的摄影图集的设计，进一步为神经解剖学的发展打下了坚实基础。

1904 年，卡尔与布雷斯劳大学发生了冲突，被迫放弃教职，甚至被剥夺了将患者用于教学研究的权利。正当他手足无措时，哈雷大学邀请他担任精神病学和神经疾病教授，这让他松了一口气。在此期间，卡尔更加致力于将精神病学建立在神经生物学基础上的概念，他开始使用脑穿刺术来诊断和定位脑瘤，并招募了许多组织学和病理生理学的研究助理，主导了诸多精神病理学研究。1905 年 6 月 15 日，卡尔在假日里骑自行车进入图林根州森林探险，途中发生了严重事故，溘然长逝，享年 57 岁。

纵观卡尔的一生，除了在神经病学方面的卓越成就，他还指引了许多学生的研究道路，他们最终也传承了他的衣钵，成为了神经病学、语言学和心理学领域的权威学者，其中包括奥特弗里德·福斯特、卡尔·邦霍费尔、雨果·利普曼、卡尔·海伦纳和卡尔·克莱斯特等。他的学生之一，著名神经病学家、精神病学家、机体论心理学创始者、人本主义心理学先驱科特·戈德斯坦恩(Kurt Goldstein)曾这样评价卡尔：“他检查患者的方式和他演示的研究过程是如此地清晰和鼓舞人心，以至于在我们有幸到他的诊所观摩学习时，他对我们进一步思考神经和精神之间的问题产生了深远的影响。我们永远不会忘记他。”

让我们一起记住卡尔，就像记住他的姓氏 Wernicke 一样。

第十三章　首次描述“Chiari 畸形”的病理学家 Hans Chiari

1916 年 5 月 6 日，奥地利病理学家 Hans Chiari（1851—1916）教授因病离世，享年 65 岁（图 13.1）。他在 1891 年发表的论文《关于脑积水引起的小脑变化》（*Ueber Veränderungen des Kleinhirns infolge von Hydrocephalus des Grosshirns*）描述了现在我们所称的“Chiari 畸形”，永远地镌刻在了神经外科历史当中。除此之外，他还与英国内科医生 George Budd 一起描述了肝静脉血栓，即 Budd-Chiari 综合征的形成，并描述了细纤维网状解剖结构“Chiari 网”。无论是从神经外科领域，还是在医学的大背景之下，Chiari 的贡献之多都证实了他作为一名外科医生的杰出成就。

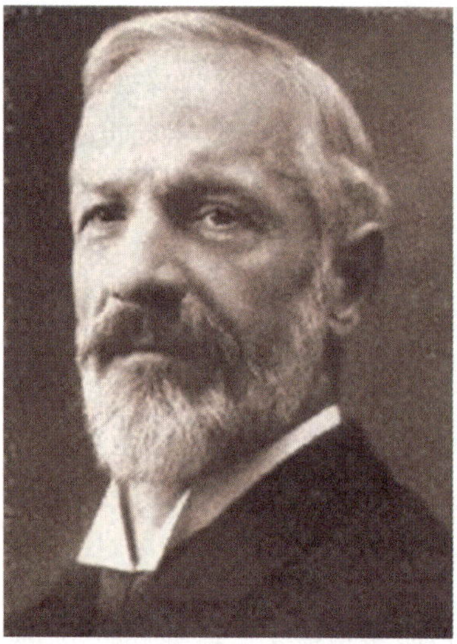

图 13.1　Hans Chiari

1851 年，Chiari 出生于奥地利维也纳的一个医生家庭。他的父亲 Johann Baptist Chiari（1817—1854）是维也纳和布拉格著名的妇科医生，因描述泌乳素瘤而闻名；他的兄弟 Ottokar Chiari 则是一名耳鼻喉科医生。

Chiari 在维也纳学习医学，并在维也纳病理学研究所（Vienna Institute of Pathology）协助当时倍受尊敬的病理学家，也就是最早检测子宫内膜组织生长并为识别和了解子宫内膜异位症奠定基础的科学家之一，Karl Rokitansky（1804—1878）。1875 年，Chiari 完成了医学院的学习。此时恰逢 Rokitasky 教授荣休，维也纳病理解剖学的负责人便由解剖学家 Richard Heschl（1824—1881）接任，Chiari 继续协助 Heschl 教授直到其于 1881 年去世。在维也纳期间，Chiari 因其教学技巧和对细节的关注而享有盛誉，这也为他后续职业发展的成就奠定了坚实基础。

Heschl 教授离世后，Chiari 离开维也纳，前往布拉格的德意志大学（German University）担任病理学教授，并于 1 年后被任命为布拉格的病理解剖博物馆的教授和负责人。Chiari 医学生涯的大部分成就正是在布拉格获得的。

1883 年，他在一名发生脑脊液鼻漏后死于脑膜炎的患者中证明了额叶气囊肿和筛窦之间的瘘管连接，并首次解释了此类脑膜炎的机制。在出现射线检查法之前，他可能是第一个也是唯一一个对创伤性颅内积气真实病例进行描述的人。1888 年，Chiari 又发现脊髓空洞通常与脊髓中央管相通。

一、Chiari 畸形

1891 年，Chiari 在《德国医学周刊》(*Deutsche Medizinische Wochenscriff*)发表了题为《关于脑积水引起的小脑变化》的文章(图 13.2)①，对脑积水在小脑区域引起的连续变化进行描述，这是他对后脑畸形的初期研究结果。

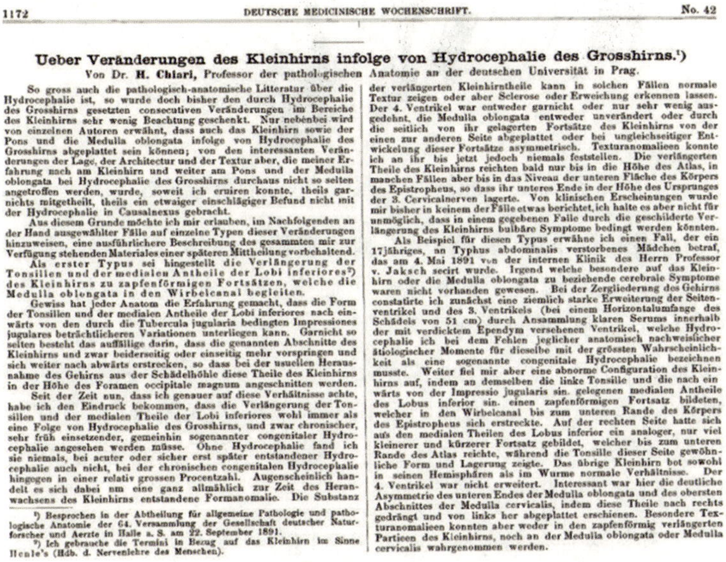

1172　DEUTSCHE MEDICINISCHE WOCHENSCHRIFT.　No. 42

Ueber Veränderungen des Kleinhirns infolge von Hydrocephalie des Grosshirns.[1])

Von Dr. **H. Chiari**, Professor der pathologischen Anatomie an der deutschen Universität in Prag.

So gross auch die pathologisch-anatomische Litteratur über die Hydrocephalie ist, so wurde doch bisher den durch Hydrocephalie des Grosshirns gesetzten consecutiven Veränderungen im Bereiche des Kleinhirns sehr wenig Beachtung geschenkt. Nur nebenbei wird von einzelnen Autoren erwähnt, dass auch das Kleinhirn sowie der Pons und die Medulla oblongata infolge von Hydrocephalie des Grosshirns abgeplattet sein können; von den interessanten Veränderungen der Lage, der Architectur und der Textur aber, die meiner Erfahrung nach am Kleinhirn und weiter am Pons und der Medulla oblongata bei Hydrocephalie des Grosshirns durchaus nicht so selten angetroffen werden, wurde, soweit ich eruiren konnte, theils garnichts mitgetheilt, theils ein etwaiger einschlägiger Befund nicht mit der Hydrocephalie in Causalnexus gebracht.

Aus diesem Grunde möchte ich mir erlauben, im Nachfolgenden an der Hand ausgewählter Fälle auf einzelne Typen dieser Veränderungen hinzuweisen, eine ausführlichere Beschreibung des gesammten mir zur Verfügung stehenden Materiales einer späteren Mittheilung vorbehaltend.

Als erster Typus sei hingestellt die Verlängerung der Tonsillen und der medialen Antheile der Lobi inferiores[2]) des Kleinhirns zu zapfenförmigen Fortsätzen, welche die Medulla oblongata in den Wirbelcanal begleiten.

Gewiss hat jeder Anatom die Erfahrung gemacht, dass die Form der Tonsillen und der medialen Antheile der Lobi inferiores nach einwärts von den durch die Tubercula jugularia bedingten Impressiones jugulares beträchtlicheren Variationen unterliegen kann. Garnicht so selten besteht das auffällige darin, dass die genannten Abschnitte des Kleinhirns und zwar beiderseitig oder einseitig mehr vorspringen und sich weiter nach abwärts erstrecken, so dass bei der usuellen Herausnahme des Gehirns aus der Schädelhöhle diese Theile des Kleinhirns in der Höhe des Foramen occipitale magnum angeschnitten werden.

Seit der Zeit nun, dass ich genauer auf diese Verhältnisse achte, habe ich den Eindruck bekommen, dass die Verlängerung der Tonsillen und der medialen Theile der Lobi inferiores wohl immer als eine Folge von Hydrocephalie des Grosshirns, und zwar chronischer, sehr früh einsetzender, gemeinhin sogenannter congenitaler Hydrocephalie angesehen werden müsse. Ohne Hydrocephalie fand ich sie niemals, bei acuter oder sicher erst später entstandener Hydrocephalie auch nicht, bei der chronischen congenitalen Hydrocephalie hingegen in einer relativ grossen Procentzahl. Augenscheinlich handelt es sich dabei um eine ganz allmählich zur Zeit des Heranwachsens des Kleinhirns entstandene Formanomalie. Die Substanz der verlängerten Kleinhirntheile kann in solchen Fällen normale Textur zeigen oder aber Sclerose oder Erweichung erkennen lassen. Der 4. Ventrikel war entweder garnicht oder nur sehr wenig ausgedehnt, die Medulla oblongata entweder unverändert oder durch die seitlich von ihr gelagerten Fortsätze des Kleinhirns von der einen zur anderen Seite abgeplattet oder bei ungleichseitiger Entwickelung dieser Fortsätze asymmetrisch. Texturanomalieen konnte ich an ihr bis jetzt jedoch niemals feststellen. Die verlängerten Theile des Kleinhirns reichten bald nur bis in die Höhe des Atlas, in manchen Fällen aber bis in das Niveau der unteren Fläche des Körpers des Epistropheus, so dass ihr unteres Ende in der Höhe des Ursprunges der 3. Cervicalnerven lagerte. Von klinischen Erscheinungen wurde mir bisher in keinem der Fälle etwas berichtet, ich halte es aber nicht für unmöglich, dass in einem gegebenen Falle durch die geschilderte Verlängerung des Kleinhirns bulbäre Symptome bedingt werden könnten.

Als Beispiel für diesen Typus erwähne ich einen Fall, der ein 17jähriges, an Typhus abdominalis verstorbenes Mädchen betraf, das am 4. Mai 1891 von der internen Klinik des Herrn Professor v. Jaksch secirt wurde. Irgend welche besondere auf das Kleinhirn oder die Medulla oblongata zu beziehende cerebrale Symptome waren nicht vorhanden gewesen. Bei der Zergliederung des Gehirns constatirte ich zunächst eine ziemlich starke Erweiterung der Seitenventrikel und des 3. Ventrikels (bei einem Horizontalumfange des Schädels von 51 cm) durch Ansammlung klaren Serums innerhalb der mit verdicktem Ependym versehenen Ventrikel, welche Hydrocephalie ich bei dem Fehlen jeglicher anatomisch nachweislicher ätiologischer Momente für dieselbe mit der grössten Wahrscheinlichkeit als eine sogenannte congenitale Hydrocephalie bezeichnen musste. Weiter fiel mir aber eine abnorme Configuration des Kleinhirns auf, indem an demselben die linke Tonsille und die nach einwärts von der Impressio jugularis sin. gelegenen medialen Antheile des Lobus inferior sin. einen zapfenförmigen Fortsatz bildeten, welcher in den Wirbelcanal bis zum unteren Rande des Körpers des Epistropheus sich erstreckte. Auf der rechten Seite hatte sich aus den medialen Theilen des Lobus inferior ein analoger, nur viel kleinerer und kürzerer Fortsatz gebildet, welcher bis zum unteren Rande des Atlas reichte, während die Tonsille dieser Seite gewöhnliche Form und Lagerung zeigte. Das übrige Kleinhirn bot sowohl in seinen Hemisphären als im Wurme normale Verhältnisse. Der 4. Ventrikel war nicht erweitert. Interessant war hier die deutliche Asymmetrie des unteren Endes der Medulla oblongata und des obersten Abschnittes der Medulla cervicalis, indem diese Theile nach rechts gedrängt und von links her abgeplattet erschienen. Besondere Texturanomalieen konnten aber weder in den zapfenförmig verlängerten Partieen des Kleinhirns, noch an der Medulla oblongata oder Medulla cervicalis wahrgenommen werden.

[1]) Besprochen in der Abtheilung für allgemeine Pathologie und pathologische Anatomie der 64. Versammlung der Gesellschaft deutscher Naturforscher und Aerzte in Halle a. S. am 22. September 1891.

[2]) Ich gebrauche die Termini in Bezug auf das Kleinhirn im Sinne Henle's (Hdb. d. Nervenlehre des Menschen).

图 13.2　Chiari 发表的关于后脑畸形的文章

在研究中，Chiari 呈现了一名死于伤寒症的 17 岁女性患者病例，该患者患有脑积水，“没有出现与小脑或髓质相关的症状”。Chiari 将其畸形描述为“小脑扁桃部位呈钉子状延长，小脑下叶内侧分裂成锥形隆起物，伴有延髓进入椎管”。据 Chiari 的研究，这些特征在很多慢性先天性脑积水病例中得到证实，但从未在无脑积水或急性/后发性脑积水患者中出现。“小脑的隆起部分可能呈正常结构、纤维化或软化等，并延伸至寰椎顶部，但多数病例的隆起部分会触及枢椎的下表面。”虽然这些患者没有报告临床症状，但 Chiari 认为这种隆起不太可能引起延髓症状。

这类畸形被后世称为“Chiari Ⅰ型”，而这个病例则可能是 Chiari 描述的第一个Ⅰ型病例(图 13.3)。5 年后，Chiari 在一项新的研究中描述了 14 例Ⅰ型畸形的病例，提到脑积水分级与脑脊髓改变的严重程度无关。他认为在这种情况下还存在一个额外的作用机制——骨骼生长不足和颅骨部分扩大不足导致颅内压(ICP)增加。

1894 年，Julius Arnold(1835—1915)描述了一种新生儿畸形，其第四脑室和小脑通过枕骨大孔突出，同时保留了髓质。Chiari 描述的Ⅱ型畸形与 Arnold 的病例相似，即“小脑部分移位，第四脑室突出，触及颈椎管”。后来，Chiari 完善了其Ⅱ型畸形的描述，补充更多关于

---

① Chiari H. Ueber Veränderungen des Kleinhirns infolge von Hydrocephalie des Grosshirnsl)[J]. Deutsche Medizinische Wochenschrift, 1891, 17(42): 1172-1175.

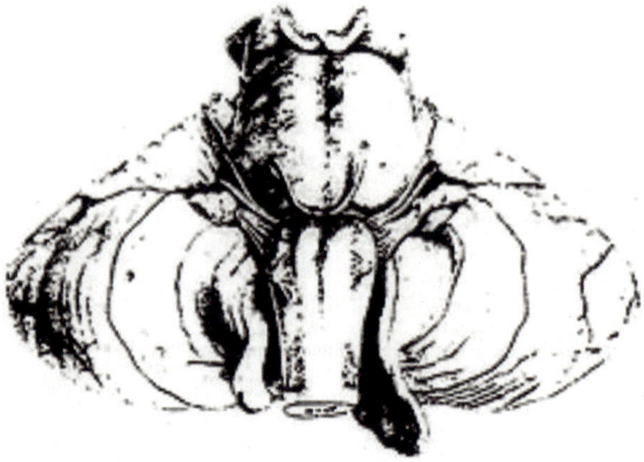

图 13.3　Chiari Ⅰ型畸形的小脑扁桃部下疝

大脑受累的内容，“部分小脑下蚓部、脑桥、小脑延髓移位并到达颈椎管，第四脑室突出并触及颈椎管”，并认为这些症状继发于脑积水。再后来，Arnold 实验室的 Schwalbe 和 Gredig 将这种畸形更名为“Arnold-Chiari 畸形”。

除此之外，Chiari 还描述了严重的Ⅲ型畸形。在 Chiari 所描述的病例中，有一例出现颈椎裂伤的患者，其小脑幕部分缺失，第四脑室和小脑下疝进入颈椎管，且症状与第四脑室连通的髓腔积液相关。Chiari Ⅳ型畸形没有发生一定程度的后脑畸形，仅包含小脑发育不全的情况，也被 Chiari 归因于脑积水。

1935 年，Chiari 畸形被引入英文文献，使得人们对此疾病的兴趣激增。1938 年，A. A. McConnell 和 H. L. Parker 首次描述了成人 Chiari Ⅰ型畸形病例。随后几十年中，越来越多的医学科学家报告了 Chiari 畸形的相关病例，不断改进其病理分类和描述。1991 年，Tominaga 等首次报告了动态磁共振成像诊断 Chiari 畸形患者的情况，使得 Chiari 畸形的研究翻开了崭新的篇章。

二、其他领域的贡献

除举世闻名的 Chiari 畸形外，Chiari 的贡献还涉及其他领域的外科学。

早在 1877 年，Chiari 就因首次描述绒毛膜癌而闻名。1899 年，他与英国内科医生 George Budd(1808—1882)合作，对肝静脉血栓(Budd-Chiari 综合征)的形成进行了首次临床和病理解释(图 13.4)。

此外，Chiari 还描述了心脏冠状窦瓣和下腔静脉瓣的细纤维网格，后来被称为“Chiari 网”(Chiari network)。这是一种先天性解剖结构变异，呈移动的网状结构。虽然 Chiari 网不具有临床意义，但可能时而会混淆对右心房病变的诊断，并可能引起血流阻塞，进一步导致血栓栓塞。同时，Chiari 网可能与心内膜炎、心律失常和偏头痛相关，时而在侵入性手术过程中充当物理屏障。1875 年，Rokitansky 教授首次在文献中描述这种先天性解剖变异情况。1897 年，Chiari 发表了相关论文，呈现了 Rokitansky 教授的一例瓣膜间歇性延伸至下腔静脉口的病例。Chiari 基于 11 名患者展示了这种静脉瓣膜异常的图片，患者均有一个带孔的网状结构，延伸至腔静脉瓣的前表面、下腔静脉口和右心房界嵴的静脉间脊。

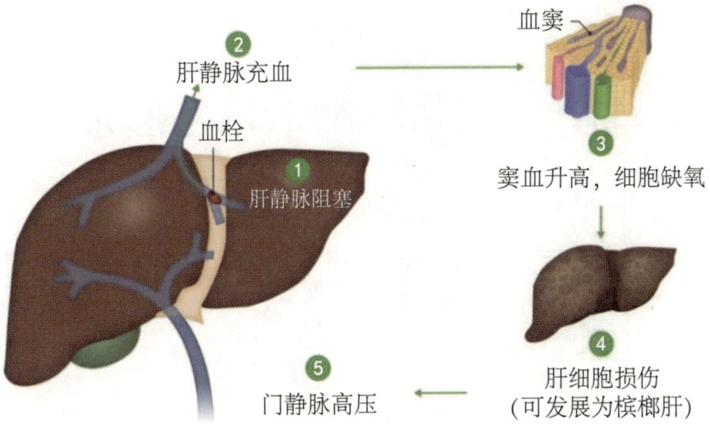

图 13.4　外科医生的全能，肝与脑的不解之缘

1906 年，Chiari 离开布拉格，前往斯特拉斯堡大学（University of Strasbourg）接受病理解剖学教授的任命。1916 年，Chiari 因喉咙感染去世。

从 1876 年到 1916 年，Chiari 发表了超过 177 篇著作，他的出版物以详尽描述医学文献而著称（图 13.5），但他常常把自己的研究结果归功于前人的发现。Chiari 的大部分作品都与系统性尸检有关，这也是他专门深耕的一个领域。为此，他还谨慎小心地处理各种有趣且可用于教学和博物馆展出的素材。

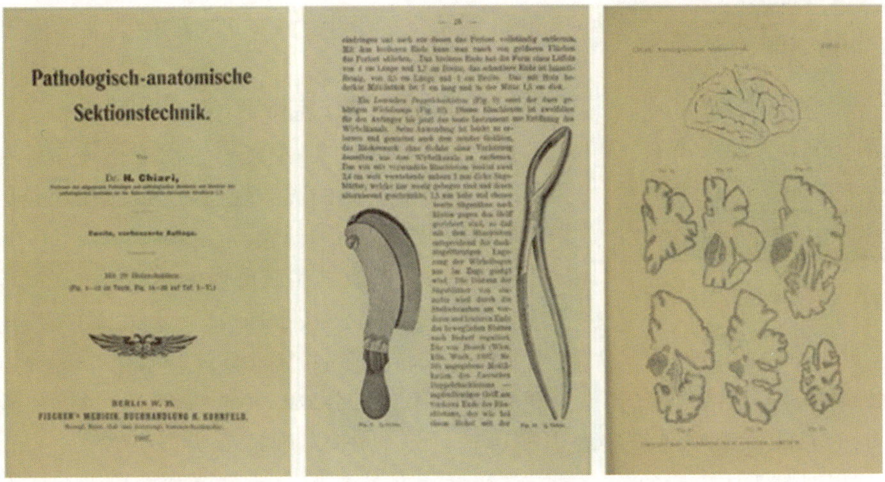

图 13.5　Chiari 发表的出版物

Chiari 对后脑畸形的描述以及其他领域的研究对医学发展具有深刻意义，其对“Chiari 畸形”的分类至今仍被临床医生广泛认可和采用。Chiari 的各项发现为后世开启了诸多探索的开口，让科学之光照到曾经不为人知的结构当中，并拓宽了后世的探索道路。正如 W. S. Ball Jr. 和 K. R. Crone 在曾经发表的文章中所言：“自从 1891 年 Chiari 对后脑畸形进行检验后，关于这个主题的讨论似乎总是问题多于答案。”他的细微观察和探索精神永远值得我们敬佩和学习。

第十四章　“肢端肥大症”的命名人 Pierre Marie 教授

1940 年 4 月 13 日，法国神经病学家皮埃尔·玛里(Pierre Marie，1852—1940)离世，他是“肢端肥大症”的命名人，也被认为是 19 世纪末 20 世纪初三位最伟大的神经病学家之一(图 14.1)。回顾玛里一生中对医学——尤其是神经系统认知的贡献，我们能充分感受到他对神经病学乃至整个医学的热爱与执着。

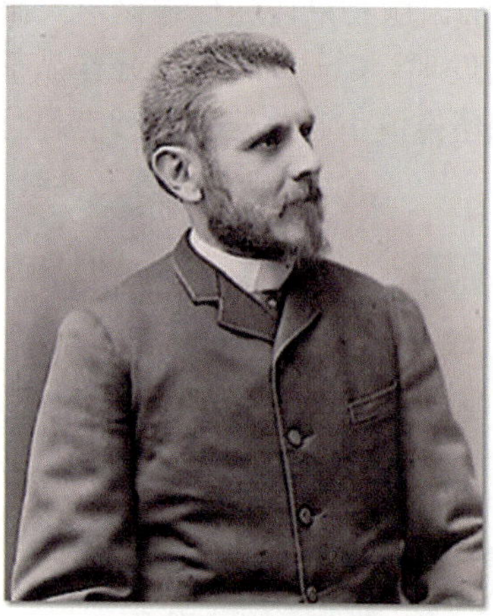

图 14.1　法国神经病学家皮埃尔·玛里

1853 年 9 月 9 日，皮埃尔·玛里出生于巴黎一个富裕的资产阶级家庭。在学医之前，玛里原先是学习法律的。1878 年，他从医学院毕业后，开始在 Jean-Martin Charcot(1825—1893，现代神经病学的奠基人，被称为神经病学之父)的指导下，从事他的神经病学研究。玛里很快成为 Charcot 最优秀的学生之一，并担任他的实验室和诊所的特别助理。

1883 年，他获得了医学博士学位，并发表了一篇关于巴塞杜氏病的经典论文，论文中生动地描述了他在伸展的手臂和手指上观察到的震颤现象，这是他在还是医学院学生时就开始研究的一种现象。

1886 年，在他最早和最重要的著作之一中，玛里提出了“肢端肥大症”(acromegaly)这一术语，用来描述一名患病妇女的临床特征。这个词源自希腊语单词“akron”(极端或四肢)和“megas”(大)，直到今天仍用于描述垂体分泌生长激素(GH)过多所致的此类成人疾病；而 GH 过剩在童年和青春期导致的类似疾病，则被称为巨人症(gigantism)(图 14.2)。玛里对脑垂体疾病的分析是对新生的内分泌学领域的一项基础研究与贡献。他发现这种生长异常是垂体功能异常的结果，这使得他同时成为内分泌学的奠基人。

玛里也是最早(1886 年)发现“夏-马-图三氏病(Charcot-Marie-Tooth disease，CMT)”的三位医生之一，这是一种外周神经疾患导致的腓骨肌萎缩性的足部畸形疾病，该病的命名正是由三位医生名字合在一起的。除此之外，玛里还定义了肥大性肺骨关节病(1890 年)、小脑遗传性畸形(1893 年)、锁骨颅骨发育不良(1897 年)和脊髓型颈椎病(1898 年)。

1897 年，他在路易九世创立的 Hospice de Bicêtre 工作。在这里，他创建了一项享誉全球的神经学服务。在此期间，他发表了大量关于失语症的文章，并驳斥了 Pierre Paul Broca(1824—1880)和 Carl Wernicke(1848—1905)关于语言中心区的观点。

他解剖了 Broca 的一份未受影响的标本，证明病变影响的程度远远超过 Broca 定位的区域。他的三篇关于失语症的论文于 1906 年发表在《医学评论》（*Semaine Médicale*）上，这引发了很多讨论。总之，玛里对关于这一主题的先前工作进行了毁灭性的批评，并且率先描述了失语症与神经系统疾病的关系。

1907 年，玛里开始担任医学院病理解剖学教授的职位。在这十年时间里，他全身心地投入到这一工作中，并在他的继任者 Gustave Roussy 的帮助下，完全实现了医学院病理解剖学教学的现代化，并建立了实验室和博物馆。

1918 年，玛里（图 14.3）被任命为 Salpetrière 一家 Charcot 所创医院的神经学学科主任，一直工作到 1925 年退休。此后，他过着几乎隐居的生活，并越来越多地受到健康问题的困扰，逝于 1940 年，享年 86 岁。

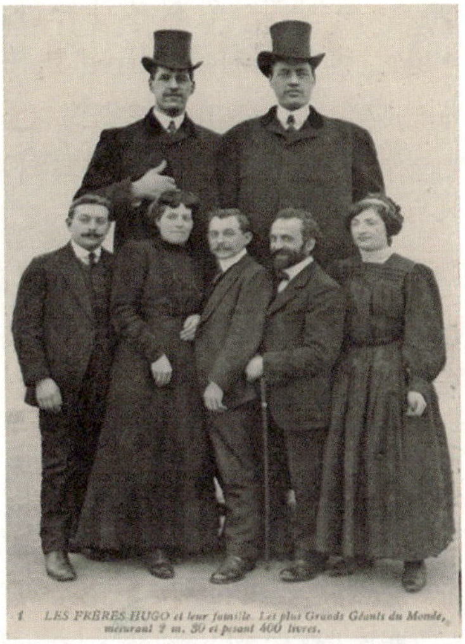

图 14.2 19 世纪末法国的雨果兄弟，也被称为阿尔卑斯山的巨人队

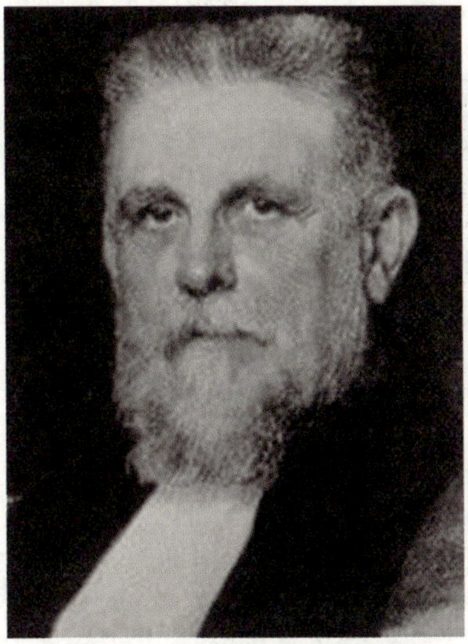

图 14.3 皮埃尔·玛里

第十五章　开创面瘫外科的“多元探索家”
Charles Alfred Ballance

1856年8月30日，面瘫外科领域最重要的创始人、英国神经外科和耳外科杰出医师查尔斯·阿尔弗雷德·巴兰斯（Charles Alfred Ballance）出生。他是实现面-副神经端侧吻合替代移植术的先锋，也是采用听神经切断术治疗顽固性眩晕的创新者，同时还对耳外科领域的诊断和治疗颇有见地（图15.1）。

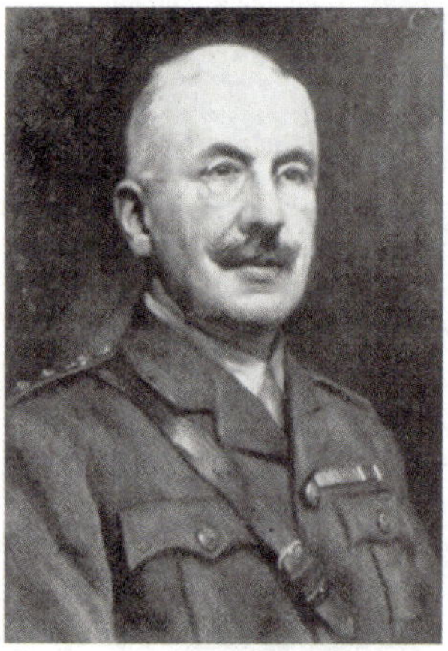

图15.1　Charles Alfred Ballance

“从容、励志、刻苦”是对他行事风格的写照；“友善、优雅、和蔼”是对他绅士风度的刻画；“执着、敬业、忠诚”是对他高尚风操的凝练。下面就让我们一同回顾这位“多元探索家”的光辉一生。

Ballance出生于英国伦敦的克莱普顿（Clapton），是家中的长子。包括他在内的8个兄弟姐妹中，有4人先后成为了医生，而Ballance是当中最为著名的一位。1875—1881年间，Ballance在伦敦圣托马斯医院（St. Thomas's Hospital）接受医学院的培训。就读期间，Ballance第一次接触到了医学科学和研究知识，而他最终以优异的成绩毕业，并成为了英格兰皇家外科医学院（Royal College of Surgeons of England）的研究员。

在成为外科住院医师和解剖演示员后，Ballance曾前往德国参加莱比锡大学（University of Leipzig）开设的第一个细菌学培训班。在那里，Ballance有幸接受了现代病理学之父Rudolf Virchow（1821—1902）、现代乳突手术先驱Hermann Schwartze（1843—1921）等杰出人物的指导。

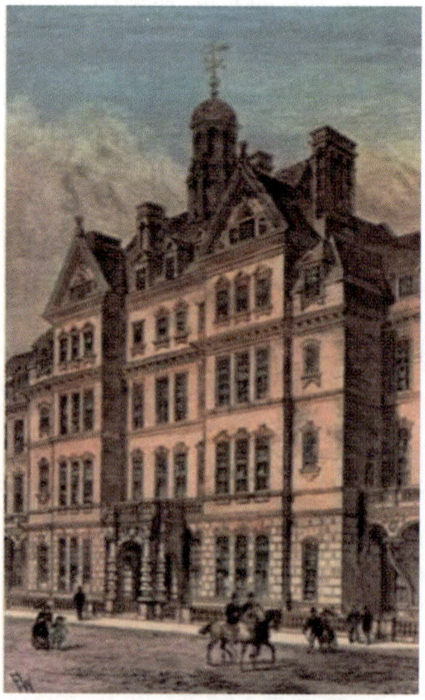

图15.2　英国国立神经病学及神经外科医院

1891年，Ballance进入“现代神经外科发源地”——国立医院（National Hospital）——今天的英国国立神经病学及神经外科医院（National Hospital for Neurology & Neurosurgery，NHNN，图15.2）。这一变动对他来说无疑是幸运的，因为他将在这里与“第一位神经外科医生”Victor Horsley（1857—1916）以及后来提出大脑功能定位理论的David Ferrier（1843—1928）并肩开创神经病学的黄金时代。

一、听神经手术的初探与创新

1777 年，荷兰解剖学家 Eduard Sandifort（1742—1814）在一次常规尸检中发现了一种很可能是桥小脑角区的听神经瘤病变。50 多年后，苏格兰外科医生 Charles Bell（1774—1842）对听神经瘤进行了充分了解，并发表了一份全面的临床报告。直到 1891 年，美国外科医生 Charles McBurney（1845—1913）才率先尝试切除桥小脑角区的肿块，但手术并未成功。

1894 年，Ballance 为一名 49 岁的女性患者进行了手术，该名患者有“眩晕、头痛”和右耳失聪等症状。当时，患者被诊断为“小脑肿瘤”，但由于该病例在术前出现听力下降且伴有“纤维肉瘤”（fibro-sarcoma），所以站在今天的角度来看，这很可能是听神经瘤。

Ballance 对这位患者进行的外科手术治疗分为两个阶段，他认为如果能够在第一阶段打开硬脑膜，患者便可以对第二阶段的手术有更好的耐受。根据他的随访记录，“1906 年 9 月，患者依然存活，身体状况良好，伴有第五神经（三叉神经）相对应的右侧面瘫和感觉缺失”。

尽管历史上一直有关于 Ballance 作为听神经瘤手术首创者的争议（图 15. 3），但我们不可否认，Ballance 对于听神经瘤外科治疗作出了开创性的卓越贡献。

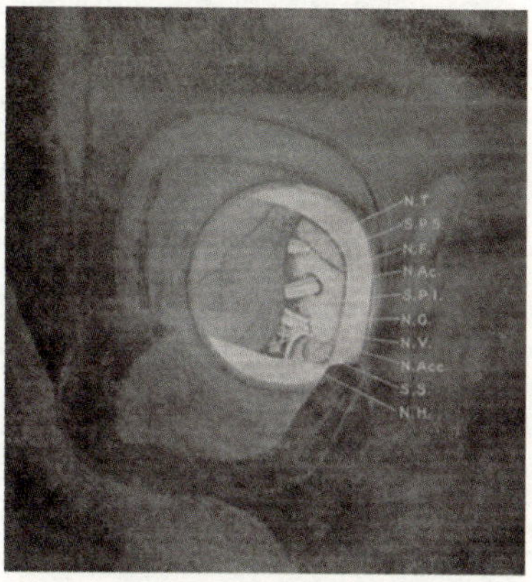

图 15. 3　听神经周围毗邻的颅神经：听神经瘤手术的“拦路虎”

1906 年，Ballance 又收治了一位女性患者，主诉严重耳鸣、眩晕和恶心，且右耳的听力能力已经几乎消失。当时，Ballance 认为可以进行听神经切断，但同时建议患者再向其他医生寻求意见。1908 年，在尝试药物、半规管切除和电疗法并失败后，这名患者再度找到 Ballance 进行听神经切断术。

“1908 年 1 月 18 日，患者右侧小脑区的骨头被移除。9 天后完成手术。”麻醉过后，患者的“眼睛向左偏斜，无法向右移动。大约 48 小时后，又出现了这种症状，但较为微弱”，同时伴随眼球震颤。根据随访记录，患者的康复较为缓慢，右耳完全失聪，但面瘫发生率并未增加，且疼痛的耳鸣已经停止。

尽管苏格兰的 R. H. Parry（1895—1986）在 1902 年已经首次通过听神经切断术治疗眩晕耳鸣，后来也有多位耳科医生进行了具有建树的尝试，但 Ballance 的听神经切断术依然令人瞩目，因为他使用海绵（marine sponge）吸收脑脊液并进行无创手术，这在神经切断术中是新颖的举措；同时，他还使用了沿用至今的技术，即在术中通过机械和电刺激识别面神经。通过这一病例，Ballance 意识到了听神经对于耳鸣治疗的关键作用，也认识到分离听神经和前庭神经的难度，但这一问题直到 20 世纪 60 年代引入手术显微镜之后才得以解决。

二、面瘫外科的大门初启

在诊治过程中，Ballance 不免会面对很多面瘫患者，而在 19 世纪末他引入面神经交叉吻合术之前，先天性面瘫患者不得不忍受着面部扭曲带来的身心折磨度过余生。在当时，面瘫患者只能接受药物治疗或电疗。

最初，Ballance 似乎没有找到治疗面瘫的手术方法，因为他曾在后来的描述中表示，“大脑外源性面瘫的预后非常不稳定……特别是那些因外伤或化脓性中耳炎累及面神经管的患者，他们可能无法康复，注定伴随着终生的毁容”。

然而，Ballance 对神经愈合的兴趣长期促使他最终摸索出了面瘫的外科疗法。19 世纪 90 年代，Ballance 开始从事外周神经及其愈合过程的显微研究（该项研究结果于 1901 年以“神经的愈合”为题发表[①]）。同一时期，关于外周神经修复的部分实验研究和临床病例得以发表，展现出该研究方向的潜力，而且神经残端和神经移植物的端对端/端对侧吻合术也已经开始施行。

1891 年，有学者提出建议，认为医生应在切断面神经时尽快对其进行修复。但直到 1894 年，直接修复面神经的相关报道才得以发表，而正是 Ballance 完成了此次面神经的修复手术。鉴于手术器械的限制，当时面神经修复的主要缺点是医生相对难以触及面神经，而且由于当时还没有抗生素，化脓性乳突炎也会影响神经愈合。但这些技术缺点却很可能给 Ballance 带来了灵感，为他一年后的首次面神经直接修复术打通了道路。

1895 年，一名 11 岁的男孩因左侧中耳炎术后的后天性面神经麻痹到 Ballance 处就诊并接受手术。在手术过程中，Ballance 试图以端对端的方式将患者的面神经与脊髓副神经相吻合。他写道：“通过手术，面神经得以从茎乳孔的出口处暴露出来。我尽可能高地切断神经主干，并保留一小部分远端段用于显微检查。随后脊髓副神经便得以暴露，在方便对面神经进行吻合的部位切断脊髓副神经鞘，并用精良的丝线将面神经远端段固定在其中。”截至 1902 年，Ballance 共进行了 6 例这样的手术。1903 年，Ballance 在《英格兰医学杂志》（*British Medical Journal*）上发表了题为“外周起源性慢性面神经麻痹的手术治疗评述”的论文[②]，系统性描述了当时面-副神经端侧吻合替代移植术的实验（图 15.4）和临床文献。

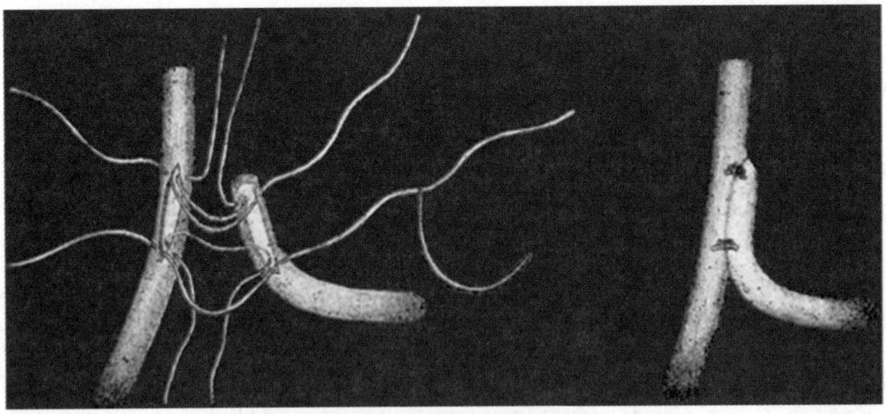

图 15.4　面-副神经端侧吻合

---

① Ballance C A, Purves-Stewart J, Lapidge M. Healing of nerves[J]. The Indian Medical Gazette, 1902, 37: 111.

② Ballance C A, Ballance H A, Stewart P. Remarks on the operative treatment of chronic facial palsy of peripheral origin[J]. Br Med J, 1903, 1(2209): 1009-1013.

对 Ballance 而言，这个病例开启了面瘫外科治疗的详尽探索，而他也在接下来数十年间为解决面瘫这一难题付出了众多精力。即便到了生命末期(1930 年)，Ballance 选择移居美国后，仍然在继续自己的面瘫治疗研究。在纽约，他与哈佛大学耳外科医生 Arthur B. Duel (1807—1936)合作，对狒狒、猴子、猫和青蛙等动物进行超过 100 次手术实验。他们几乎研究了颅神经吻合的每一种变化，同时也尝试了从面神经到副神经、舌下神经甚至颈部交感神经的吻合术。如今，人们仍在延续着 Ballance 的“探索家”精神，坚持不懈地在面神经外科领域探索与创新。

除了在神经外科方面的建树外，Ballance 的耳外科实践也并驾齐驱。当他被任命为圣托马斯医院的耳外科医生时，他仍认为自己是一名普通的外科医生。虽然他一直对耳外科很感兴趣，但从未想过专攻这一领域。事实上，Ballance 更愿意将耳外科看作是普通外科的分支，因此他称其为“耳外科”(aural surgery)而不是“耳科学”(otology)。

在他看来，“准确而完整的人体解剖学知识是所有外科教育的基础”，而他对于耳外科疾病的治疗便体现了这种思考，比如他在化脓性乳突等疾病领域的诊断和治疗就保持着这种一贯系统而细致的作风。Ballance 对于耳外科疾病的治疗目标是：“简化手术程序，避免外部畸形，保护听力，加速愈合。”此外，他还主张在颅内并发症发生之前即进行相关手术，这也与首次实现乳突排脓手术(图 15.5)的 Jean Louis Petit(1674—1750)不谋而合。

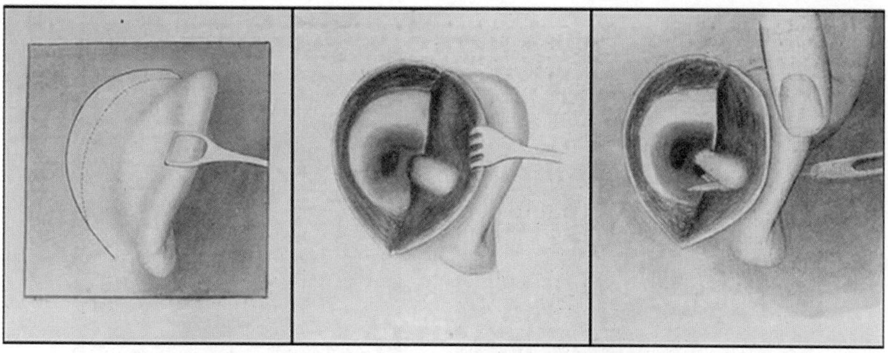

图 15.5　乳突排脓手术示意图

1936 年 2 月 8 日，Ballance 与世长辞，享年 80 岁。作为研究者，Ballance 可谓高产，他不仅发表过在耳外科和神经外科方面的成果，还发表了关于癌症起源、动脉结扎、脾脏切除等领域的报告；作为一名演讲人，他曾在很多关键场合发表过重要的演讲；作为一名历史学习者，他对脑外科、神经吻合术和颞骨外科的历史进行过深刻的论述。Ballance 是一位名副其实的“多元探索家”。我们不仅要回顾他对神经外科和耳外科的贡献，更要铭记和传承他可贵的“探索家”精神。

第十六章　Babinski 征描述者

1857 年 11 月 17 日，波兰裔法国神经学家、Babinski 征的描述者约瑟夫·巴彬斯基（Joseph Babinski，1857—1932）出生（图 16.1）。从神经病理学研究，到癔病的深入探索，再到多种疾病表现的观察与发现，Babinski 涉猎多个领域，留下了诸多以其名字命名的症状发现。

Babinski 出生在法国首都巴黎，他的父母是波兰人，在 1848 年波兰发生起义后不久来到法国。18 岁时（1875 年），Babinski 就读于巴黎医学院（Faculté de Médecine de Paris），在校时便申请参加医院选拔，先是获得了见习的机会，再于 1880 年正式成为住院实习医生（图 16.2）。

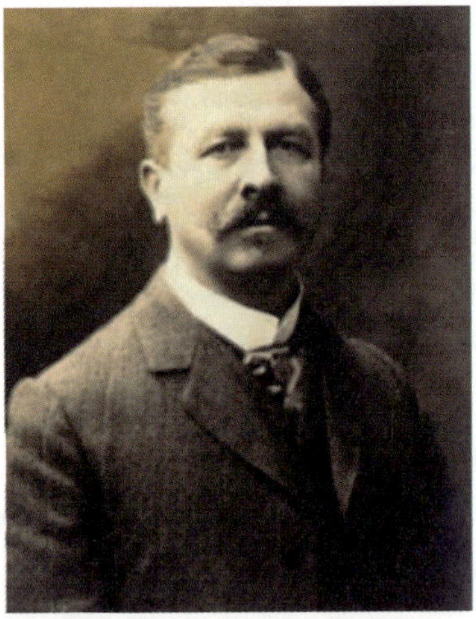

图 16.1　Joseph Babinski

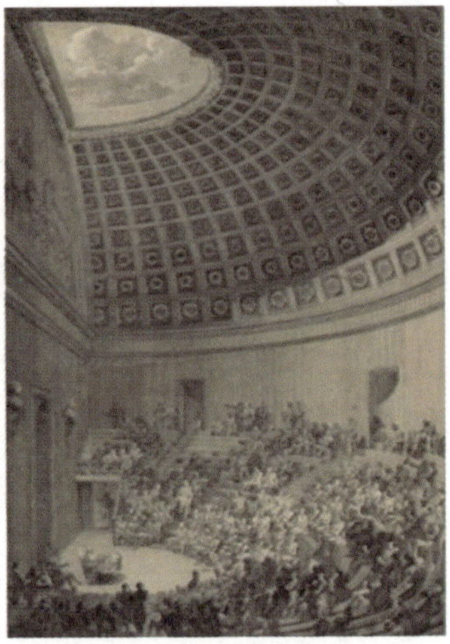

图 16.2　巴黎医学院

在医学生涯的起步阶段，Babinski 在病理解剖学和组织学领域产出了一定的研究成果。他曾师从于时任巴黎解剖学会（La Société anatomique de Paris）主席 Victor Cornil（1837—1908）、病理解剖学和实验生理学教授 Alfred Vulpian（1826—1887）以及解剖学教授 Louis Ranvier（1835—1922）。Babinski 发表过的临床病理观察结果包括神经病理学（栓塞性脑软化、脑积水、多发性硬化症、脊髓合并硬化症、垂体瘤致 Fröhlich 综合征）、人类神经肌肉组织学（神经肌肉纺锤体、神经切断后的肌肉组织学、白喉性麻痹、外周神经炎）及其他病理学（如肝硬化、肾癌、鳞状上皮瘤等）。

1885 年，Babinski 从巴黎医学院毕业后进入 Salpêtrière 医院（Hôpital de la Salpêtrière，当时世界上最大的神经病学疾病研究中心）Jean M. Charcot 教授（1825—1893，Salpêtrière

医院的第一位神经病学教授）领导的神经科（图 16.3）。同年，Babinski 通过了“多发性硬化的解剖学及临床研究”的论文答辩，11 月成为首席住院医师（图 16.4）。在此期间，Babinski 对解剖病理学的兴趣已经悄然转至癔病。

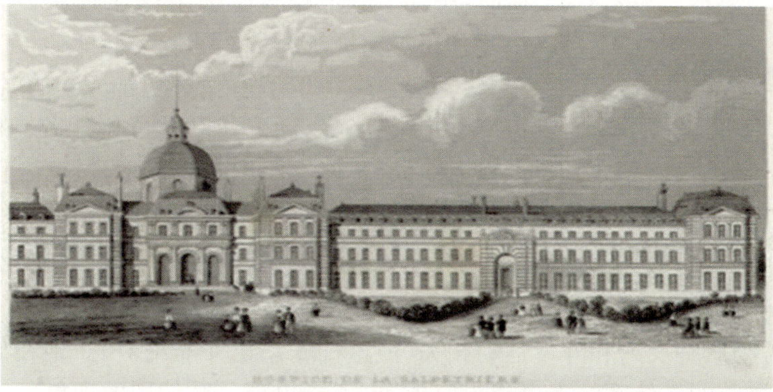

图 16.3　Salpětrière 医院

起初，Babinski 按照 Charcot 教授的 Salpětrière 学派方法研究癔病，但在后来提出了“暗示病”（pithiatism）这一概念，随后又在第一次世界大战期间进一步限于“精神错乱”的定义。Babinski 致力于癔病的临床表现，包括肌肉萎缩、多尿和面瘫等，但后来又将其排除在癔病症状之外。

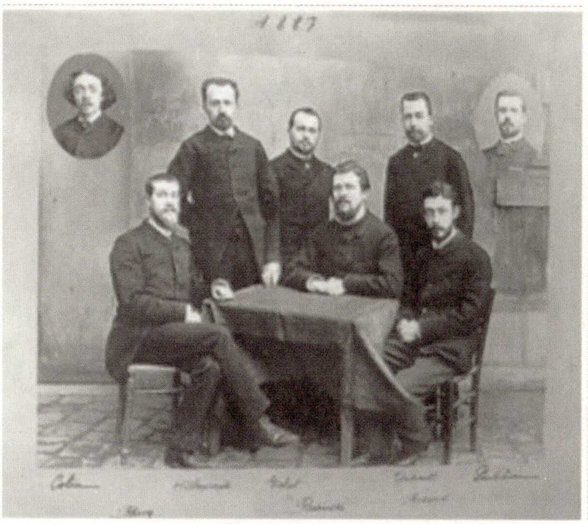

图 16.4　首席住院医师 Babinski（一排中，1887 年）

一、足趾现象——Babinski 征

1893 年，德国医生 E. Remak 首次描述了一名横纹肌炎患者的跖伸肌反射：“轻抚足跖面第一跖骨远端可以唤起踇长伸肌相对独立的反射现象……”但是，Remak 并未指出这一反射的意义。1896 年 2 月，已是法国神经病学界领军人物的 Babinski 在巴黎生物学会（Société de Biologie）会议上提交了一篇名为“神经系统器质性损伤致皮肤跖部反射”（On the Cutaneous Plantar Reflex in Certain Organic Disorders of The Nervous System)的论文,全文不超过28行字,但这篇简洁的论文却意义非凡。在文章中,Babinski首次报告:当偏瘫患者的足底受到刺戳时,患侧下肢趾跖关节会出现伸展状态,表明中枢神经系统存在器质性病变(图16.5)。

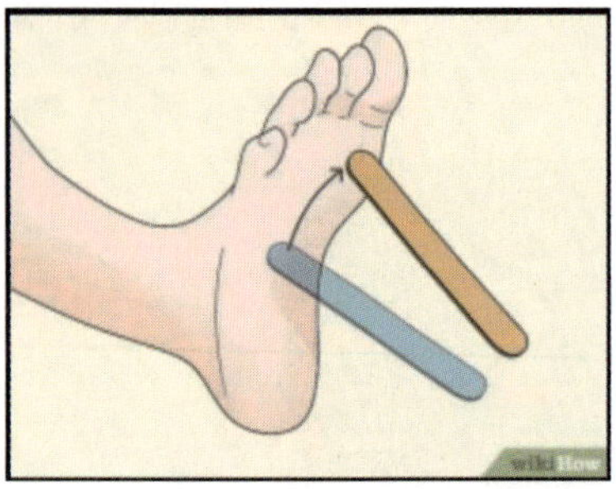

图 16.5　Babinski 征的体格检查方法

1898年,Babinski在论述更加完整的文章中提供了可以区分正常反射运动(足趾屈曲)和过强刺激、癔病等导致的反射运动(足趾背伸)的相关数据,并提到"足底外缘最容易引发足趾伸肌反射,其中大趾及二趾的伸肌反应最为显著"。他展示了偏瘫和截瘫患者的足趾反射,也在Friedreich共济失调中观察到了这种反应。更重要的是,Babinski指出这种反射是由锥体束损伤所导致的,常与肌腱反射和阵挛运动相关(但这种联系也并非绝对)。他在最后还提到,婴儿在开始走路之前的锥体系统发育尚未完成,也可能出现足趾伸展的现象。

虽然当时有部分学者对这种现象持保留意见,但足趾现象很快便被世界各地的神经学家认可和采纳,并将其称为"Babinski征"。1903年,Babinski进一步在病例报告中指出不同的足趾外展征,包括后来人们所称的"扇形征"(the fan sign),以作为补充(图16.6)。

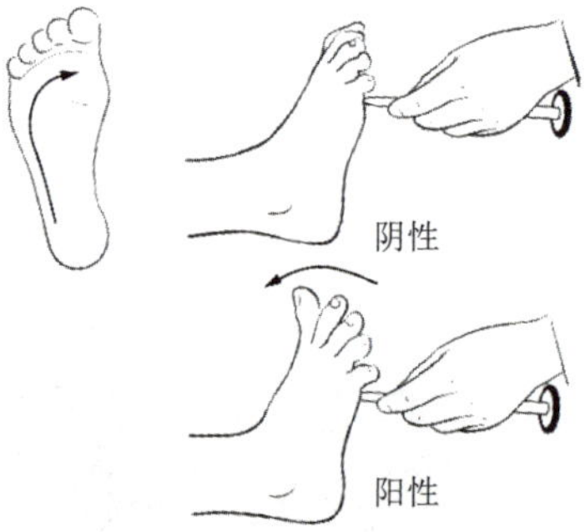

图 16.6　Babinski 征检查示意图和阳性表现

二、其他作用

肌腱反射测试

除了著名的足趾现象外,Babinski还在其他领域颇有建树,包括肌腱反射、小脑病症、梅毒和其他综合征的观察发现等。1912年,他在《医学公报》(*Bulletin Médical*)上发表了关于肌腱和骨骼反射的经验,是当时神经症状学相关的相对完整概述。在此当中,Babinski认为每一次神经学检查都应该系统地进行肌腱反射测试,并提出癔病不会改变肌腱的反射。此外,Babinski与其他神经科医生一同建议使用钝物划

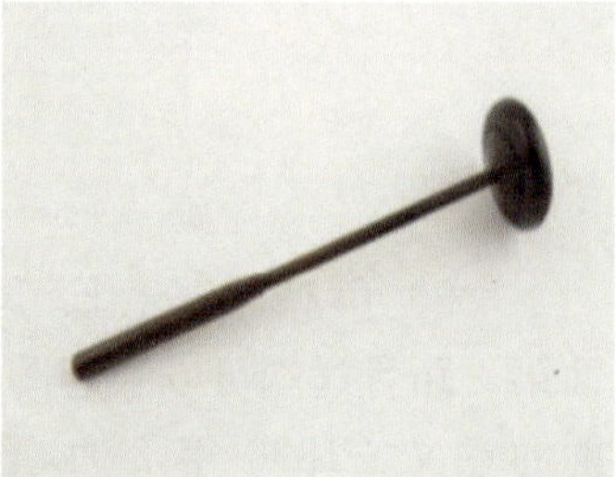

图 16.7　Babinski 锤

足底以代替手部刺戳，并描述了他自己使用的钝锤，现在也被称为“Babinski 锤”(图 16.7)。

小脑疾病

1913 年，Babinski 发表的一篇报告将其关于小脑的工作全然“收入囊中”，并分析了主要描述的小脑疾病表现，包括协同不能(asynergia，执行自主性运动时肌肉之间的协调障碍)、运动辨距不良(hypermetry，如摸鼻子、搭脚等动作的迅速执行)、连续运动不良(adiadodicinesia，无法执行快速连续的基本动作)和小脑性惊厥(cerebellar catalepsy，自主收缩的肌肉长时间保持静止不动，这一诊断症状现在已不再采用)等。

Babinski 特别注意到小脑和前庭症状之间的区别(图 16.8)，曾将小脑病理学中观察到的一些疾病归因于前庭病变，如侧视、眩晕或眼球震颤等，并认为只有不协调的运动才是“小脑疾病的对应表现”。他还发表过很多关于电流性眩晕的文章，证明电流性眩晕由迷路电刺激引发，而听觉系统病变会显著改变电流性眩晕的表现，认为其对识别前庭疾病意义很大。

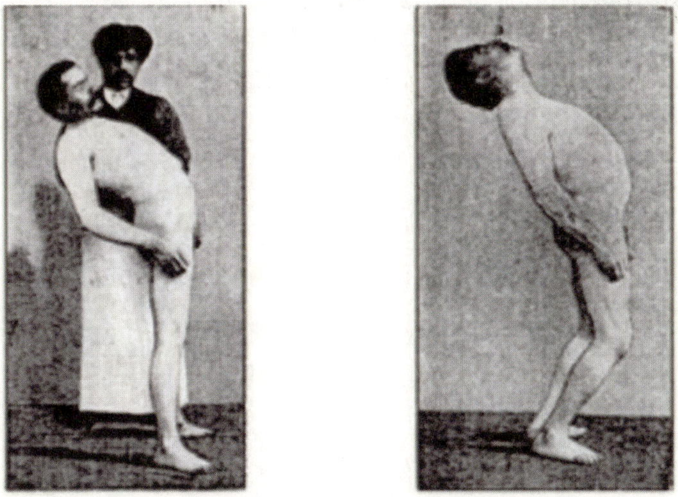

图 16.8 Babinski 在说明“协同不能”时的病例对照

梅毒

Babinski 对梅毒的研究主要针对脊髓痨相关的关节病和跟腱反应、遗传性梅毒引起的高频脊髓痨等。他在 1869 年报告了梅毒相关 Argyll-Robertson 综合征(瞳孔对光的反射消失)的文章，认为永久性瞳孔光反射消失(与眼球损伤或第三神经麻痹无关)是梅毒引起的中枢神经系统紊乱症状，随后又报告了一些疑难病例，并建议在黑暗中检查 Argyll-Robertson 综合征。同时，他对神经系统疾病的脑脊液细胞诊断学颇有兴趣，认为淋巴球增多与Argyll-Robertson 综合征共存是神经系统梅毒的特异性病征。

五种综合征

此外，还有五种以 Babinski 命名的综合征也十分显著，包括 Babinski-Fröhlich 综合征，即肥胖性生殖无能综合征，大多数由下丘脑、垂体或其邻近部位肿瘤、脑炎、脑外伤等多种病因引起；Babinski-Nageotte 综合征，即延髓被盖麻痹综合征，主要特征为小脑性半侧运动失调，对侧偏瘫及小儿颈交感神经麻痹综合征；Babinski-Froment 综合征，与营养和血管舒缩障碍、弥漫性肌萎缩、肌腱反射和肌肉收缩放大相关；Anton-Babinski 综合征，皮质盲或皮质聋和偏瘫等机能丧失，及同时出现否认这些机能丧失的状态；以及 Babinski Plathysma 征，即偏瘫或外周性面瘫患者出现肌肉收缩缺失或减弱时可观察到偏瘫侧的手处于旋转状态。此外，Babinski 还观察到半面痉挛的表现，发现患者在闭眼时会出现眉毛抬高的矛盾现象。

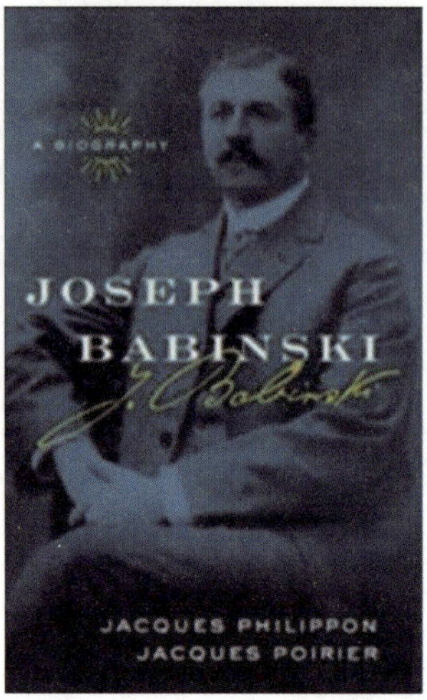

图 16.9　Joseph Babinski

在他人眼中，Babinski 拥有清澈深邃的蓝眼睛，也常常沉默寡言。他痴迷于工作，在一丝不苟的完美主义精神中孜孜不倦地重复核实医学检查、研究或是文章的内容。1932 年 10 月，Babinski 离世，享年 75 岁。他详尽描述的“Babinski 征”现在仍是临床上判断锥体系统和锥体外系统功能的一种基础手段，而其他带有“Babinski”标签的综合征也持续在医学的汪洋中不断助力各界医师扬帆起航（图 16.9）。生命有限，但 Babinski 为医学社会和发展带来的影响却远没有尽头。

第十七章 “第一位神经外科医生” Victor Horsley

1857 年 4 月 14 日，现代神经外科创始人之一维克托·霍斯利（Victor Horsley）出生于伦敦（图 17.1）。

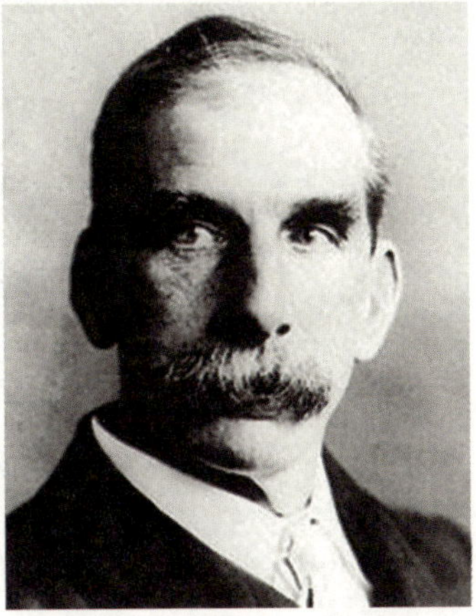

图 17.1 Victor Horsley

Horsley 是一位经验丰富的外科医生、敬业的研究者和不知疲倦的社会改革家，他通过证明在大脑和脊髓上进行手术可以达到可接受的发病率和死亡率水平，从而确立了神经外科的专业性。

他的父亲是一位著名的艺术家，他的外祖父是一名内科医生，这造就了他传奇的外科技能。

Horsley 于 1874 年考入伦敦大学，1875—1881 年就读于伦敦大学大学院医学院，他的老师包括当时著名的神经学家 William Gowers 爵士和 Charlton Bastian。Horsley 是一名才华横溢的学生，在大学考试中获得了解剖学和外科学的金牌，以及生理学的银牌。1880 年，在他还只是一名医学本科生的时候，他在《大脑》（*Brain*）杂志上发表了第一篇文章。

毕业后，Horsley 受聘于大学院医院（University College Hospital）和布朗研究中心（Brown Institution），其中布朗研究中心主要针对兽医学的研究，他在那工作了 6 年，并在 1884 年被任命为中心的负责人。6 年间，Horsley 进行了皮质定位、癫痫的病理学、犬类舞蹈、初衷治愈、甲状腺切除和黏液水肿之间的联系以及路易·巴斯德的抗狂犬病疫苗验证等一系列研究，出版了超过 51 部著作，代表了 Horsley 科学生涯中最多产的时期。因此，Horsley 在 1886 年当选为皇家学会会员，年仅 29 岁。

Horsley 的神经外科方法是独一无二的，因为他在实验动物研究过程中获得了相当丰富的经验和技能。截至 1886 年，Horsley 已经为灵长类动物做了 100 多次脑部手术。他的名气如此之大，以至于那一年，当英国国家医院（National Hospital）有一个职位空缺时，“工作人员打算只要 Horsley，而不是其他人”，因为他是唯一有资格担任这一职位的人。

被国家医院特聘为治疗麻痹和癫痫的外科医生后，1886 年 5 月 25 日，在伦敦女王广场，Horsley 第一次开始对他的 3 例癫痫患者进行开颅手术治疗。与以往的癫痫手术不同，Horsley 的重点在于切除病变的脑组织，手术基础是基于 Jackson 提出的癫痫是由异常脑皮质引起的疾病的理论，以及 Horsley 通过对灵长类动物实验所了解的运动皮质的定位知识。另外，麻醉技术的提高以及石炭酸对预防感染的作用也是这一手术得以成功进行的条件之一。

到 1886 年底，Horsley 已经做了 10 台开颅手术。从临床改善到完全恢复，成功的有 9 例。这项新手术的成功不仅对癫痫的治疗意义重大，得以扩展开来，且对其他疾病的治疗也有重大的指导意义。正如 Horsley 指出，它使现代脑外科手术开始以精确的脑组织定位和 Listerian 无菌原则为基础。

1887 年，Horsley 对一名 42 岁的截瘫男子施行了世界首例椎板切除术，成功地切除了脊椎肿瘤。脊椎肿瘤的诊断是由著名神经学家 William Gowers 爵士做出的。术中在第三和第四背根水平发现硬膜内纤维黏液瘤，并将其完全切除，患者完全康复(图 17.2)。

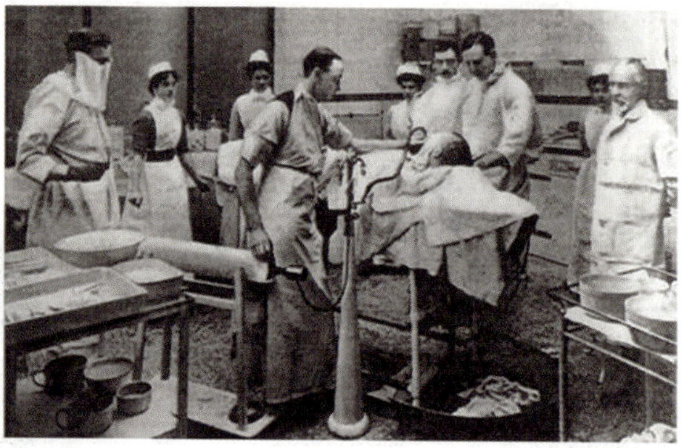

图 17.2　Victor Horsley 医生在他位于伦敦国立医院的手术间内工作

到了 1895 年，Horsley 又在英国医学会的会议上提出了 7 例颈椎椎板切除术。在这 7 名患者中，3 名曾因颈椎结核接受手术，4 名因颈椎创伤接受手术。其中 3 名患者参加了那次会议，以证明他们已经从四肢瘫痪中恢复过来。要知道，颈椎手术在整个 19 世纪都一直被认为是特别危险的，Horsley 无疑对脊柱外科领域作出了开创性的贡献。

Horsley 的好成绩归功于他对解剖学的熟悉以及精湛的手术技巧，他的经典专著《大脑和脊髓的结构和功能》出版于 1892 年，而他惯常使用的大肿瘤分期手术和手术速度的控制，使失血量和麻醉时间降至最低，从而有效规避了那个时代导致死亡的主要原因。

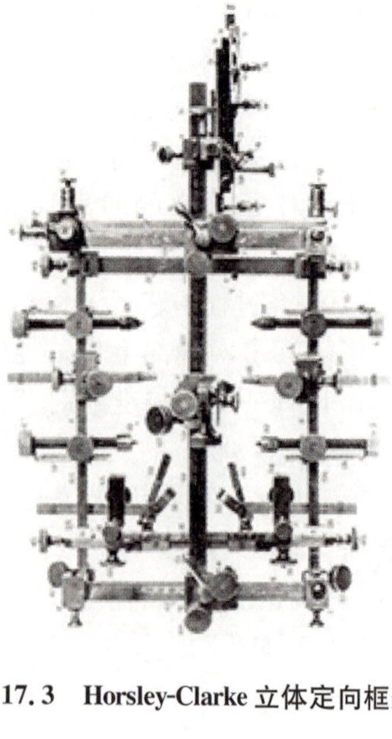

图 17.3　Horsley-Clarke 立体定向框架

在国家医院的职业生涯中，Horsley 还有很多的第一次。1886 年，他从犬类头骨观察到，蜡能有效止血。于是他研制出一种蜂蜡、水杨酸和杏仁油的混合物——“Horsley 蜡”，目前仍被用于止血。今天使用的弧形皮瓣也应归功于 Horsley，他在 1886 年引入了这种皮瓣。在引入之前，十字形皮肤切口是普遍使用的，它阻碍了伤口的闭合和愈合。Horsley 的其他“第一次”，还包括世界上第一例针对脑动脉瘤的颈动脉结扎术、首次报道的经颅垂体入路手术、三叉神经根硬膜内切开术、大脑皮层表面标记、小头畸形开颅手术等。

当然，不得不提的还有他与英国工程师兼生理学家罗伯特·克拉克(Robert Clarke)合作发明的 Horsley-Clarke 立体定向框架,该装置用于动物小脑深层核团的选择性刺激和电解消融,而不干扰大脑的其他部分(图 17.3)。这一装置的出现,标志着可以通过笛卡儿坐标系,即 X、Y 和 Z 轴坐标的方式对脑内不同的解剖部位进行描述,自此大脑内不同的靶点具有了空间立体的概念。就科学里程碑而言,它的发明可以与望远镜和显微镜相提并论。

此外,Horsley 对颅内压、脑循环和全身血压也进行了实验。他发现颅内压升高会损害大脑毛细血管循环,因此呼吸停止总是先于心血管衰竭。这与普遍认为心力衰竭是主要终末事件的看法相反。Horsley 假设,如果呼吸停止立即通过人工呼吸治疗,心血管系统可以恢复,血压的升高将刺激正常的呼吸。这些实验构成了现代心肺复苏技术的基础。

Horsley 的实验被他在自己的暗房里拍摄和冲洗的笔记、素描和照片记录下来。由于 Horsley 一直宣称他打算在 60 岁退休,我们猜测他打算在此期间写下他未出版的作品。遗憾的是,事实并非如此,这位才华横溢的医生却英年早逝。

虽然第一次世界大战爆发时,Horsley 已经 57 岁了,但他自愿参加现役(图 17.4)。他首先被派往达德内尔群岛,之后他自愿前往美索不达米亚,Horsley 致力于改善伤病部队的护理条件。1916 年 7 月 16 日,他在巴格达附近阿马拉的一家军事医院死于中暑,最终他也被埋葬在那里。

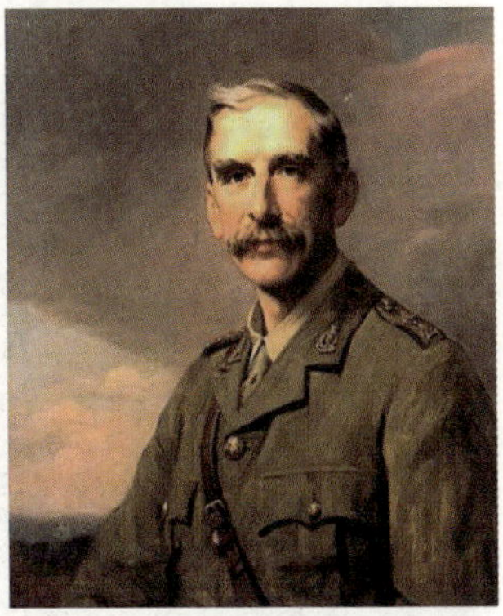

图 17.4 Victor Horsley

总结 Horsley 的一生,他不仅是一位极富创新精神的外科医生,而且一项关于脑外科现代世界历史的调查表明,他“可以合法地被称为第一位神经外科医生”。

第十八章　德国神经外科先驱 Fedor Krause

1857 年 3 月 10 日，德国神经外科先驱费多尔·克劳斯(Fedor Krause，1857—1937)出生。Krause 是神经外科多个领域的先行者(图 18.1)，其对于神经疾病的缜密思考和技术描述在今天也依然行之有效，为世界神经外科留下了宝贵的遗产。让我们一同回顾他精彩的外科人生和瑰丽的神经外科遗产。

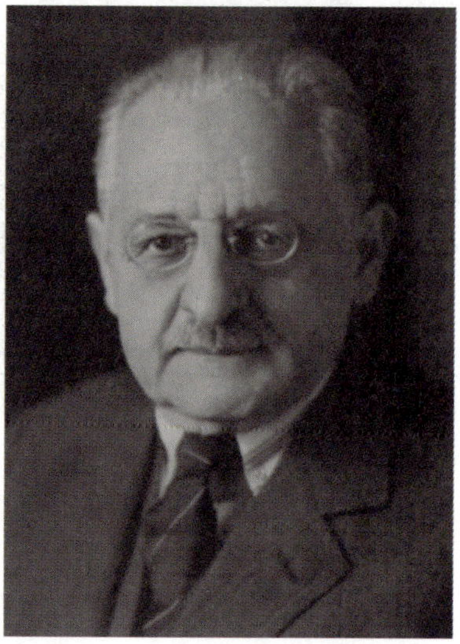

图 18.1　德国外科医师 Fedor Krause

Krause 出生于德国下西里西亚(现梅罗舒夫，Mieroszów)，他的父亲是一名司法职员，在他很小的时候便离开了人世。9 岁时，Krause 随母亲迁至德国首都柏林。在纷繁的都市，Krause 过着拮据的生活，但这并没有熄灭他学习的热情：他自发在柏林"索芬体育馆"(Sophien Gymnasium)学习，逐渐因自己的音乐才华受到他人关注，甚至被认为是"钢琴音乐大师"，后来便进入了柏林音乐学院(Conservatory of Music in Berlin)学习。

1875 年，Krause 获得财政支持，转至柏林弗里德里希-威廉大学(Friedrich-Wilhelms University，现德国柏林洪堡大学(Humboldt University of Berlin))学习医学(图 18.2)。1879 年，Krause 完成题为"基于新方法的呼吸测定分析"(Pneumatometrische Untersuchungen nach einer neuen Methode)的论文答辩，成功获得博士学位并顺利毕业。

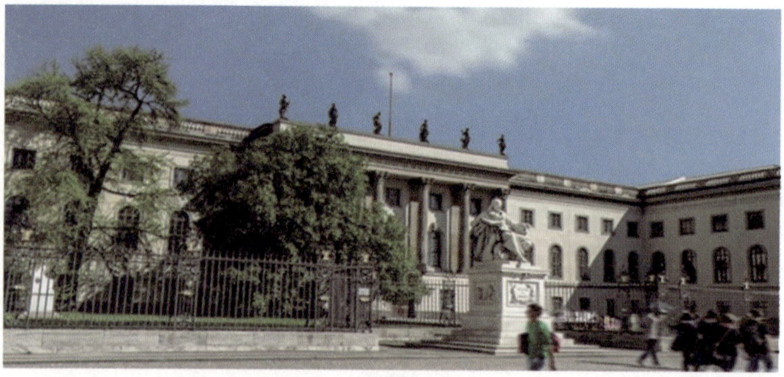

图 18.2　德国洪堡大学

德国洪堡大学

自 1880 年起，Krause 开始在 Julius Hirschberg(1843—1925)教授负责的柏林眼科诊所工作。在此期间，他还在与著名的科学家合作，如细菌学家 Robert Koch(1843—1910)、病理学家 Karl Weigert (1845—1904)以及外科医生 Bernhard von Langenbeck(1810—1887)等，汲取了全面而翔实的医学知识。

Krause 探索了医学的多个领域：在皇家卫生部(Imperial Board of Health)，他与 Robert Koch 一起研究结核病的全身表现；1883 年，他成为德国著名外科医生 Richard von Volkmann(1830—1889，于 1878 年首次进行直肠癌切除术)的医学助手，学习了医学抗菌的原则；1890 年，Krause 前往法兰克福森肯伯格研究所(Senckenberg Institute)研究病理学；次年，基于在 Volkmann 诊所的经验，他出版了《骨与关节结核病：基于与 Volkmann 合作以及动物试验的个人经验》。

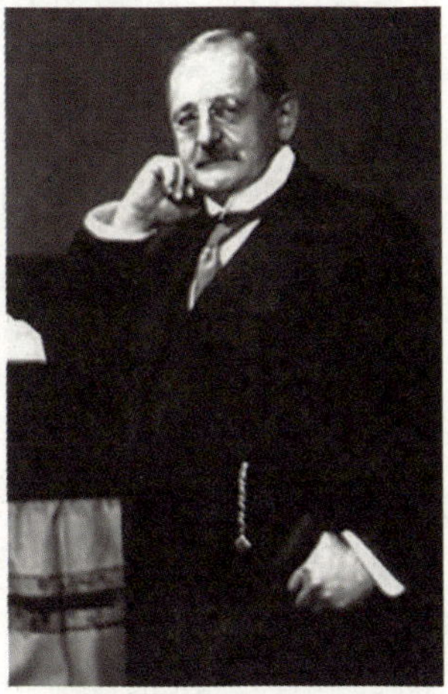

图 18.3　Fedor Krause

1892 年，Krause 开始担任汉堡-阿尔托纳(Hamburg-Altona)市医院的首席外科医生，他的神经外科之旅就发端于此。在此期间，他还兼任了柏林奥古斯塔医院(Augusta Hospital，Berlin)的首席外科医生。

1901 年，Krause 成为柏林洪堡大学的副教授，3 年后获名誉教授称号(图 18.3)。第一次世界大战期间(1914—1918)，Krause 担任外科咨询医生，战争结束后继续前往拉丁美洲多个国家担任教授并从事神经外科，呼吁“共同努力，相互信任”以及“科学无国界”。

一、三叉神经痛手术

1892 年，Krause 成功进行了硬膜外中颅底入路切断 V2(三叉神经上颌支)，指出硬膜外入路较此前的 Horsley 硬膜下入路的优势为保护颞叶。1893 年，Krause 又针对一个 V1(三叉神经眼支)的病例，指出 V1 位于海绵窦，为避免进入海绵窦，他通过中颅底硬膜外入路，第一次成功切断三叉神经半月节和神经根。

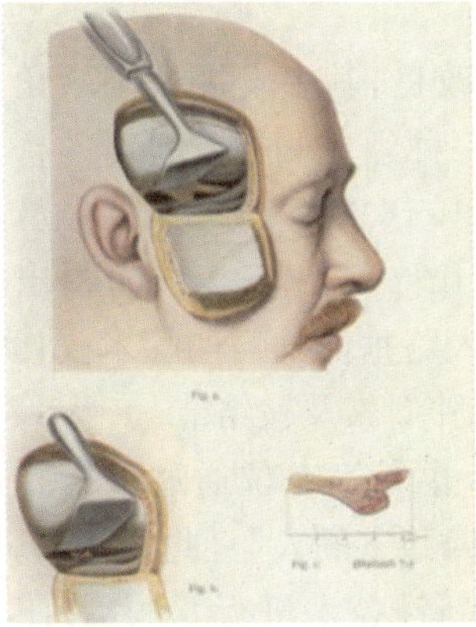

图 18.4　Hartley-Krause 手术示意图

Krause 随后在一本 260 页的专著《三叉神经痛和神经解剖及生理学》中，对手术细节进行了具体描述。至 1911 年，Krause 累计成功完成了 70 余例该术式，尽管三叉神经半月节靠近颈内动脉，但他从未损伤任何一位患者的颈动脉。该术式也被称为 Hartley-Krause 手术(图 18.4)。

二、术中神经监测

1898 年，Krause 从三叉神经切断术治疗三叉神经痛的理念出发，进行了第一例针对耳鸣患者的前庭蜗神经切除术。他采取坐位单侧枕下开颅（unilateral suboccipital craniotomy），暴露横窦和乙状窦（已是现代乙状窦后入路的雏形），并第一次利用术中电刺激面神经予以区分，顺利切断前庭蜗神经。

Krause 在报告中对术中神经监测和面神经刺激的方法进行了详尽的描述："分离的位听神经向后移，使用感应仪器的最弱电流对其余神经干进行单极远端刺激，引起右侧面部区域收缩，尤其是眼轮匝肌以及鼻部和嘴部的区域。使用最微弱的电流刺激移位的位听神经，导致右侧肩部连续抬起两次……"

不过不幸的是，患者术后耳鸣症状并未缓解，且出现后组颅神经症状而死于术后肺炎。

三、癫痫外科

Krause 是癫痫外科手术的先驱之一。在脑电图出现之前，Krause 依靠皮质刺激完成了超过 400 台手术。在柏林时，Krause 曾与德国神经学家 Hermann Oppenheim（1858—1919）一同共事，并受到了神经病学家 Eduard Hitzig（1838—1907）所做的生理工作的启发。

1909 年，Krause 在柏林发表了一篇题为《癫痫的手术治疗》的文章。后来，Krause 又在出版物中提出：为了获得手术的成功，切除发作起始区域是最重要的干预措施。

Krause 是第一位对脑血管瘤进行手术的神经外科医生，手术患者是一名叫杰克逊的癫痫发作的 46 岁男性。Krause 报告称其从硬脑膜处切开后开始有严重出血，并详细描述了软脑膜的静脉情况（图 18.5）；手术中，Krause 进行了多次夹闭，同时避免在操作中切断夹闭的血管；由于患者失血过多，Krause 放置海绵加以吸收并于几天后取出，最后患者顺利出院。

四、肿瘤手术

在职业生涯中，Krause 对很多脑部肿瘤的手术入路进行了改良，其中发展桥小脑角手术入路是 Krause 不容忽视的成就之一：1898 年，他详细描述了一种经单侧枕下骨瓣的桥小脑角入路方式（图 18.6）。此外，由于 Krause 对 Hermann Schloffer（1868—1937）的经鼻入路、Anton von Eiselberg（1860—1939）的鼻上技术以及 Oskar Hirsch（1877—1965）提出的鼻内入路持怀疑态度，因此他于 1909 年完成了他的第一台经额入路垂体腺瘤切除术。1904 年，他首次进行了第一台眶上-额下入路大型颅底脑膜瘤切除术，肿瘤累及鞍结节。

Krause 主张经鞍上-幕下入路进入松果体和第三脑室后部，也是第一位通过手术到达第四脑室的神经外科医生（图 18.7），是"第一位观察存活患者第四脑室的人"。此外，Krause 应用 Wilhelm Wagner（1848—1900，首次进行骨瓣开颅术）的创新性技术进行开颅，并使用带肌蒂骨瓣来促进骨愈合，这一方式至今仍在使用。

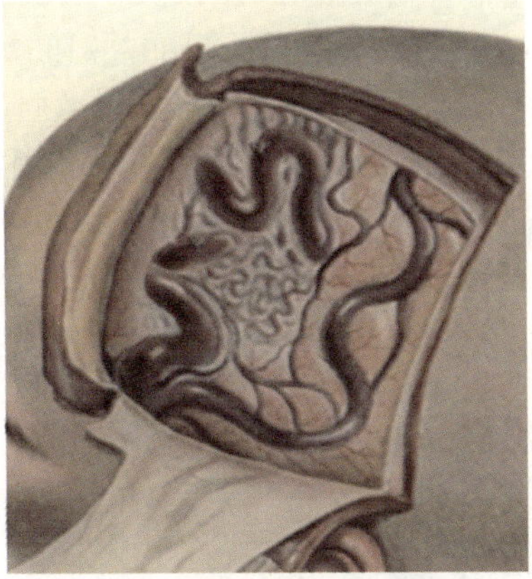

图 18.5　软脑膜的静脉

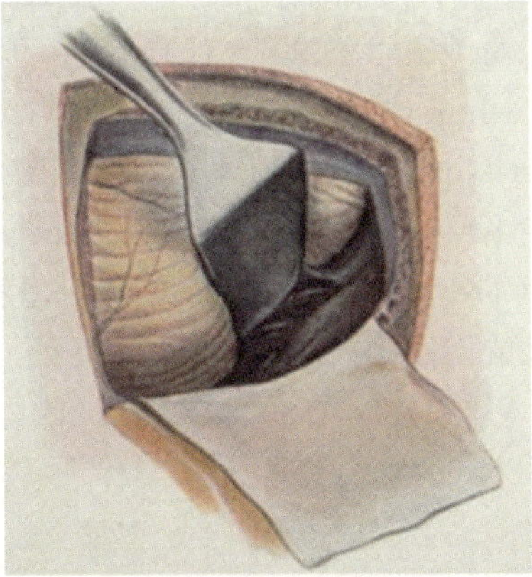

图 18.6　桥小脑角入路

1908 年，Krause 出版了神经外科出版物《脑部和脊髓外科手术的个人经验》(*Chirurgie des Gehirns und Rückenmarks*)第一卷，其中描述了包括经额入路至视交叉等不同的神经外科技术，并于 1911 年出版第二卷——这是第一部完全专注于神经外科的多卷出版物(图 18.8)。

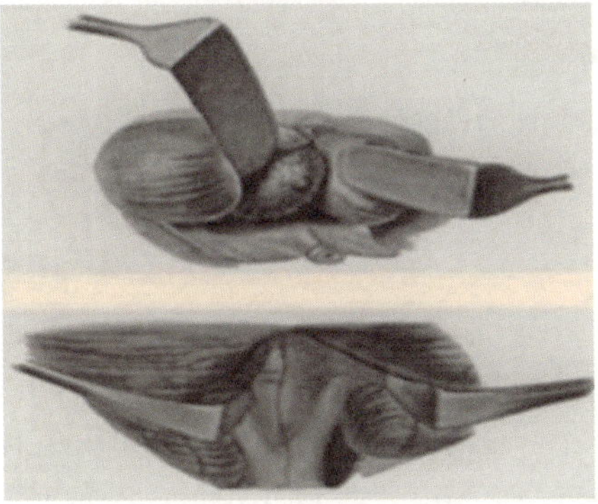

图 18.7　Krause 第一次通过手术到达第四脑室

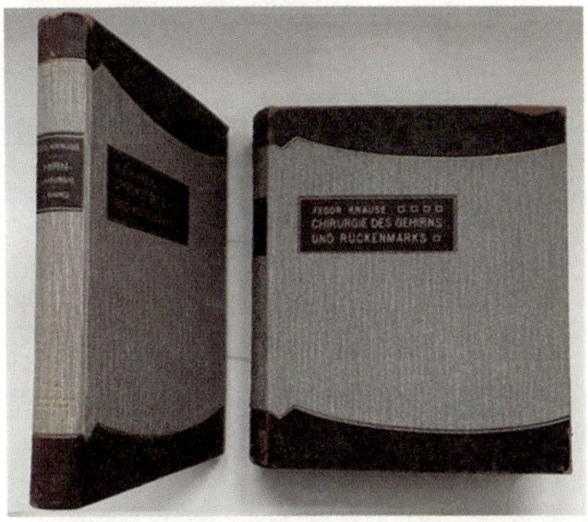

图 18.8　《脑部和脊髓外科手术的个人经验》

1912 年，Krause 等人开始编写包含六卷的教科书《外科手术程序》(*Chirurgische Operatione*)，但因战争原因，仅前两卷分别于 1912 年和 1914 年出版。

1913 年，Krause 开发了一种幕下小脑上入路，也就是后来的“Krause 入路”，首次成功地施行了一例松果体区肿瘤切除术。该操作在坐姿下进行，根据 1926 年 Krause 报道的累计 3 例这类手术，死亡率为 0。尽管如此，由此产生兴趣的后来者，却鲜有成功，直到显微手术时代的到来才逐渐改变了这种格局。无论怎样，Krause 开创的幕下小脑上入路及其后来的相关演变和扩展入路，不仅成为切除松果体区病变最为重要的手术入路之一，并且日益广泛应用在颞叶内侧、丘脑枕、中脑、小脑幕切迹区等部位病变的手术切除，显示了这一入路的强大生命力和广阔的适应性。

五、功能和立体定向神经外科

Krause 是功能神经外科先驱之一、脑部电刺激的倡导者以及最早在人类身上使用直接电刺激(DES)治疗的先行者之一。在 Krause 之前，曾有 Gustav Fritsch(1838—1927)和 Eduard Hitzig(1838—1907)对狗使用 DES，Charles Sherrington(1857—1952)、Harvey Williams Cushing(1869—1939)、Oskar Grünbaum(1870—1959)等人对动物模型使用 DES，以及 Robert Bartholow(1831—1904)和 Victor Horsley(1857—1916)对人类使用这一技术。这些先驱为 Krause 的功能神经外科实践带来了鲜明的参考。

1912 年，Krause 在包括 142 例外科患者的病例系列中，精准地确认并描述了大脑运动和感觉功能的详细位置(图 18.9)。

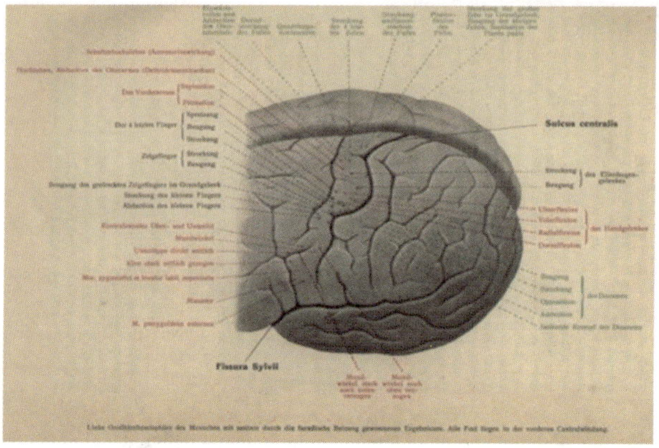

图 18.9　大脑运动和感觉功能的详细位置

六、脊柱手术

1908 年，Krause 首次进行了腰椎间盘切除和椎板切除手术，手术对象是一名患有严重坐骨神经痛并发展为急性马尾综合征的患者。尽管当时他误认为这一病症是“内生软骨瘤”(这导致了第一例成功且有意为之的类似手术，被记在了 William Jason Mixter 和 Joseph S. Barr 身上，1932 年)，但这一操作仍然开启了脊柱外科的新篇。1909 年，Krause 等在题为《关于马尾的紧束或绞窄》的文章中报告了这一病例。①

七、颅脑创伤与神经放射

1900 年，Krause 从一名试图自杀的年轻人的床突区取出一颗左轮手枪子弹，成功完成了一台额部开颅的颅脑创伤手术。在手术中，Krause 使用了一种当时尚未兴起的额部入路方法到达鞍区，并使用 X 射线辅助完成操作。

基于此操作以及对其他患者的放射应用，Krause 成为了第一位在神经外科领域系统性使用 X 射线的医生。在他的代表作《脑部和脊髓外科手术的个人经验》中，Krause 详细描述了相关病例的放射情况及其诊断、手术及预后结果。

---

① Oppenheim H, Krause F. Ueber einklemmung bzw. strangulation der cauda equina[J]. Deutsche Medizinische Wochenschrift, 1909(35): 697-700.

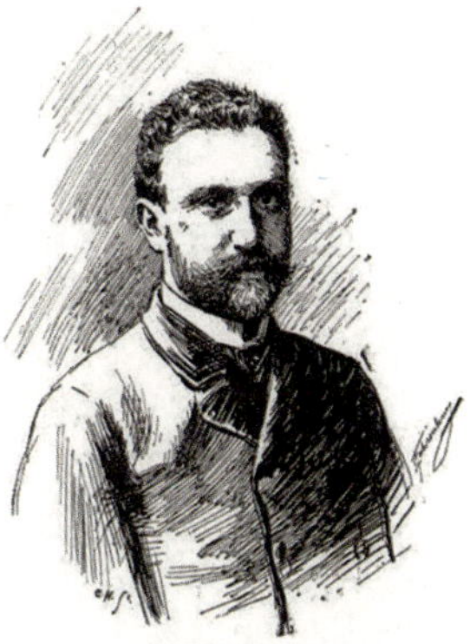

图 18.10 Fedor Krause 画像

作为德国外科界令人瞩目的标志性人物之一，Krause 除了深耕神经外科手术之余，亦涉猎于整形外科和普通外科，并对神经外科教学大纲、神经伦理和技术方面进行了深刻的思考（图18.10）。同时，因 Krause 衍生出的神经外科学派也为德国及世界输送了多位医学人才，包括 Emil Heymann（1878—1936）、Karl Max Behrend（1895—1963）以及 Georg Merrem（1908—1971）等。

1930 年，Krause 移居意大利罗马，不仅投身于音乐和美术创作，而且还在这里完成了多台脑外科手术。1937 年 9 月，Krause 因病离世，享年 80 岁。为了纪念 Krause 对医学做出的巨大贡献，德国神经外科学会（German Neurosurgical Society）特设"Fedor Krause 奖章"，这也是该协会的最高荣誉。

"在选择的道路上向前迈进，那将引领我们实现目标。"这是 Krause 在弥留之际留下的箴言，而选择朝着 Krause 及更高的方向迈进，为神经外科做出更大贡献，亦是今天神经外科同道们前行的动力和能源。

第十九章　经鼻蝶入路垂体瘤手术先驱 Hermann Schloffer

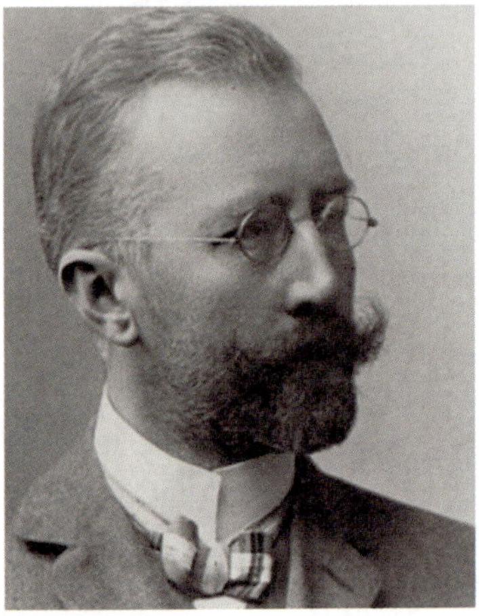

图 19.1　Hermann Schloffer

1868 年 5 月 13 日，奥地利外科医生赫尔曼·施洛弗(Hermann Schloffer，1868—1937)出生(图 19.1)。一个多世纪以前，Schloffer 成功对一名垂体腺瘤患者进行了史上首次活体经鼻蝶手术，尽管在当时仍存在一定的技术限制，但这一大胆的决定不仅在概念和技术上具有开创性，而且很快发展为主流的手术实践方式并得到进一步发展和完善，甚至影响了奥斯卡·赫希(Oskar Hirsch，1877—1965，奥地利耳鼻喉科医生，亦是垂体外科的先驱之一)和哈维·库欣(Harvey Cushing，1869—1939)等著名外科医生。

一、早期生活和职业发展

1868 年 5 月 18 日，Schloffer 出生于当时的奥匈帝国格拉茨市(Graz，Austro-Hungarian Empire)，他的父亲是一位著名的律师。作为上流社会的一员，Schloffer 自小便走上了成功的康庄大道。1886 年，Schloffer 毕业于当地的一所德语中学，不久后开始在格拉茨大学(University of Graz)的医学院接受医学培训。由于渴望更加广泛的教育体验，Schloffer 完成 3 个学期的学习后离开了格拉茨，在德国弗莱堡大学(University of Freiburg)继续学习医学。然而，他在最后一个学年返回格拉茨学习，最终于 1892 年 7 月 23 日获得医学博士学位。

毕业后，Schloffer 进入莱巴赫的加里森医院(Garrison Hospital of Laibach，现今为斯洛文尼亚卢布尔雅那医院(Ljubljana Hospital))，同时加入维也纳最早认识到细菌学影响力的专家之一 Anton Weichselbaum 教授的细菌学和组织学研究所。1893 年底，Schloffer 回到格拉茨大学，并进入 Anton Wölfler 教授的外科部门开始担任外科诊所志愿者，且仅用一年时间便迅速晋升为外科诊所第一助理。1895 年，为了在当时蓬勃发展的学术界获得一席之地，Schloffer 跟随导师 Wölfler 前往布拉格大学(University of Prague)。

1899 年，Schloffer 开启了他的游学之旅，前往欧洲各地的学术中心接受培训，并师从多位伟大的欧洲外科医生。在格拉斯哥，Schloffer 拜访了因开发骨移植技术和肿瘤切除术而闻名的骨科和神经外科医生 William Macewen 教授(1848—1924)所领导的科室；在瑞士伯尔尼大学医学院，Schloffer 还在第一位获得诺贝尔奖的外科医生 Theodor Kocher 教授

(1841—1917)手下进行过医学深造。

游学结束后,Schloffer 回到布拉格大学。1900 年 5 月,Schloffer 完成了题为"创伤性肠道变化"的论文答辩,并获得了讲师身份。1902 年,他被任命为布拉格大学正教授,次年担任因斯布鲁克大学(University of Innsbruck,今独立为因斯布鲁克医科大学(Medical University of Innsbruck))外科主任一职。虽然因斯布鲁克大学相较于布拉格大学来说是一个规模较小的机构,但其却为 Schloffer 提供了学术研究和个人发展的实践机会,也正是在这里,Schloffer 对一名患者进行了史无前例的活体经鼻蝶垂体手术(图 19.2),为垂体手术的未来发展铺平了道路。

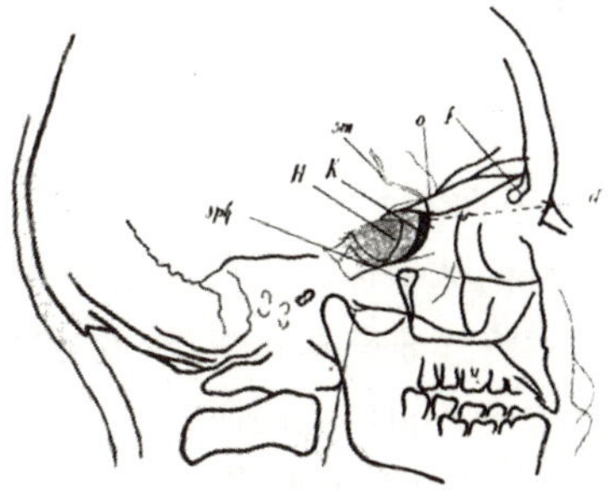

图 19.2　Schloffer 经鼻蝶入路垂体手术略图

二、Hermann Schloffer 之"灿烂遗产"——经鼻蝶入路垂体瘤手术

"目前为止,还没有医生对存活的患者进行经鼻蝶垂体腺瘤手术,至少尚无相关报道。显然,对于这样一个困难的手术干预,做出这样的决定本身就会让医生贴上'莽撞新人'的标签,对专家来说都是一个难题。此外,由于人们对于垂体的功能认识还不够清晰,我们无法预见切除垂体的后果。"这是 Schloffer 于 1906 年写下的一番话,当时的他却没有想到,就在短短一年后,他便成了自己笔下那名"勇敢"的外科医生。1907 年 3 月 16 日,Schloffer 在因斯布鲁克通过经鼻蝶入路的方式成功对一名患者进行活体垂体瘤切除术,就此开创了垂体外科的新纪元。

事实上,在 Schloffer 之前已有多位医学家曾尝试接近并切除垂体肿瘤,但他们均未在患者的长期获益和术后死亡率方面取得有效成功。现代神经外科创始人之一 Victor Horsley 教授(1857—1916)曾进行了多项关于垂体手术实施可能性的研究,但由于他并未保存相关手术记录,所以第一次垂体病变手术通常归功于皇家利物浦医院(Royal Liverpool Infirmary)的 Caton 和 Paul。根据 Horsley 的研究和直接建议,Caton 和 Paul 于 1893 年 2 月 2 日对一名疑似垂体瘤的肢端肥大症和慢性头痛患者进行了颞下外侧减压术,这一次尝试也为 Horsley 随后进行的一系列垂体手术奠定了基础。1904 年至 1906 年间,Horsley 对 10 名患者进行了额下和中颅窝外侧入路手术,死亡率约为 20%,这一数字在当时已是垂体手术的一大进步。

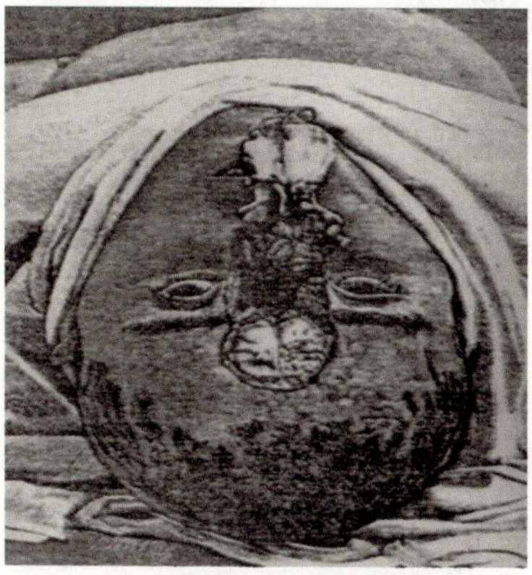

图 19.3　Giordano 绘制的经眉间-鼻入路尸体解剖图

颅内入路方式为垂体手术打下了坚实的基础,但其过高的死亡率却促使外科医生们继续寻找更为安全的颅外替代入路途径。1897 年,意大利著名科学家和外科医生 Davide Giordano(1864—1954)根据其对尸体的研究,首次提出颅外经面部入路到达垂体腺的手术途径(图 19.3)。他的手术通过一种经眉间-鼻入路方式,切

除额窦前壁和外鼻。这一尝试为Schloffer点亮了一盏明灯，为其对患者进行活体垂体手术建立了基础。

1906年，Schloffer在《临床外科贡献》(*Beiträge zur klinischen Chirurgie*)出版了其题为《关于垂体手术的问题》的回顾性文章，不仅讨论了垂体手术在当时的状况，还提出了对患者进行活体垂体手术的限制和考量。Schloffer的主要担心在于发生脑膜炎的风险，因为此类手术将连通鼻咽和蝶鞍，可能增加中枢神经系统感染的可能性，但他认为这种风险在可接受范围内；同时，他还在文中回顾了众多动物实验的结果，以确定垂体对于生命的必要性。Schloffer指出，虽然许多问题仍未解决，但显然肿瘤占位效应会引起眼科症状，而减小肿瘤体积可能会缓解此类症状。

1907年，一名有6年视力下降和头痛加剧病史的30岁男性患者就诊于因斯布鲁克。就诊时，该患者出现轻微视野缺损、性腺机能减退症状(包括少毛症和小睾丸症)以及剧烈头痛症状，放射成像显示其蝶鞍扩大，证实了垂体肿块的存在。经过3周的仔细观察和规划，Schloffer于3月16日对其进行了经鼻蝶手术。此次手术包括3个阶段(图19.4)：

(1) 使用可卡因产生局部麻醉效果，从左侧鼻唇沟到眉间做一个长切口，随后去除鼻甲和中隔，对新暴露区域使用可卡因增强局部麻醉；

(2) 基于术前射线影像，去除犁骨和蝶骨喙，从而打开蝶窦；

(3) 切除蝶窦黏膜，用手术凿仔细打开蝶鞍部，暴露垂体。

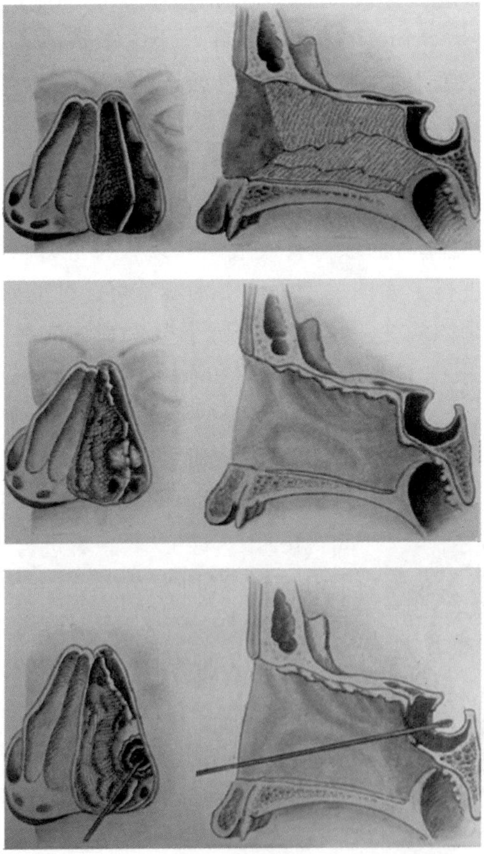

图19.4　Schloffer经鼻蝶手术的三个阶段

暴露垂体后，Schloffer便能够切除垂体肿瘤，并继续对患者进行术后密切观察（图19.4）。术后早期，患者表现持续不断的头痛症状已得到缓解，视野缺陷、食欲、睡眠模式和主观肌力均有所改善，但出现了包括行走时短暂性头晕、内直肌麻痹导致的远右外侧注视轻微复视、嗅觉减退和三叉神经上颌支分布区的鼻左侧感觉减退——Schloffer将这些归为手术切口的轻微并发症。同时，患者并未发生Schloffer术前担心的脑膜炎，但经历了明显的脑脊液漏，14天后症状自然消退。术后1个月，患者已明显恢复状态。不幸的是，患者在术后2个月突然失去知觉并伴有极度心动过缓，随后死亡。尸检发现，患者肿瘤比预期的体积大，且有大肿块残留阻塞室间孔（Monro孔），最终导致脑积水。

尽管这一病例没有获得良好的预后结果，但Schloffer因此确定经鼻蝶垂体手术存在可能性。该病例也说明当时手术的主要缺点之一：难以评估肿瘤的大小和位置，这一难题直到1918年Dandy开发脑室充气造影之后才得以解决。

Schloffer的经鼻蝶垂体手术很快引起了神经外科界的注意。几个月后，奥地利神经外科医生Anton von Eiselberg（1860—1939）在维也纳进行了类似手术；1908年，Julius von Hochenegg在维也纳进行了第一次肢端肥大症经鼻手术；1909年，Harvey Cushing将该手术方法引进美国，并以此治疗了一名肢端肥大症晚期患者。值得注意的是，Eiselberg和Cushing病例的两位患者术后存活多年并获得成功的治疗结果，他们的手术以令人信服的方式支持了“某种垂体因子分泌过度导致肢端肥大症”的观点，并从此确定垂体手术应作为肢端肥大症的常规治疗方法。

美国神经外科教授Edward R. Laws Jr.（美国神经外科医师协会（CNS）、美国神经外科医师学会（AANS）和世界神经外科联合会（WFNS）前主席）曾表示：“我们有理由承认Schloffer是经鼻蝶垂体手术发展的先驱，虽然该手术患者的结果不够理想，但Schloffer却发表了第一份相关报告。毫无疑问，这是一种成功的手术方法。随着该方法的普及率和可靠性的提高，它也为其他同道带来启发。”

今天，经鼻蝶手术已经经历了一个多世纪、几代神经外科医生的锤炼，目前仍是一种治疗蝶鞍区病变的安全有效方式，内窥镜的引入也为经鼻蝶入路手术开辟了新视野，使其可逐渐延伸应用至整个颅底的病变。而这一切发展，都离不开Schloffer当时所做的那个勇敢而创新的决定。

第二十章　第一例清醒开颅肿瘤切除术

一、医学史上第一例清醒开颅手术切除颅内肿瘤

1923 年 4 月 7 日，卡尔·温菲尔德·奈伊(Karl Winfield Ney)医生完成了医学史上第一例局部麻醉下，清醒开颅手术切除颅内肿瘤(图 20.1)。纽约 Beth Israel 医院的患者 Henry A. Brown，在医生 Karl Winfield Ney 和辅助外科医生的协助下，仅在局部可卡因麻醉的情况下被打开了头骨，并成功地切除了一个巨大的肿瘤。Brown 在整个手术过程中完全清醒，能够回答医生的问题，并愉快地交谈。Brown 当时的情况是很复杂的，他很可能无法在全身麻醉的手术中存活下来。他的病情在手术前已经被大家认定为没任何治愈的希望，但术后他康复了。切除的肿瘤是良性的，长 4 英寸(约 10 厘米)，宽 2 英寸(约 5 厘米)，厚四分之三英寸(约 1.9 厘米)。

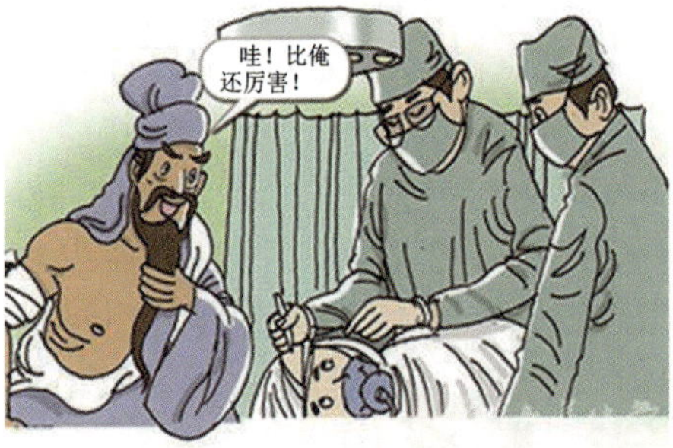

图 20.1　清醒开颅手术漫画

二、开颅手术的发展史

最古老的开颅术可以追溯到 5000 年前的新石器时代，人们使用颅骨钻孔术来治疗多种疾病，包括头痛、癫痫、精神障碍，或是缓解由外伤导致的颅内压、清除碎掉的头骨。当然，古代对活人进行开颅术的原因，除了治疗头部疾病外，还包含巫医的成分，而且时代较早的史前时期更可能如此。这种技术在世界各地普遍存在，包括欧洲、非洲、亚洲、南美洲等地。除了出土的数以千计的头骨之外，很多艺术品画作以及后期的报告中也都有关于颅骨钻孔术的记载(图 20.2)。

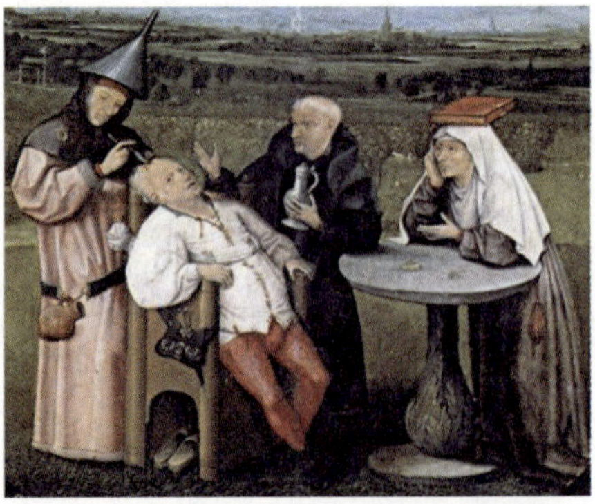

图 20.2　博思《治疗疯狂》局部

进入现代，开颅术完全没有了巫医的成分，其目的主要是治疗脑部肿瘤、脑出血、大面积脑梗死、严重脑外伤、脑积水等严重脑病，通过开颅，脑外科医生方能对病变脑组织、脑出血的血块进行清除等手术。现代开颅术的基本步骤包括：划线确定手术范围，麻醉成功后，沿线切皮，止血，电钻在颅骨上钻出多个孔，线锯锯开，拿下骨瓣。进行脑内组织的手术，然后放回骨瓣，固定，缝完皮就结束了。

1879 年，Mac Ewen 在英国格拉斯哥第一次正式进行开颅手术，他为一患者成功切除了左前颅凹扁平状脑膜瘤，获得了良好的效果，之后的几年里他又成功进行了一例脑脓肿患者行开颅脓肿引流术和两例慢性硬膜下血肿清除术。20 世纪初，哈维 · 库欣（Harvey Williams Cushing，1869—1939）对脑外科手术的技术进行了改进，他发明了高频电刀及电凝，应用于开颅手术中止血，获得了成功；他还首先提出了术毕要缝合硬膜与帽状腱膜，从而减少了创口的感染和渗漏，上述原则迄今仍为神经外科界所遵循。可以说，19 世纪末 20 世纪初麻醉术、无菌术的发展是开颅术技术进化的节点，高频电刀和电凝器械的发明则是现代外科医生进行开颅术的"神器"，而 100 多年前 Karl Winfield Ney 的史上第一例清醒开颅肿瘤切除术也是其中的重要一步。

三、我国第一例清醒开颅肿瘤切除术

我国第一例清醒开颅肿瘤切除术，发生在 2007 年 3 月，16 岁的患者贝贝在新乡医学院第一附属医院接受了这一手术（图 20.3）。当日，贝贝自己走进手术室，在手术进行的两个半小时里，一边接受开颅手术，一边与医生聊天；手术结束后，自己穿上病号服走下手术台；当天，她还能自己端碗吃饭。

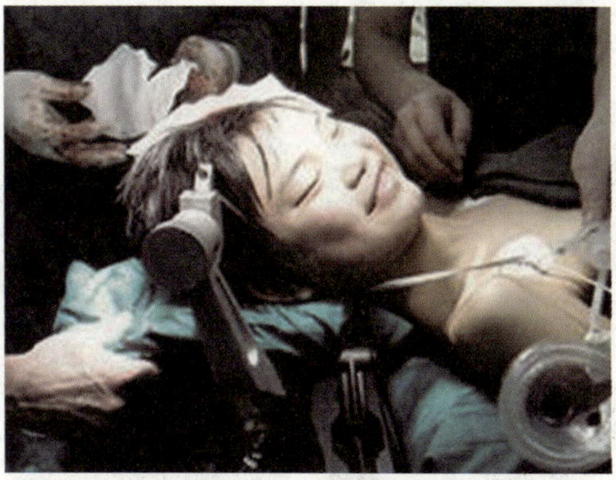

图 20.3　国内首例清醒开颅手术成功

手术很成功，以往常规的脑肿瘤切除术都是采用全身麻醉；患者在手术中完全没有知觉，医生也无法在手术中判断是否损伤了患者的语言区和运动区，就无形中增加了手术的风险。而清醒开颅术，是针对脑功能区病变最大限度切除脑肿瘤的综合手术技术，现代更是融入了唤醒麻醉、神经电生理监测、神经导航、显微神经外科手术、功能磁共振等多种高端技术，术中可以实时监测手术区域脑功能。

第二十一章　经蝶窦入路手术的“历史交汇点”

1910 年 6 月 4 日，经蝶窦入路手术迎来了“历史交汇点”。就在这一天，“现代神经外科之父”哈维·库欣（Harvey Cushing，1869—1939）和垂体外科先驱奥斯卡·赫希（Oskar Hirsch，1877—1965）分别进行了经蝶窦鼻中隔黏膜下切除术（图 21.1）。

经蝶窦入路是切除蝶鞍大部分病变的首选途径，由奥地利外科医生 Hermann Schloffer（1868—1937）于 1907 年首次实现，其经上鼻部-蝶窦入路的垂体腺瘤切除术在神经外科界吸引了众多神经外科学者的目光。114 年前，站在“巨人肩膀”上的 Cushing 和 Hirsch，巧合在同一天，分别尝试经唇下-蝶窦入路和经鼻蝶入路的鼻中隔黏膜下切除术并取得显著成功，为现代经蝶窦手术奠定了坚实基础。这不仅是神经外科史上的一大巧合，更是经蝶窦手术漫漫发展路上一个高光汇聚的“交汇点”。

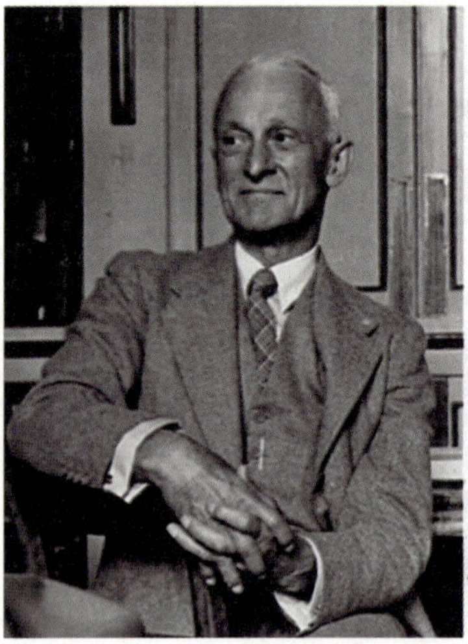

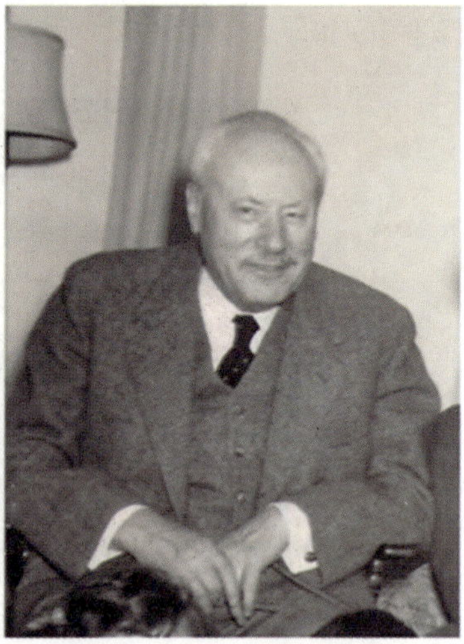

图 21.1　Harvey Cushing（左）和 Oskar Hirsch（右）

一、Harvey Cushing 的经唇下-蝶窦入路

1909 年，Harvey Cushing 在美国波士顿改进了经蝶窦手术鼻祖 Schloffer 的经上鼻部-蝶窦手术技术，并对一名肢端肥大症男性患者进行了其第一次经蝶窦手术尝试。尽管当时 Cushing 并未完全切除肿瘤，但患者的术前症状有所改善，并继续存活了 21 年。通过首次经

蝶窦手术的经验，Cushing 意识到“充分了解经蝶窦入路的解剖结构后，接近蝶鞍是多么容易的一件事”。

但是，Cushing 并未满足于经上鼻部入路，他随后又对此进行改进，并结合 A. B. Kanavel(1874—1938，化脓性腱鞘炎卡纳维尔氏征(Kanavel signs)的描述者)的下鼻部入路、W. S. Halsted(1852—1922，腹股沟疝修补法和乳腺癌经典根治术创始人，Cushing 的导师)的唇下切口方法以及 Emil Theodor Kocher(1841—1917，甲状腺生理病理的开创性研究者，1909 年诺贝尔生理学或医学奖的得主)的鼻中隔黏膜下切除术。

1910 年 6 月 4 日，Cushing 成功完成经唇下-蝶窦鼻中隔黏膜下切除术(图 21.2)。在手术中，Cushing 把肾上腺素浸泡过的脱脂棉分别塞入患者的两个鼻孔以增进止血效果，并在唇下做一个 2 厘米横向切口，后进行钝性分离，提起鼻黏膜直至暴露鼻中隔下缘。随后，他从鼻中隔两侧后切开黏膜，为放置牵开器提供空间，并使用 Ballenger 旋转刀切除大部分犁骨、筛骨垂直板下缘以及小部分软骨。在牵开器之间，Cushing 使用直径 1.8 厘米的扩张器压平下鼻甲，然后放置自持式双瓣鼻窥器以代替牵开器。在肉眼观察下，Cushing 使用特殊咬骨钳进入蝶窦，去除鼻黏膜内层并暴露蝶鞍底部。

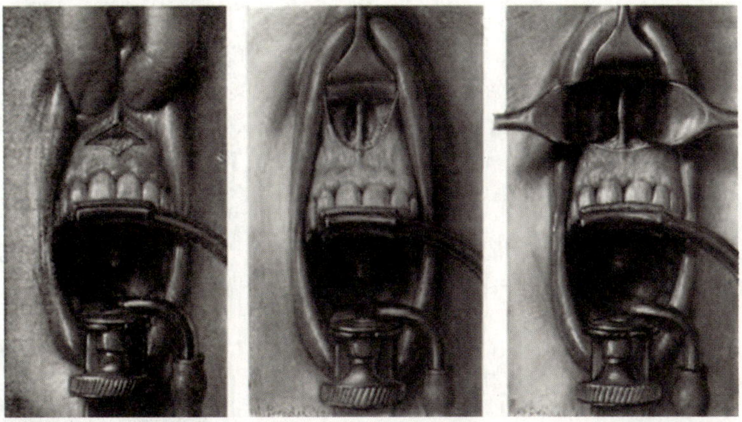

图 21.2 经唇下-蝶窦鼻中隔黏膜下切除术

Cushing 强调手术空间和操作视野的必要性，并要求术中必须保持目标部位绝对干燥，因为在使用咬骨钳按步操作之前必须识别目标结构。就像他自己描述的，“经蝶窦手术的主要危险是医生对入路方向和路径的误判”。值得一提的是，Cushing 的这一改良入路方式与当代神经外科医生采用的方法非常相似。

二、Oskar Hirsch 的经鼻蝶入路

Oskar Hirsch 的首次经蝶窦手术在 1910 年 3 月完成，他在局部麻醉下成功切除了一名患者的垂体瘤。术后，患者的头痛症状获得立即改善，视力也逐渐恢复。由于“术中任何阶段均未出现明显疼痛或出血”，Hirsch 因此观察到使用局部可卡因麻醉剂的优势。据 Hirsch 描述，在局部可卡因麻醉后应将手术分为以下阶段：① 移除中鼻甲；② 间隔数日，移除筛骨前后部以暴露蝶窦壁；③ 再间隔数日，移除蝶窦壁前部。至此，外科医生可以选择直接打开鞍底并切除肿瘤，或等待数日后再完成肿瘤切除(图 21.3)。

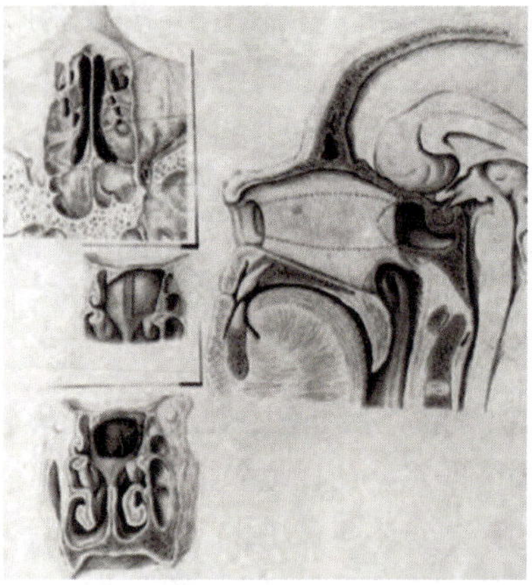

图 21.3 Oskar Hirsch 的首次经蝶窦入路鼻中隔黏膜下切除术示意图

然而，Hirsch 与 Cushing 持相同观点，认为 Schloffer 经上鼻部入路的面部切口并不美观，且鼻旁窦切除部分过多，可能导致不必要的容貌受损。因此，Hirsch 开发了从单鼻孔入路的经鼻蝶手术，该方法源自其对尸体鼻窦解剖学的研究。

就在 Cushing 完成经唇下-蝶窦入路手术的同一天，Hirsch 在大西洋彼岸也实现了经鼻蝶入路的鼻中隔黏膜下切除。在其 3 月份首次经蝶窦手术步骤的基础上，Hirsch 缩短了整个手术流程的持续时间，并成功治愈了一名术前有头痛、视野障碍、继发性闭经和溢乳症状的女性患者。正式切除手术前，患者的中鼻甲被移除（第一阶段），从而免于使用特殊扩张器（同 Cushing 术中使用的扩张器）打开黏膜下手术通道。

在术中，患者采用坐位且头部被固定，全程保持清醒。Hirsch 借助耳鼻喉科反光镜和鼻窥器（图 21.4），并使用 20%可卡因溶液浸润鼻中隔两侧黏膜，沿着鼻中隔软骨前缘在黏膜一侧做鼻内切口，并抬起同侧黏膜。紧接着，Hirsch 在距离黏膜切口 0.5 厘米处切开软骨，并抬高另一侧的黏膜。此时，他置入鼻窥器以分离两侧黏膜，从而在中部形成鼻腔空间以暴露中线上的鼻中隔。Hirsch 强调，黏膜应抬离蝶窦表面以暴露蝶骨口，然后移除鼻中隔软骨和筛骨垂直板，并切除犁骨后部和蝶骨喙，从而打开鞍底。

Cushing 和 Hirsch 勇于尝试在当时还属于新兴技术的经蝶窦手术，并不断改进手术操作以提高治疗效果，淋漓尽致地体现了他们的探索精神。他们在手术中均经过筛窦，并采用 Kocher 鼻中隔黏膜下切除术的概念，可谓“英雄所见略同”（图 21.5）。

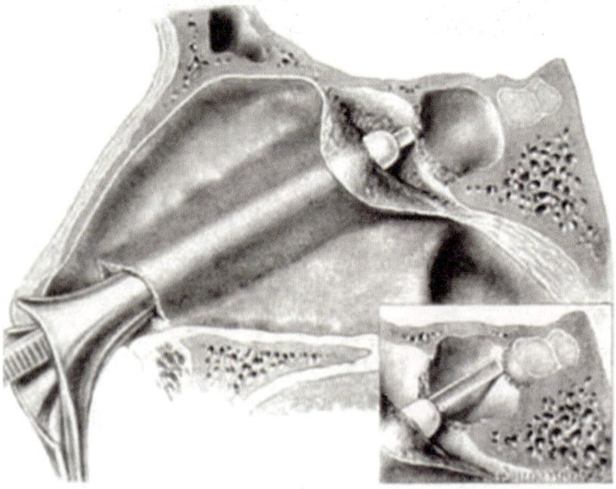

图 21.4 Oskar Hirsch 在术中使用的鼻窥器

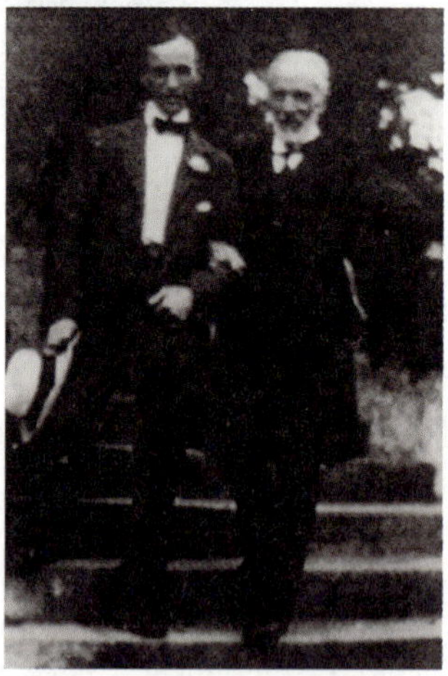

图 21.5 Cushing 和 Hirsch

但与此同时，他们的手术也体现出两位神经外科大师不同的关注点和创新点。入路方式是 Cushing 手术和 Hirsch 手术的最显著区别：Cushing 选择唇下入路，而 Hirsch 采用经鼻入路。Cushing 认为，Hirsch 的经单鼻孔入路是一种“狭小途径”，只能提供有限暴露且可能“伴有不必要的风险，而唇下入路的外部开口是经鼻入路的两倍，且保留鼻甲可以避免术后臭鼻症的发作”。对此，Hirsch 辩称，“使用鼻窥器将黏膜瓣分离至鼻腔及蝶窦腔的宽度后，经鼻手术将通过一个较宽的新通道完成，除第一个线性切口外，该通道与鼻腔并未连通，因此可以防止或限制可能出现的感染”。此外，麻醉的选择也是二者手术的一大区别：Cushing 采用气管内诱导全身麻醉；而 Hirsch 则选择局部可卡因麻醉。

115 年前，Cushing 和 Hirsch 在生生不息的神经外科历史之路上“交汇”，并在关于手术异同点的辩论中不断摩擦出新的医学火花。尽管 Cushing 和 Hirsch 采用的技术不同，但他们的经蝶窦鼻中隔黏膜下切除术均获得了显著的治疗效果。现代经蝶窦手术已经迎来显微外科时代，但 Cushing 和 Hirsch 在一个多世纪以前建立的基本技术仍与目前治疗鞍区病变的入路方式遥相呼应，不断造福更多患者。

第二十二章　内外兼修的医学大师
Harvey Cushing

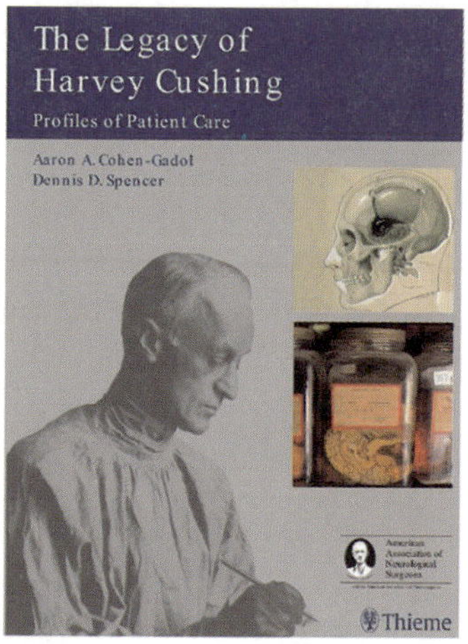

图 22.1　Harvey Cushing 传奇

"在这之前，动脑外科手术的病人十有八九都要丧命，而在这之后，十有八九都能得救。"作为那个时代最伟大的外科医生，他单枪匹马将脑外科手术的死亡率降低到了10%，这是其成就最生动的表述，也是对现代神经外科发展的最好体现。他获得了美国新闻界最高荣誉——普利策奖，他被称为"现代神经外科之父"。他就是——哈维·库欣(Harvey Cushing，1869—1939，图 22.1)。

1878 年，英国外科医师 William MacEwen 成功地开颅切除一例脑膜瘤，撬开了现代神经外科学的大门。而神经外科学的发展与成熟，则主要归功于美国神经外科医师 Cushing 在 20 世纪初的卓越贡献。

1869 年 4 月 8 日，美国神经外科学家 Harvey Cushing 出生于俄亥俄州克利夫兰的一个医生世家。他的祖父和曾祖父都是医生。Cushing 继承了父辈对科学知识的渴望，他于 1891 年毕业于著名的耶鲁大学。而后在哈佛大学医学院学习期间开始了他在医学界的第一次实践，四年后获得了学位。

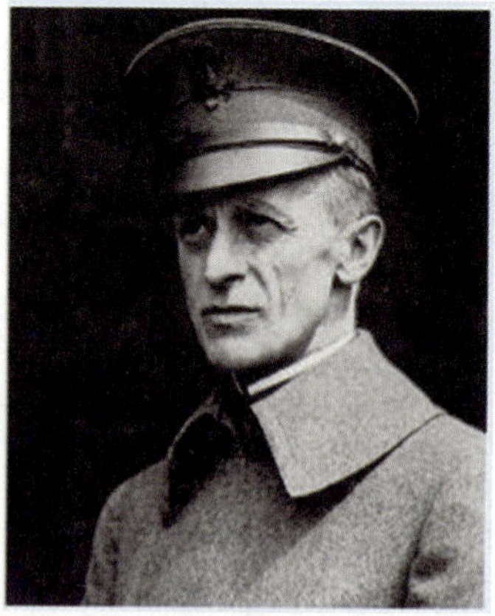
图 22.2　战火时代的 Harvey Cushing

Cushing 是一个完美主义者，他为患者剃头，进行定位，并关注手术的每一个细节。他不断磨炼自己的诊断能力，并从错误中吸取教训。1912 年，哈佛大学邀请 Cushing 担任新成立的Peter Bent Brigham 医院的首任神经外科主任，进行脑肿瘤和脑下垂体的神经外科手术。

欧洲战争的爆发中断了 Cushing 的工作。1915 年，他随美国救护部队哈佛分队前往法国(图 22.2)。这些野战医院，全部由美国大学的医生组成。哈佛分队接管了一家 160 个床位的医院，治疗战伤严重的士兵。Cushing 主要对头部受伤的患者进行手术，也对面部和四肢伤口进行手术。虽然当时外科医生都在一家老鼠出没、泥泞不堪的帐篷医院里工作，但在艰苦条件下的 Cushing，学会了战地外科手术。他是第一个使用磁铁清除大脑深处弹片的人。

在哈佛分队执行完任务后，他回到波士顿，重新开始了繁重的手术日程（图 22.3）。预见到美国即将参战，他与政界人士和军队合作，获得医疗储备和设备，并组织医院护理人员。

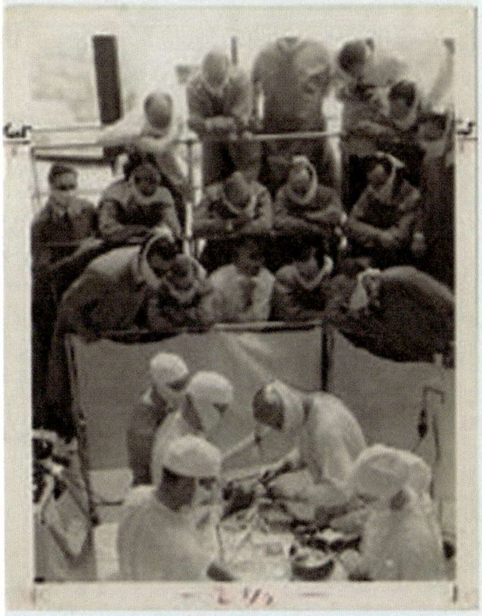

图 22.3　Cushing 在实施手术，观摩人员可谓"里三层、外三层"

1917 年，当美国向德国宣战时，第一批抵达法国的美国人是由克利夫兰的 George Crile 博士和 Cushing 组织的第四和第五基地医院的志愿医生、护士和辅助人员。哈佛分队取代了一家英国帐篷医院，在一片田野上建立了临时医院。他们只有几台手术器械，其他的几乎没有。Cushing 依靠官方渠道获得医疗设备和救护车。他还走访前线的救援站，为头部创伤的患者动手术，教授其他外科医生，并从事涉及伤口早期清创、消毒和输血的研究。这项研究的结果，使穿透伤的死亡率从 56%下降到 25%。战争结束后，Cushing 写下了哈佛基地医院的历史，该医院收治了 4.5 万名伤员。Cushing 是神经外科学史上杰出的技术革新家，1917 年就首先提出神经外科手术操作原则：必须手法细腻，止血彻底，要尽力保护脑组织等。

1919 年，Cushing 在 Brigham 医院重新组建他的外科团队时，已经步入中年，健康状况不佳。他很容易疲倦，站立不稳，但还是承担了很重的手术负担。他为越来越多的脑肿瘤患者做了手术，取得了越来越好的疗效。他发明了银夹，并与物理学家 W. T. Bovie 一起开发了止血电灼术，使他能够从大脑深处移除血管化的肿瘤。并且，他首先提出了术后要缝合硬膜与帽状腱膜，从而减少了创口的感染和渗漏，很多手术方法和原则至今仍然为广大外科医生遵循。Cushing 在遗嘱中要求在他的墓志铭中刻上"第一个帽状腱膜缝合者长眠于此"。

作为一名重度吸烟者，他的脚和腿疼痛逐渐严重，导致脚趾坏疽和住院。1931 年，他离开医院病床，为自己的第 2000 个脑瘤患者做了手术。第二年，63 岁的他辞去了 Brigham 医院主任医师的职务，在完成对脑下垂体的研究后，回到耶鲁大学担任神经学教授。他坏疽的脚趾和脚痛愈加严重，但当他戒烟后，情况有所改善。

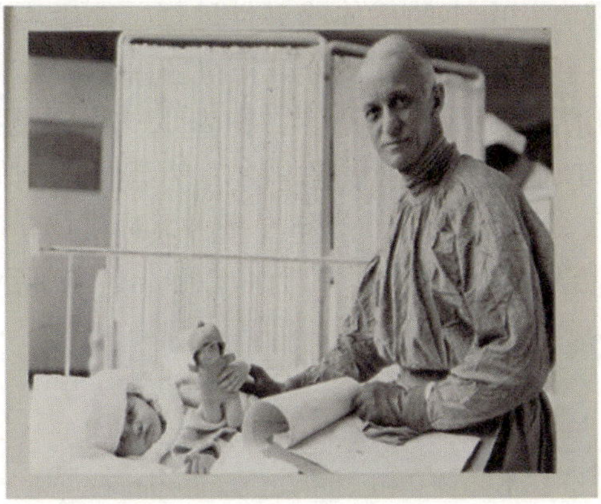

图 22.4　德艺双馨的 Cushing 大师

他对患者和蔼可亲，富有同情心，亲自给患者洗澡，换便盆，更换衣物（图 22.4）。不幸的是，他一心一意地致力于医疗事业，这令他与家人疏远了。他与妻子、孩子分隔了很长一段时间，而当他在家时，他把时间都花在了学习和写作上。在 Cushing 生命的最后几年，他经常是孤身一人，健康状况不佳。

Harvey Cushing 一生的成就很多，最让我们熟知的莫过于首次描述“库欣综合征”(Cushing's Syndrome)。1910 年，Cushing 担任外科医生时，遇到一名腹部变大，酷似足月妊娠孕妇的年轻女性。她脸部圆润，面部、臀部和背部毛发生长异常。1912 年，他将自己的发现发表在《垂体及其失调》一书中。为了表彰他对于内分泌学的贡献，这种综合征最终以他的名字命名。

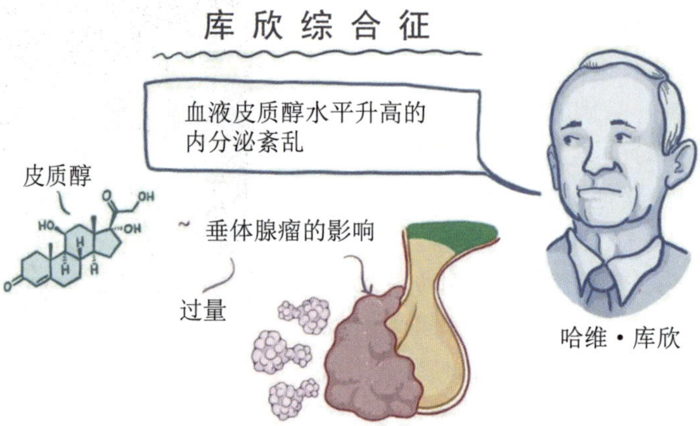

图 22.5　每一个医学生都学习过的 Cushing 综合征

1939 年 10 月 7 日，Cushing 因冠心病去世，享年 70 岁。除了这一辈子的临床工作和他苛刻的手术时间表，他还完成了更多其他的工作。据他的同事回忆，以前他常常每天早晨口授信稿几个小时，然后做四五个小时手术。傍晚时分一边嚼着面包，一边写详细的术后记录，检查新来的患者，还要查病房。每天晚上从 8 点到 12 点是他的写作时间——包括医学论文、演讲稿以及自己的著作，平均每天 5000 到 1 万字。

1931 年，Cushing 完成了人生的第 200 台脑肿瘤手术。一年后，他从哈佛医学院退休，接受了他的母校耶鲁大学神经学教授的职位。并于 1933 年 10 月离开波士顿。耶鲁后来又恢复了他在医学上最杰出的医生之一的位置。

围绕着“垂体嗜碱性肿瘤”作为一个临床实体的认识始于 Cushing 在 1930 年对李斯特讲座的准备工作中。在他阅读文献的过程中，他偶然注意到在威廉・拉布(Raab)博士的布拉格论文中描述的一个病例，这一病例每个方面都类似于前面提到的“多腺体综合征”(pluriglandular syndrome)。Raab 病例在尸检时发现有一个小的垂体嗜碱性腺瘤。此后不久，Cushing 诊所的前住院医师 Teel 发表了第二例与垂体嗜碱性腺瘤相关的多腺体综合征。Cushing 认为这个临床综合征可能是嗜碱性腺瘤的结果，而不是原因。在 1932 年发表的专著中，他收集了 12 个案例来指出这一点。① 其中 10 例是从文献中获得的，2 例是他自己的。

这 2 例中就包括 1912 年专著中的案例 XIV 和案例 II。在 1932 年专著出版时，两例患者都还在世，Cushing 也不能确定是否是嗜碱性腺瘤。三年后，案件 II 死亡，Cushing 得知后说服家属进行尸体解剖。长期被怀疑有嗜碱性腺瘤的患者最终被证实了。Cushing 这一年

① Cushing H. The basophil adenomas of the pituitary body and their clinical manifestations(pituitary basophilism)[J]. Bull Johns Hopkins Hosp, 1932, 50: 137-195

63 岁。

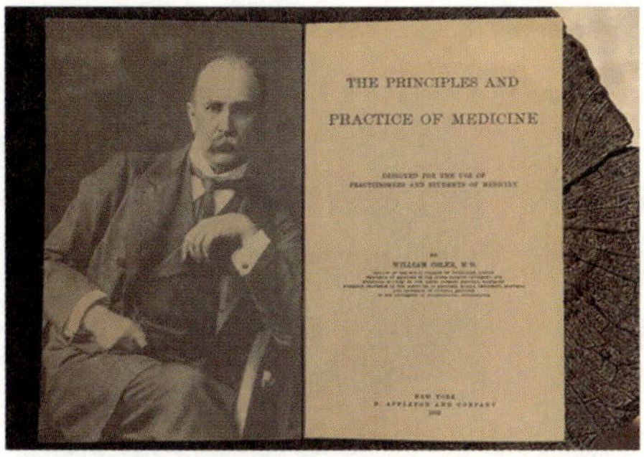

图 22.6　奥斯勒的《医学原则和实践》

1939 年 10 月 3 日晚上，70 岁的 Cushing 在搬运一堆沉重的 16 世纪手绘人体解剖书时，出现剧烈胸骨下疼痛，并在 7 日清晨逝世。Harvey Cushing 是一个奇迹。他所做的一切都很出色——作为教育家、外科医生、学者和科学家都处于前列。他的关于奥斯勒(William Osler)的传记也占据了其成就巅峰(图 22.6)。能在一个领域排在前列的人已经是少数，更不用说在两个领域都是如此出色，这就是 Harvey Cushing。

艺术家 Harvey Cushing

Harvey Cushing 也是一位艺术家。在霍普金斯的几年里，Cushing 在医学期刊上发表了许多医学插图。也是这个时候，他遇到了著名的专业医学插画师 Max Brödel。Brödel 的贡献毫无疑问是巨大的，在 Brödel 的指导下，Cushing 的绘图技能显著提高。Cushing 用插图来记录他的患者和他们的病情、记录手术过程和病理，也详细描述着他在旅行日记中的追求和兴趣(图 22.7)。

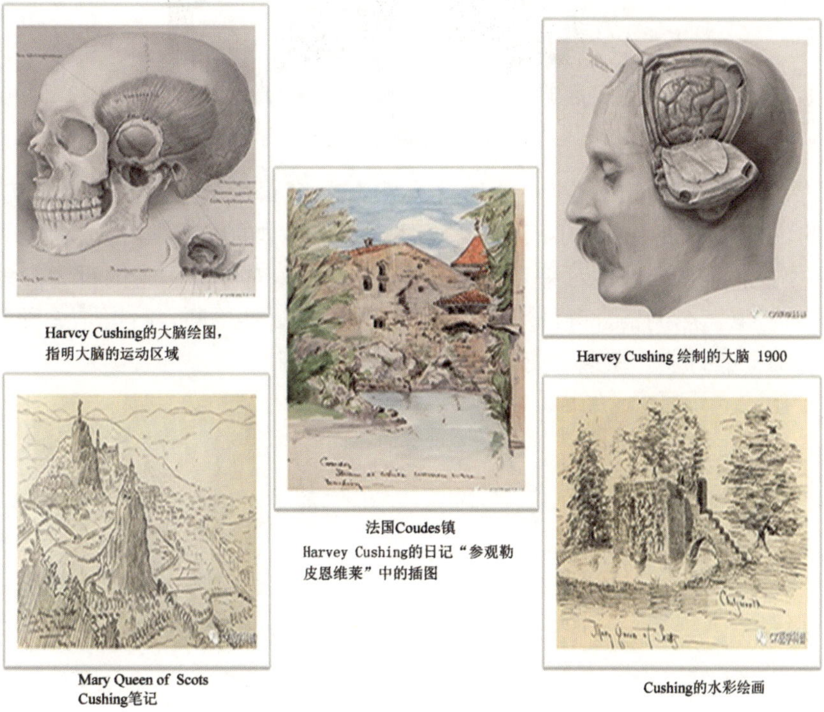

Harvey Cushing的大脑绘图，指明大脑的运动区域

法国Coudes镇 Harvey Cushing的日记“参观勒皮恩维莱”中的插图

Harvey Cushing 绘制的大脑 1900

Mary Queen of Scots Cushing笔记

Cushing的水彩绘画

图 22.7　Harvey Cushing 绘制的作品

最具影响力的医生、学者

2016 年，Medscape 评选出医学史上 50 位最具影响力的医生或学者，Harvey Cushing 居第十六位，加拿大医生 William Osler 爵士第一！

Harvey Cushing 是首位美国籍的外科领域领军人，内分泌学的创始人。他发明了现代神经外科的方法技术和哲学，使脑部手术的风险大大降低。Cushing 脑瘤注册表是目前重要的培训参考，而坐落在耶鲁大学医学院的 Cushing 中心，目前仍保留着超过 2200 例大脑/肿瘤标本和 15000 幅相关照片。其著作《威廉・奥斯勒先生的一生》荣获了 1926 年的普利策奖。1988 年，美国邮政局发行了一枚邮票来纪念 Harvey Cushing，这是"美国伟人"系列邮票之一（图 22.8）。

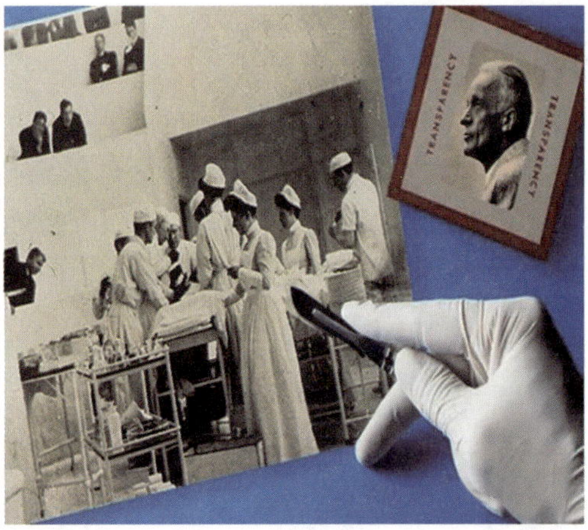

图 22.8 "美国伟人"系列邮票之 Harvey Cushing

Cushing 是现代临床实践之父。他致力于医学教育，最大的成就是对临床实践的支持。1892 出版的《奥斯勒氏的原则和医学实践》，倡导远离课本的临床学习，成为世界各地医生的标准教科书。他强调的医生对患者的态度和人文关怀，对临床医生的行为和教育也产生了重要的影响。其著名的格言有：聆听你的病人，他会告诉你诊断。行医是一种艺术而非交易，是一种使命而非行业。在这个使命当中用心如同用脑。

第二十三章　提出颅内压概念的 Alexander Monro

亚历山大·门罗(Alexander Monro,1733—1817),是苏格兰解剖生理学家、医生和医学教育家(图 23.1),来自有名望的 Monro 家族(创建了爱丁堡大学)。他家父子三代都叫 Alexander Monro,因为他是第二代,所以叫 Secundus(二世,Second)。

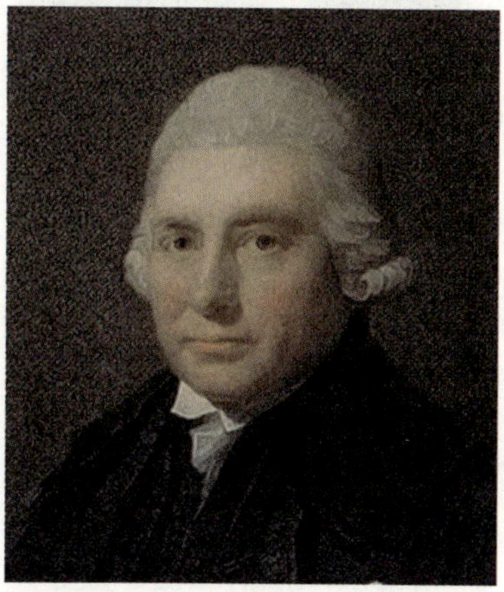

图 23.1　Alexander Monro

Monro 对医学的主要贡献是描述了淋巴系统,完善了骨骼肌系统的描述,在医学教育中引入临床医学部分。

在神经系统的研究中,Monro 提出颅内压的概念,他与他过去的学生 George Kellie 一起建立了 Monro-Kellie 法则(Monro-Kellie doctrine)。

颅内压(intracranial pressure)的概念,正常与异常颅内压,颅内容量与脑组织和血液的关系,都是 Monro 和 Kellie 最早提出的。

Monro-Kellie 法则指出:一是颅腔不可扩张,内容量是固定的;二是脑实质几乎是不可压缩的;三是颅腔内脑血流几乎是恒定的;四是持续通畅的脑静脉血流是动脉血入脑的前提条件(图 23.2)。

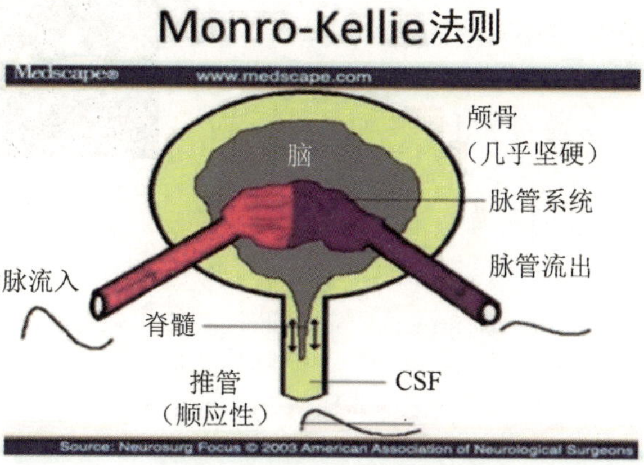

图 23.2　Monro-Kellie 法则

虽然后人认为 Monro 和 Kellie 共同建立了颅内压的概念和法则，其实两人的贡献出现在不同的时代。

在 1873 年 Monro 提出颅内压的科学观点，因为颅骨恒定，所以血流必须也恒定。

Monro 认为如果水分或其他物质从血管中溢出，那么同等量的血液也必然外流，让出空间，而达到颅内体积平衡。Monro 的书发表在 1783 年。[①]

40 年后，Monro 过去的学生 Kellie 在人体和动物实验上证明，不管是上吊死亡还是放血致死，脑静脉血容量是固定的，而脑组织不能受压，提示颅内压力相对稳定。[②]

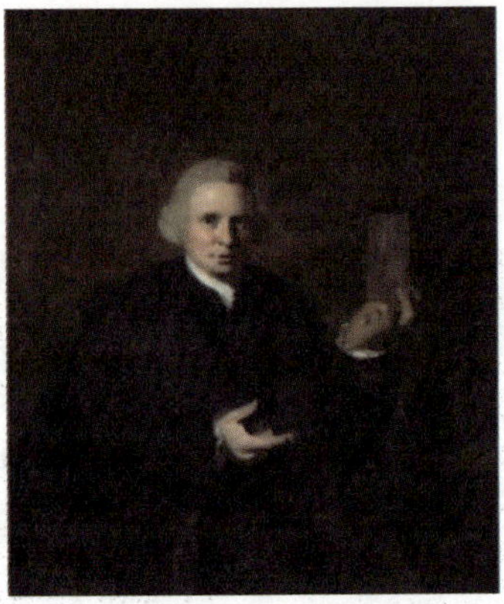

图 23.3 Monro 首先提出"颅内压"科学设想

平心而论，用从街头捡来的尸体做常规解剖中，Kellie 能推导出如此惊天动地的结论，可见 Monro 颅内压的概念应该一直存在 Kellie 的心里。

因此，颅内压的理念，是 Monro 首先提出科学设想（图 23.3），而 Kellie 在 40 年后从两位死去的患者身上及动物实验中得到验证。

必须强调，Monro 认为颅腔容量是恒定的，颅内压与血液容量尤其是静脉血容量有关。而 Kellie 在 Monro 的基础上加入脑实质因素，提出脑血流容量和脑实质这两个因素影响颅内压。

Monro 的另一个学生 John Abercrombie（1780—1844）在实验中证明人（动物）体竭尽全力维持脑的循环。Abercrombie 用放血的方法来验证这一设想，他显示放血后直到死亡之前的一刻，动物的脑循环相对正常，提示颅内压恒定。[③]

因此，早期对颅内压概念的理解主要是脑中的血容量，比如动脉血入脑的条件是脑静脉必须通畅，流入与流出平衡，否则颅内压增高。在那时，人们对脑脊液尚缺乏认识，所以脑脊液并不是颅内压的一个相关成分。

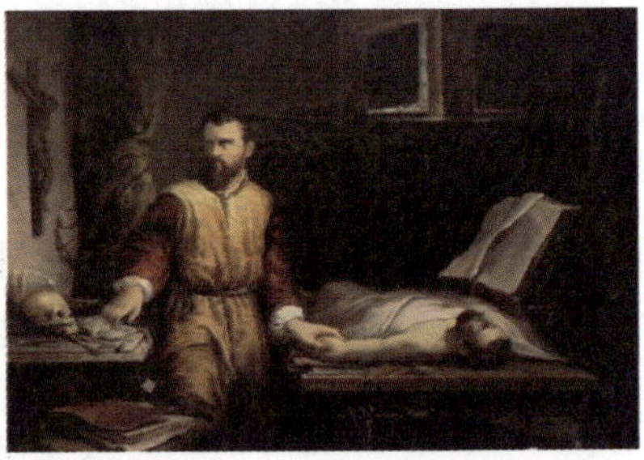

图 23.4 反对 Galen 的 Andreas Vesalius

现代解剖学的鼻祖，荷兰的 Andreas Vesalius（1514—1564）最早提出脑室中有液体，反对 Galen 等古希腊医学认为脑室充满"生命元气"（gas/spirit）的观点（图 23.4）。但是 Vesalius 遭到当时学术界的一致反对。

法国的生理学家 Francois Magendie（1783—1855）在 1842 年才证实脑室里装的是脑脊液，并且展示脑脊

① Monro A. Observations on the structure and function of the nervous system[M]. Edinburgh: Creech and Johnson, 1783.

② Kellie G. An account of the appearances observed in the dissection of two of the three individuals presumed to have perished in the storm of the 3rd, and whose bodies were discovered in the vicinity of leith on the morning of the 4th November 1921 with some reflections on the pathology of the brain[J]. Transac Medico Chirurg Soc Edinburgh, 1824, 1:84-169.

③ Clarke C, Abercrombie J. Pathological and practical researches in diseases of the brain and spinal cord[M]. Edinburgh: Carey, Lea and Blanchard, 1828.

液在蛛网膜下腔和四脑室之间流动。连接蛛网膜下腔与四脑室的孔因此以 Magendie 命名。①

脑脊液被发现之后，1846 年英国医生 George Burrows(1801—1887)反复重复了 Abercrombie 的放血和 Kellie 的重力实验后，发现脑脊液容量与脑血容量有关(图 23.5)②。

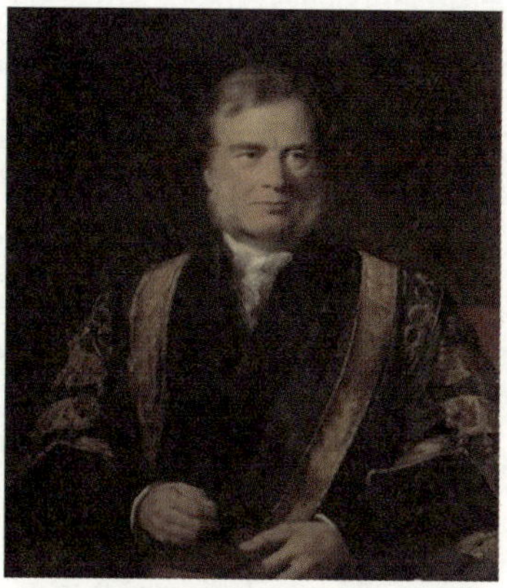

图 23.5　George Burrows

因此 Monro-Kellie 法则进一步被完善，指出血液、脑脊液与脑组织和平共处，在不变的颅腔内达成平衡。三者中如果有一者增加，必然造成另外一者或二者的下降。

后来人们把颅内压与脑脊液、血液、脑组织和脑灌注压的关系称为 Monro-Kellie 法则。因为脑组织是不会减少的，相反在脑肿胀时会增加，所以只有脑脊液、血液可以减少。而动脉血因为压力高一般不受影响，静脉血减少则为对颅内压增高的主要补偿。虽然加入脑脊液使 Monro-Kellie 法则更完善，同时可能也会产生误导，人们往往因此忽略脑静脉血流在颅内压调节中的作用。脑脊液每分钟产生 0.35 毫升，而脑血流是每分钟 700 毫升，因此脑静脉回流受阻对颅内压的贡献与脑脊液根本不在同一个层面上。

通过对颅内压维持脑循环平衡的认识，人们也开始认识到颅内压增高的病理现象。

早在公元前 6000 多年就有"开颅手术(trephination)"，据说古人是为了减缓"压力"造成的头痛。

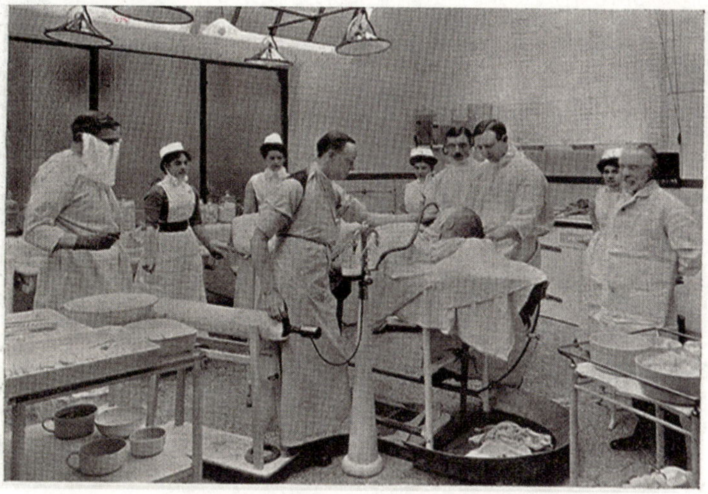

图 23.6　神经外科手术目的"降低颅内压"

① Magendie F. Recherches anatomique et physiologique sur leliquide cephalo-rachidien ou cerebri-spinal [M]. Paris: Mequignon-Marvis Fils, 1842.

② Burrows G. On disorders of the cerebral circulation and on the connection between affections of the brain and diseases of the heart[M]. Philadelphia: Lea &Blanchard, 1846.

颅内压增高的致命作用是德国的 E. Leyden 在 1866 年最早报道的，他在动物实验中观察到颅内压增高导致脉搏缓慢，呼吸困难，到呼吸停止。在 1890 年与神经外科之父之一的 Victor Horsley(1857—1916)一起工作的英国的 W. H. Spenser 发现脑肿瘤患者后期颅内压增高造成呼吸停止(图 23.6)。从那以后，颅内压增高就与脑损伤造成的死亡联系在一起了①。

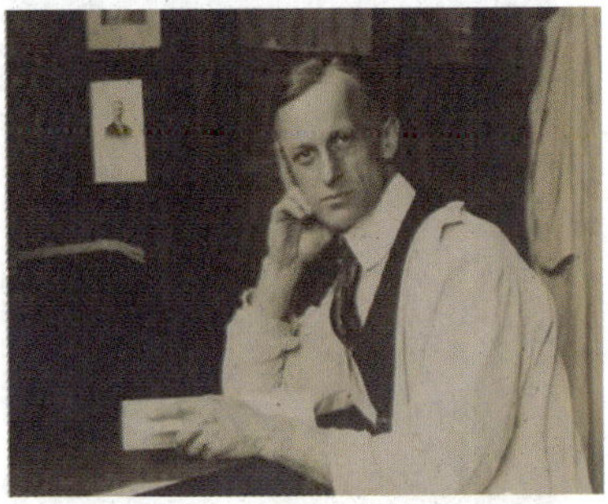
图 23.7　Cushing 三联征的提出者

一年之后，在 1891 年德国的 Heinrich Quincke (1842—1922)发明了腰穿和脑脊液压力的测量。反复腰穿测量脑脊液压力在临床上展开了。

到了 1903 年，神经外科的鼻祖之一，美国的 Harvey Cushing(Harvey Cushing)找到用临床检查来发现颅内压增高的方法，叫 Cushing 三联征(Cushing Triad)：脉压扩大，呼吸减慢，心跳，脉搏减慢(图 23.7)。

Cushing 进一步把 Monro-Kellie 法则定量化，认为脑容量、脑脊液容量和脑血容量的总和是恒定的，一方增加应该引起另一方或其他两方的减少。②

总而言之，Monro-Kellie 法则对颅内压的病理生理研究以及在临床中的应用起到划时代的推动作用。

回到 Monro，天才少年 Monro 在 1745 年其 12 岁时进入爱丁堡大学，1750 年进入医学院，18 岁时为他父亲 Alexander Monro Primus(First)做解剖助手。到了 1754 年因为 Monro 父亲的学生太多，身体又不好，只好把学生分成两个班，于是 Monro 在 21 岁时接替他父亲为夜班的学生讲课。Monro 讲课极好，受到学生们的热烈欢迎，于是 Monro 的父亲提名让 Monro 接班，成为解剖学教授和主任。这个“学二代”未毕业先当教授，在学术界成长快速(图 23.8)。

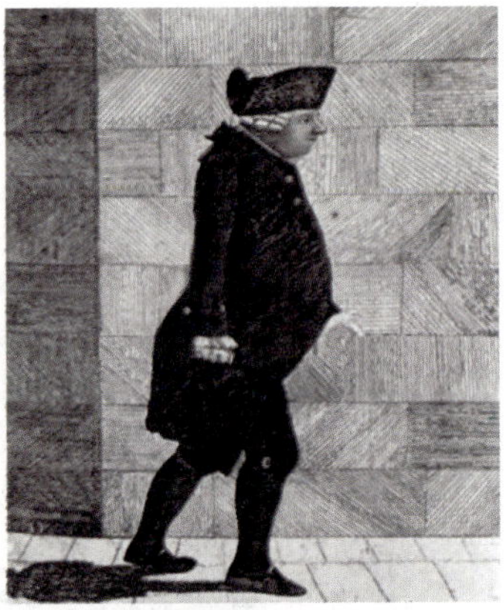
图 23.8　快速的走路风格，犹如学术的成长之快

第二年(1755 年)Monro 获得博士学位，然后去伦敦，后来去法国和德国游学。在 1757 年后 Monro 回到爱丁堡大学，在后来的 50 年中主要从事医学教学和临床治病，培养了许多优秀学生，包括查尔斯・达尔文(Charle Darwin)。

在 1758 年，Monro 在德国柏林发表了一篇文章，“De Venis Lymphaticis Valvulosis”，正确地描述了淋巴系统，早于 William Hunter，但是晚于 Friedrich Hoffman(1660—1742)。

在 1783 年 Monro 在苏格兰发表了《神经系统结构和功能的观察》③，有大量文字和图

① Spencer W H. On the changes produced in the circulation and respiration by increase of intracranial pressure or tension[J]. Proceedings of Royal Society of London, 1890, 48:273-275.

② Cushing H. The third circulation in studies in intracranial physiology and surgery[M]. London: Oxford University Press, 1903.

③ Monro A. Observations on the structure and functions of the nervous system[J]. London Medical Journal, 1783, 4(2): 113-135.

片。其中 Monro 提出颅内压的概念。

另外，文中 Monro 描述了侧脑室连接三脑室的孔，后来被命名为“Monro 孔”(foramen of Monro)(图 23.9)。Monro 早在 1764 年就描述过这个侧脑室孔，因为脑积水时这个孔变大，引起他的注意。其实这个连接孔曾经被多人提到过，但都不如 Monro 描述得详细。此书出版后，Monro 名声大振，在学术界家喻户晓。

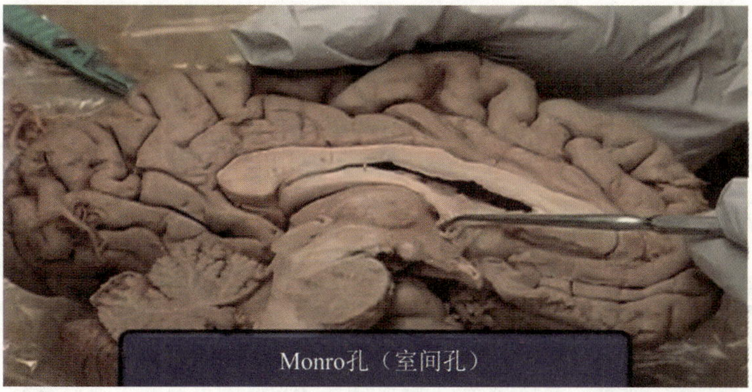

图 23.9　著名的 Monro 孔

Monro 还出版过多种书，包括 1785 年的《鱼的结构和生理与人和其他动物的比较》(*The Structure and Physiology of Fishes explained and compared with those of Man and other Animals*)，1797 年的《脑、眼与耳的三部曲》(*Three Treatises on the Brain, the Eye, and the Ear*)等。

此外 Monro 的私人诊所也非常成功，Monro 在 1767 年第一个在临床上使用洗胃(stomach pump)和手术引流(paracentesis)。

Monro 在 1762 年与苏格兰银行行长的女儿 Katherine Inglis 结婚，他们育有三儿两女。在 1779 年 Monro 被选为爱丁堡皇家医师学院院长。在 1798 年 Monro 退休(图 23.10)，他推荐他的长子 Alexander Monro Teitius 做解剖科主任，与当年他父亲推荐他一样。退休后 Monro 仍少量讲课，Monro 在 1808 年的一次讲课后感到不适，后来流鼻血，时常意识不清，在 1813 年得了卒中，4 年后在 84 岁时死于卒中。

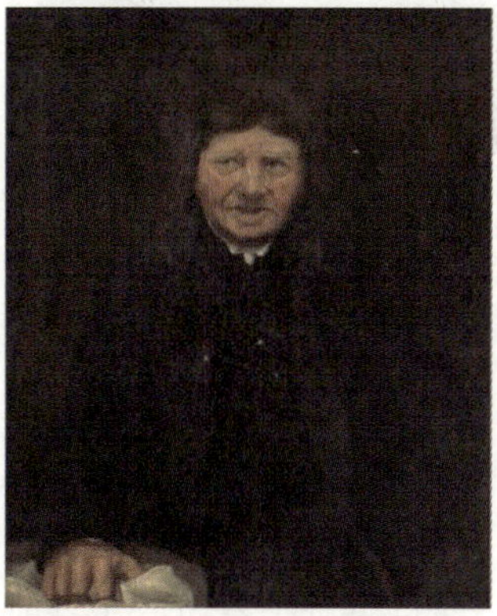

图 23.10　退休后的 Monro

12 岁天才少年，21 岁大学教授，50 年如一日潜心教学研究，从颅腔结构推测出颅内压的概念；教育世家、科研大师、优秀医生融为一体，上下五十载，生死教学中。

第二十四章　不世之材 Egas Moniz 与脑白质切除术的渊源

1949 年 10 月 27 日，葡萄牙神经学家埃加斯·莫尼兹(Egas Moniz，1874—1955，图 24.1)因发现“前额叶白质切开术对某些精神病的治疗价值”，被授予诺贝尔生理学或医学奖。尽管这样的成就令他名声大噪，其所开辟的“精神外科”也名声斐然，但后者自问世起，就面对着热切追捧和强硬攻击的“冰火两重天”。莫尼兹所攀越的高峰并不仅仅是“精神外科”，在更早的 1928 年 7 月 7 日，54 岁的莫尼兹于法国巴黎神经学会上的报告，宣告了脑动脉造影术这一开天辟地的应用的诞生，至今仍被世界神经外科奉为“宝藏”。

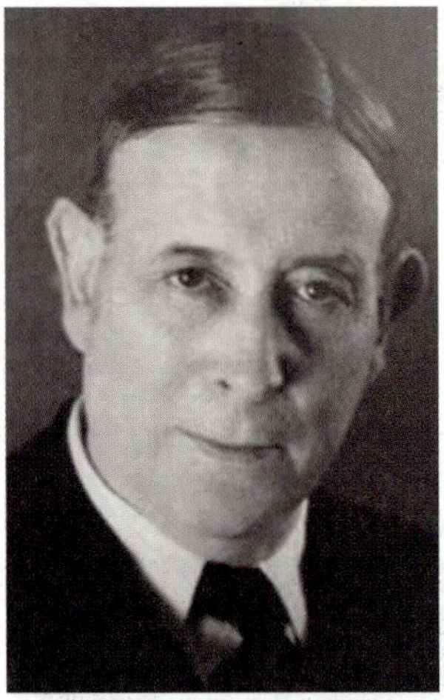

图 24.1　Egas Moniz

一、政治家莫尼兹

1874 年 11 月 29 日，莫尼兹出生在葡萄牙西北部阿文卡附近的一个小村庄。这位“怪异天才”青年时期的古怪与才华已无需赘述。对于莫尼兹，身边的人对他的评价总是两极分化，有人惊异于他的才华，有人倾慕他在医学中的独到眼光，更有许多人对他惯常的“剑走偏锋”的行事风格抱以严厉的谴责态度。

莫尼兹一度以政治家和作家的身份而为人熟知。1900 年，年仅 26 岁的莫尼兹当选为议会议员。第一次世界大战期间，他被任命为葡萄牙驻西班牙大使。战后，莫尼兹担任外交部长一职，期间代表葡萄牙参加了 1918 年的第五次埃尔赛和平会议。多年来，尽管葡萄牙政府频繁更迭，但莫尼兹凭借老练的外交能力，一直担任重要的政治职位。直到 1926 年，葡萄牙发生巨变，时任总统安东尼奥·德·奥利维拉·萨拉查(Antonio de Oliveira Salazar)所建立的独裁统治结束了莫尼兹竭力在葡萄牙推行的自由与民主，也阻碍了他进一步的政治发展，莫尼兹被迫退出政坛。

在莫尼兹游走于政坛的这些年里，他也一直作为一名神经学教授进行着学术活动，研究涉猎广泛。他撰写了关于战争中的神经学创伤(1917 年)和临床神经学(1925 年)的书籍，开展了脑血管造影的试剂研究(1925 年)，并与欧洲神经学界保持着密切的专业联系。这成为了他后半生的辉煌之基。

二、脑血管造影术

在退出政坛后，莫尼兹更将他所有的雄心壮志与精力都倾注在了神经学上。1926 年，莫尼兹开始了他的脑血管造影术，这是一种将不透明物质注入颈动脉后，通过 X 射线显示活体大脑血管的技术。1926 年 11 月，莫尼兹和他的合作伙伴阿尔梅达·利马（Almeida Lima）成功使用溴化锶溶液记录了一只狗的脑动脉造影，取得了初步成功。1927 年 7 月，他在巴黎的神经学会和随后的法国医学院成功地展示了第一张脑血管造影照片（图 24.2）。尽管其他科学家曾试图通过向血管中注入不透明物质来完成外周结构显像，但莫尼兹是第一个将这项技术成功应用于人类大脑的人。他的工作被誉为医学上的突破，因为它使医生可以通过观察肿瘤周围血管的异常移位，推断肿瘤的位置。莫尼兹对血管造影术进行了多年的研究，并撰写了大量相关文章。在 1927 年至 1931 年间，他发表了 61 篇论文并出版了一本专著，表现出强悍的研究能力；到 1934 年，他已经发表了有关脑血管造影的 112 篇文章并出版了 2 本专著。

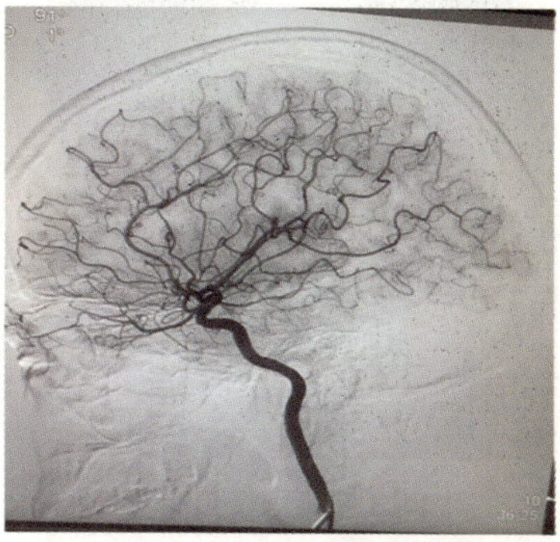

图 24.2　脑血管造影

莫尼兹不无道理地希望，他在脑血管造影术方面的开创性工作能够获得诺贝尔奖的认可，然而，作为一种可行的诊断工具，人们对这种方法的接受进展缓慢，在 1928 年、1932 年和 1937 年，莫尼兹因发现脑血管造影而三次获得诺贝尔奖提名，但他从未获得这一奖项。莫尼兹十分失望，但这位天才仿佛从不知气馁为何物，当他无意中洞察到另一个有可能实现他的科学宏愿的机会时，他立刻行动了起来，并开发了一种治疗人类精神障碍的外科干预方法——脑白质切除术。

三、脑白质切除术

回溯精神外科的起源，首个有文献记载的治疗精神错乱的外科手术尝试发生在 19 世纪末的英国和瑞士。众多知名英国医生试图通过在颅骨上钻孔并从大脑中抽取部分液体来治疗出现精神错乱的梅毒三期患者；这些手术所依据的理论是，精神错乱的症状是由大脑内脑脊液增多、脑内压力增加引起的。瑞士医师戈特利布·伯克哈德（Gottlieb Burckhardt）也认为，通过损毁大脑的特定区域可以减少精神疾病患者的暴力倾向和攻击性，他在私人精神科诊所进行了更具破坏力的手术，切除了 6 名被诊断为精神分裂症的患者的一部分大脑皮层。钻孔和大脑皮质切除手术几乎没有产生任何效果，反倒招来了英国乃至欧洲医学界的许多批评。到 1895 年，精神外科手术理念几乎已经从临床医学舞台上销声匿迹了。到 20 世纪，莫尼兹再次提出了这个想法。

大多数人认为，莫尼兹之所以决定进行额叶手术，是因为美国知名生理学家卡莱尔·雅各布森（Carlyle Jacobsen）和约翰·富尔顿（John Fulton）于 1935 年 8 月在伦敦举行的第二届国际神经病学大会上报告的关于黑猩猩的试验（图 24.3）。他们在报告中提到，他们先训

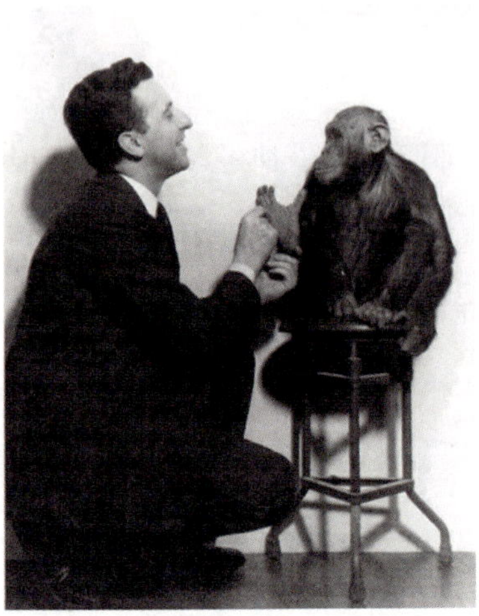

图 24.3 富尔顿和大猩猩

练两只健全的黑猩猩执行需要短期记忆的任务，训练后，他们切除了两只黑猩猩的部分额叶。在手术前，其中一只黑猩猩贝基(Becky)对测试显示出非常情绪化的反应，她有时会拒绝进入训练房间，而当她犯了一个错误而无法获得食物奖励时，她甚至会怒火中烧。然而，令人吃惊的是，在切除她的双侧额叶后，她变得更加合作，甚至心甘情愿地完成任务，尽管她犯的错误比切除手术前多得多，但她没有表现出任何负面情绪。当时，雅各布森和富尔顿所报告的实验主题是额叶切除后的学习缺陷，但莫尼兹敏锐地注意到他们所提到的情绪变化。富尔顿后来提到，莫尼兹在他们演讲结束后站了起来发表了自己看法，他认为，如果切除额叶可以阻止动物的神经质行为，消除沮丧情绪，那么为什么不能通过外科手术来缓解人类的焦虑状态呢？

在 20 世纪 30 年代，对额叶的研究是一个"热门话题"，许多研究人员和临床医生都在努力阐明它们在动物和人类中的功能。回到里斯本后，莫尼兹将研究重点转向额叶，在听到雅各布森和富尔顿的报告 3 个月后的 1935 年 11 月 12 日，莫尼兹进行了他的第一次手术尝试。莫尼兹一再强调自己的实验只是"灵光一闪"，否认自己是受到了富尔顿的启发，他的合作者也认为，雅各布森和富尔顿的报告支持而不是启发了莫尼兹的想法。有关他的灵感来源众说纷纭，但可以肯定的是，不管莫尼兹是否受到了黑猩猩实验的启发，在他准备启动自己的临床试验时，他已经从众多额叶相关研究中获得了大量关于额叶的信息。而富尔顿的报告也是十分重要的，他相信大脑中存在病理回路，并采用严格的生物学方法来研究这一精神问题。他认为，这种病理回路由于不正常的条件作用而变得固定和持久。这些回路被假设与在大脑中产生的特定想法有关，这些想法产生了常见的精神疾病症状，如妄想症、强迫症和焦虑。莫尼兹进一步推测，相关回路位于额叶以及这些脑叶和其他大脑区域之间的连接中，这导致了切断这些连接会破坏病理回路，从而消除异常思维和行为的概念。

在发明脑白质切除术前，莫尼兹就受到额叶受损患者的临床报道的影响，特别是对一位接受了双侧额叶切除手术以切除肿瘤的患者的报告。研究显示，这位患者术后虽然看起来是正常的，但实际上却在之后出现了人类额叶受损的症状，包括人格的永久性改变以及智力等功能的缺陷。莫尼兹在他的阅读中再次发现，这一案例研究支持了两个相当矛盾的观点：额叶调节了包括人格和情绪在内的重要的"精神现象"，然而在这些区域发生损伤却在一定程度上影响不大，额叶有损伤的人仍会或多或少保有行为和认知能力。莫尼兹自己也承认，"这个过程背后的假设可能会受到质疑，对额叶采取手术干预也许是胆大包天的"。

在准备启动他的第一个临床试验时，莫尼兹得到了两位同事的帮助，一位是里斯本大学(University of Lisbon)的精神病学教授索布拉尔·西德(Sobral Cid)，这位教授挑选了适合手术的患者；另一位是阿尔梅达·利马(Almeida Lima)，这是一名经验丰富的年轻神经外科医生，也是协助莫尼兹进行脑血管造影工作的老朋友。由于缺乏神经外科训练和痛风导致的双手残疾，莫尼兹本人并没有做过真正的手术；而在利马的帮助下，莫尼兹完成了破坏一部分脑白质的目标。

脑白质由连接前额叶皮质和其他大脑区域的纤维束组成，同时能够保持额叶皮质的细胞体完好无损。选择破坏这一部位面临着很大的风险，莫尼兹也在手术方式的选择中颇费了一番心血。最初的 20 例脑白质切除手术是在全身麻醉下进行的，而最开始的 7 例患者所接受的是通过在大脑内适量注射无水酒精以定向杀灭神经元的方法，术中需要在患者的头骨上钻两个洞，然后插入皮下针头，并向纤维致密的半卵圆中心内的特定区域注射少量无水酒精。利马在莫尼兹的指导下为这些患者进行了这一操作。后来，莫尼兹和利马共同开发了另一种专用于脑白质切除术的“脑白质切断器”(leucotome)，它是一个长 11 厘米、直径为 2 毫米的针状装置(图 24.4)。在套管闭合的圆形末端前 5 毫米处，有一个可电动操作其伸缩的金属丝环。通过旋转金属丝环，人们可以分离出部分脑白质。术中首先需要将白质刀插入脑白质中 4 厘米，随后放出金属环，通过旋转器械，金属环将切断 1 厘米厚的脑白质组织。随后，闭合金属环，将白质小刀抽离并再次重复切除过程。在使用酒精注射或白细胞切割器时，莫尼兹和利马改变了不同患者的手术范围。例如，第一个接受白质刀治疗的患者在大脑两边各切割了两处脑白质组织，而后来的患者则接受了四到六处切割。

1936 年 3 月 3 日，莫尼兹在巴黎向一位专家听众展示了他的研究成果；几周后，研究结果发表在《医学公报》上。此外，莫尼兹还撰写了专著《精神疾病的治疗方法》(*Tentatives Opératoires dans le Traitement de Certaines Psychoses*)(图 24.5)，其中不仅解释了手术方法并总结了结果，还记录了病例描述。

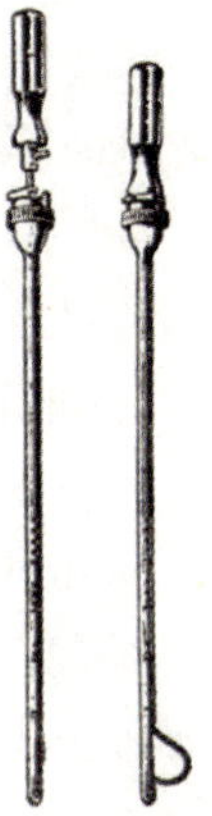

图 24.4　脑白质切断器

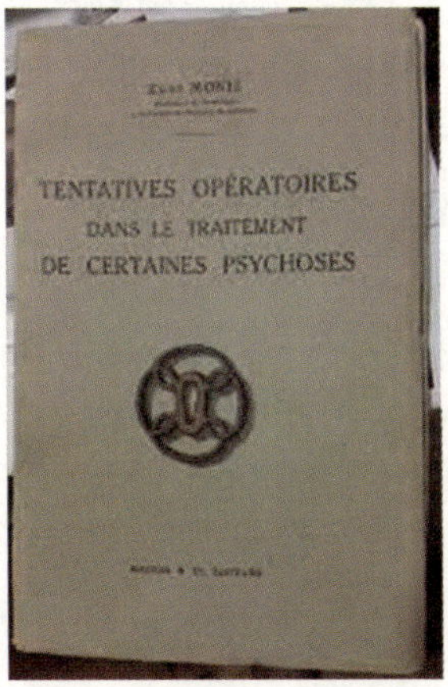

图 24.5　《精神疾病的治疗方法》

莫尼兹最初的 20 名患者包括焦虑、抑郁和精神分裂症患者。实际的诊断并不重要，重要的是存在严重的精神损伤，伴随着重复暗示和适应不良的思维症状。第一位患者是一名 63 岁的女性，有很长的精神病史。三年来，她一直在医院接受治疗，她同时患有抑郁症、焦虑症、偏执症、幻觉和失眠。手术后，莫尼兹发现她的精神状态有了很大改善。大约 2 个月后，一位精神病院的医生注意到，这位患者变得冷静，不那么焦虑，不那么偏执；她的方向感也很好，保持了人格和智慧。莫尼兹宣布她“痊愈”了。莫尼兹在他的这本专著中描述了最初的一系列患者，总共报告了 7 位治愈、7 位改善和 6 位不变的患者。在展示他的研究成果时，莫尼兹在手术前对每位患者的精神病史进行了描述，并在手术后对他们的行为和情绪状态进行了定性描述。他自己做手术后的观察(通常在只有几天或几周的随访时间之后)，或者依靠了解手术目的的精神病院医生提供的信息。

莫尼兹在术中对前20例手术进行定性总结:“接受手术的患者中,35%(7例)痊愈,35%(7例)好转,30%(6例)没有发生任何变化,但也没有恶化。无死亡病例。”按诊断分型,5例“Mélancolie焦虑症”患者中,有4例缓解,1例好转。然而,在7例精神分裂症患者中,只有2例好转,5例无变化。尽管几乎每一次手术都会产生不良影响,但莫尼兹将这些情况描述为只是暂时的;这些症状包括体温升高、呕吐、膀胱和大便失禁、腹泻、上睑下垂和眼球震颤,以及麻木、运动迟钝、嗜睡、时间和局部迷失方向、盗窃成瘾和异常的饥饿感等心理影响。但令人不安的是,莫尼兹的评估只是依靠他短时间内的随访以及精神病院医生提供的信息,莫尼兹也没有承认自己发现患者智力和记忆能力下降,这为该手术埋下了潜在的危机。

在20世纪30年代,包括对照组和双盲实验等在内的现代研究方法并非标准做法。无论如何,精神外科不适合进行受控的、盲目的实验;设计标准化、客观的仪器来测量额叶手术后人格、情绪和认知功能的改善或缺陷,也不是一件简单的事情。在今天,任何一位科学家可以在莫尼兹的工作中发现相当大的缺陷,包括随访时间不足,没有控制变量组,以及由最不可能客观的个人对患者进行的肤浅且主观的评估。此外,虽然莫尼兹的一些患者在手术后可能确实有所改善,但几乎可以肯定的是,他的一系列患者在个性、情绪性和行为方面都出现了负面变化,但莫尼兹未能解决这些问题。他在《美国精神病学杂志》上发表的对一些初步案例研究的乐观总结,反映出他在医学实验中的“个人缺陷”,即强调积极因素、掩盖伴随而来的消极因素的倾向:

“在这一论述之后,我不想发表任何评论,因为事实不言而喻。这些都是住院的患者,他们都经过了充分的研究,并得到了很好的跟踪。恢复情况一直保持不变。我无法相信这种恢复可以用简单的巧合来解释。前部额叶切开术是一种简单的、安全的手术,在某些精神障碍病例中可能被证明是一种有效的外科治疗方法。”

毫无疑问的是,莫尼兹的脑白质切开术属于20世纪上半叶最受尊敬的医学创新。由于在脑血管造影方面的成功,莫尼兹在国际上享有盛名,因此其他科学家倾向于相信他的判断,脑白质切除术乃至精神外科手术迅速在世界风靡起来。1949年,哈佛神经科医生斯坦利·科布(Stanley Cobb)在美国神经病学协会(American Neuroical Association)发表的演讲中,指出了富尔顿的实验室和那只被切除了双侧额叶的大猩猩贝基的重要性。他放映了一张黑猩猩的幻灯片,上面写着一句俏皮话:“让一万个额叶被切掉的那张脸。”

四、诺贝尔生理学或医学奖获得者

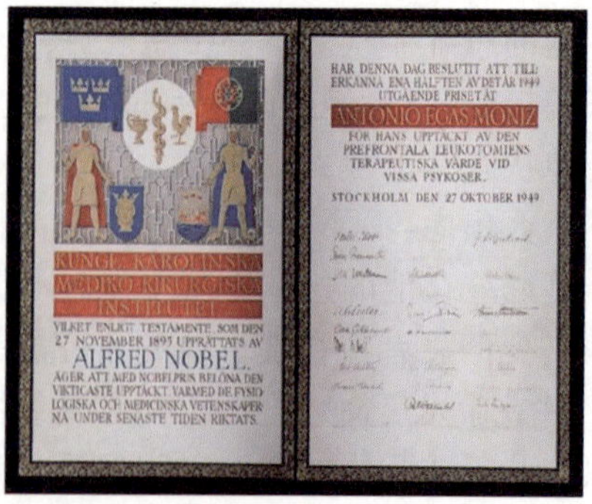

图24.6 莫尼兹获诺贝尔生理学或医学奖

1949年10月27日,莫尼兹被授予诺贝尔生理学或医学奖(图24.6),以表彰他“发现了前部额叶白质切除术对某些精神疾病的治疗价值”。卡罗林斯卡研究所(Karolinska Institute)教授赫伯特·奥利维克罗纳(Herbert Oliverona)在他的演讲中赞扬了莫尼兹的治疗过程:“这些患者中的许多人,特别是精神分裂症患者,都是治疗非常困难的患者,并且他们经常对人们构成危险。考虑到其他治疗方法已经失败或在一段时间后复发,莫尼兹的发现对治疗这些精神疾病患者的巨大重要性是可以理解的。”

获诺贝尔奖的消息登上了世界各地的头条新闻。1949 年 10 月 28 日,《纽约先驱论坛报》宣布:“埃加斯·莫尼兹博士在治疗精神分裂症和偏执狂等精神疾病方面取得了辉煌的成果。”1949 年 12 月 3 日,《自然》杂志就该奖项发表了如下声明:“莫尼兹博士已经证明,即使在最严重和最严重的精神病病例中,巧妙的手术干预也可能取得一定程度的成功。”在他的影响下,莫尼兹所在的葡萄牙的精神外科医生也一度成为世界领域的弄潮儿,莫尼兹也得到了自己想要的成功。

五、赞誉与指责

然而,伴随着烈火烹油、繁花似锦的赞誉声滚滚而来的,是无穷的争议和指责。德国著名精神病学家齐格弗里德·哈登布罗克(Siegfried Haddenbrock)就曾激烈地批评包括脑白质切开术在内的精神外科手术,并斥责脑白质切开术“彻底摧毁了人类自信和自由的人格”。但曾经展示了两只黑猩猩的富尔顿深信莫尼兹的想法是有前途的,他鼓励美国医学界尝试精神外科手术;富尔顿拥有巨大的威望和影响力,使他能够成为精神外科早期的一大助力。

1949 年后,对莫尼兹的手术和诺贝尔奖委员会这一决定的批评迅速增加。早在 1948 年,一种新的立体定向手术方法就被提出来了,即在事先进行立体测量和计算靶区后,将器械插入脑内。这一手术可以瞄准更小、更确定的大脑区域,并限制神经外科干预的损害。然而,这项技术经历了更长时间的改进和推广;因此,至少在 20 世纪 50 年代中期之前,“没有定位”的脑白质切除术和脑叶切除术一直占据主导地位。20 世纪 50 年代开始,氯丙嗪作为一种有效的精神药物进入市场,精神药物在 20 世纪中期的流行,使精神外科在全球范围内经历了一次大萧条。

历史并没有善待莫尼兹和他的发明。科学家和普通人都以批判的眼光回顾精神外科手术的时代,痛斥这种将男人和女人变成“精神残障者”或“流口水的僵尸”的手术。回过头来看,很明显,莫尼兹关于精神外科学的科学论证是站不住脚的,该项目的临床试验缺乏适当的对照和客观的结果衡量标准。在 20 世纪的最后三分之一阶段,对精神外科手术的批评达到了顶峰。其中一位批评者是美国心理学家埃利奥特·瓦伦斯坦(Elliot Valenstein),他在 1986 年的专著中讨论了莫尼兹的传记和他的第一次脑白质切除手术,他将莫尼兹的理论考虑描述为“模糊和脆弱的论证”。英国神经学家和作家奥利弗·萨克斯(Oliver Sacks)也表达了相当激烈的批评:“莫尼兹缺乏严谨,他的鲁莽,或许还有不诚实,都被狂热的治疗热情所忽视。”甚至不断有人提议撤销莫尼兹的诺贝尔奖。尽管从今天的角度来看,将诺贝尔奖授予一位精神外科的研究者是令人惊讶的,但从历史角度来看,精神外科出现的时期,经历了世界经济危机和造成无数人精神创伤的第一次世界大战与第二次世界大战,世界各地的精神疾病患者数量急剧增加。与今天不同的是,全球范围内还没有有效的药物可用。

65 岁时,这位开创了精神外科先河的学者遭受到一个精神分裂症患者的枪击,这极大地摧毁了他的健康。1955 年 12 月 13 日,莫尼兹在自己出生的家庭农场安详地去世,享年

81 岁。莫尼兹没有看到药物治疗取代精神外科的风潮，也没有目睹 20 世纪 60 年代和 70 年代由药物治疗引发的激烈的社会争议。虽然莫尼兹在脑血管造影术方面的工作使他在医学界更受尊敬，但人们将永远记住他所开发的争议不断却经久不衰的精神外科手术实践。而这位古怪的天才早已预见到了因自己而起的风波，却也一直没有放弃减少精神病患者痛苦的这一希望："我们相信，这些实验将在医学、精神病学、心理学、哲学、社会等领域引起热烈讨论。我们期待这一点，但同时希望这些讨论能够促进科学的进步，尤其是让精神病患者获得利益。"

第二十五章　手术电刀匠才 William T. Bovie

1882年9月11日，外科手术电刀发明者、电外科学助力人、生物物理学家威廉·博维(William T. Bovie)出生(图25.1)。Bovie并不是一名医生，但他的名字却作为电外科设备的通用术语在世界各地广为流传。

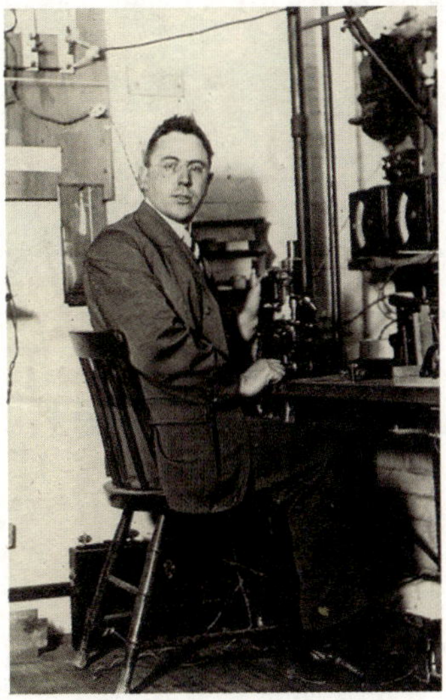

图 25.1　William T. Bovie

20世纪初，电外科学飞速发展，初代电刀设备横空出世，让人们实现了人体组织的切割、凝固或干燥，为神经外科的技术进展大大助力，甚至还帮助"现代神经外科之父"Harvey Cushing(Harvey Cushing，1869—1939)解决了复杂的手术难题。而这一利器的发明者正是我们今天的主人公William T. Bovie(1882—1958)。

1882年的今天，Bovie出生于美国密歇根州西南部的一个小镇，他的父亲是当地有名的全科医生，毕业于密歇根大学(University of Michigan)医学院。儿时的Bovie可以说是度过了田园诗般的乡村生活——收集昆虫标本、同一条沿河游动的鲑鱼作乐……不亦乐乎，而Bovie也早早地表现出了超前的智慧和好奇心。据说，年轻的Bovie对家里摆放的各种古老电报设备十分沉迷，这也可能是他后来对"电"产生兴趣的一个原因。

19岁时，Bovie父亲离世，这让当时接受高等教育的Bovie陷于窘迫的经济境遇。他曾短暂地就读于卡拉马祖(Kalamazoo)的一所商学院，随后进入家乡附近的阿尔比恩学院(Albion College)学习，在那里做了很多关于生物学、高等动物学和地质学的讲座。后来，他又转入密歇根大学就读，并于1905年获得学士学位。为了还清学生债务，Bovie曾在俄亥俄州担任过讲师，但是他的求学之路并没有就此终止。1908年，Bovie进入密苏里大学(University of Missouri)攻读研究生，于1910年获得硕士学位。

1911年，Bovie前往哈佛大学学习植物生理学并取得博士学位，随后继续在哈佛癌症委员会(Harvard Cancer Commission)工作。在此期间，Bovie乐于同其他学者分享自己的想法，包括对生物物理学这一全新领域的展望——"我在想，在物理学和生物学之间有一个领域，一个应该叫作'生物物理学(biophysics)'的领域"。对此，哈佛大学也深表赞同，并任命他为生物物理学助理教授(1920—1927)。在此期间，Bovie积极从事了多项工作，包括对新元素"镭"的医学应用研究，并成为美国第一个将镭元素应用于癌症治疗解决方案的人。而也正是在这段时间里(1920 年),Bovie 发明了一种电外科设备,即后来人们熟知的手术电刀的原型(图 25.2)。

事实上,Bovie 并不是第一个尝试电外科技术的人,也不是第一个将电外科术用于临床的人,但他却是第一个为手术室设计电外科设备的先驱,为外科医师在开放性手术中轻松切割组织、电凝止血实现助力。在 Bovie 设备获得专利(1930 年)的 5 年前,美国纽约的 William Bierman 发明了一种可以加热并切割组织的通电钳子并获批专利,Bovie 的发明地位因此受到了一定的挑战。尽管如此,Bovie 对已有概念的改进相当显著,他的设备可以尽可能减少手术失血量,降低感染率和组织损伤,他还帮助开发了相关电路,使其能够更加广泛地应用于医疗领域。

提到 Bovie 的创新发明,我们还不得不联想到"现代神经外科之父"Harvery Cushing(图 25.3)。1926 年末,Cushing 需要为一位极具挑战性的患者寻找更好的止血策略,并注意到 Bovie 设备的潜力,而这一偶然的交汇,让电凝止血走上了广阔的外科应用之路。

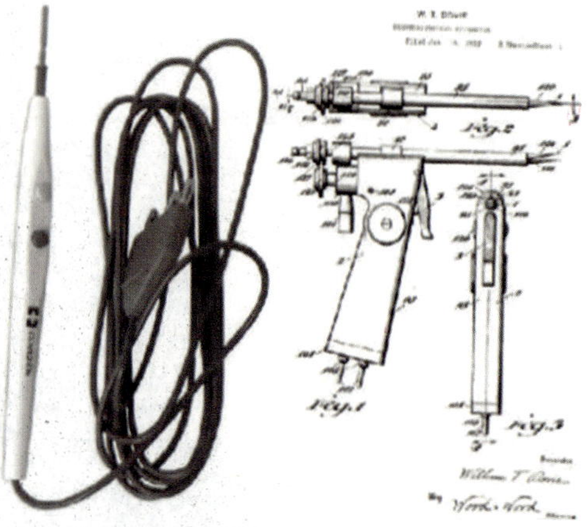

图 25.2 手术电刀的原型

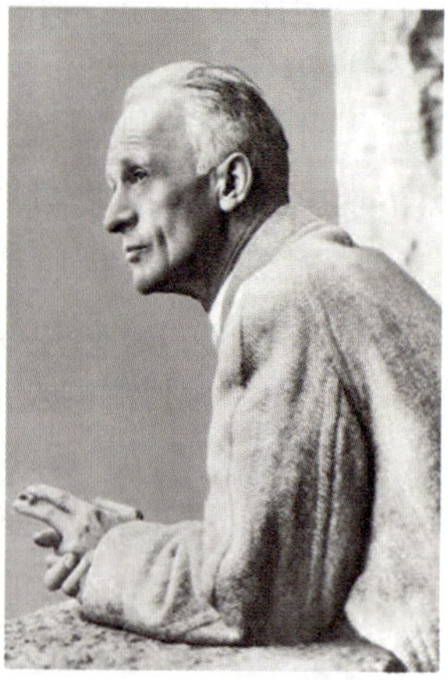

图 25.3 Harvey Cushing

当时,Cushing 为一名巨大型顶叶肿瘤患者进行手术,但术中的严重出血让他不得不放弃原先的手术计划。手术失败后不久,Cushing 灵光乍现,想到了另外一种可能的解决方案——电凝止血。因此,他联系了 Bovie 并请求与他一同进行二次手术。

1926 年 10 月 1 日,Cushing 和 Bovie 一同完成了该名患者的二次手术,严谨准确的 Cushing 专注于手术操作,而 Bovie 则在旁边控制着自己发明的设备。最终,Cushing 成功切除了一个柠檬大小的肿瘤,止血效果大大改善,患者也很快康复。这一场手术的意义重大且非凡,用 Cushing 的话来形容,它带来了"狂欢的氛围",Bovie 的设备也再次引起了轰动(图 25.4)。

这一手术的成功也推进了 Bovie 和 Cushing 的进一步合作。Cushing 非常重视 Bovie 及其设备对外科手术的技术帮助。在给同事的一封信中,Cushing 写道:"我和 Bovie 度过了一段非常愉快的时光……趁着 Bovie 还在这里,我要把握时机,尝试解决我从未处理过的脑肿瘤。"

基于总体上对电刀应用潜力的良好印象,加上在临床实践中的积极尝试,最终促成 Cushing 于 1928 年 12 月在美国外科医师学会(ACS)《外科、妇科和产科》(*Surgery*, *Gyne-*

cology, *and Obstetrics*）上发表了其里程碑式的相关病例系列文章，其中 Bovie 负责撰写了电生理学原理相关的介绍性评论。此后，电外科学也日益成为外科实践主流的一部分。

然而，人们并未料到，这两位奇才的短暂天赋交汇竟成了 Bovie 职业生涯的巅峰。与 Cushing 的合作接近尾声时，Bovie 因学术和公司职位的申请失利搬到缅因州巴尔港（Bar Harbor），并加入了当时新成立的癌症研究机构杰克逊实验室（Jackson Laboratory），但他在这段时间的众多研究细节却在 1947 年巴尔港的一场大火中随烟尘丢失。

几年之后，Bovie 与缅因州科尔比学院（Colby College）签约并成为社会技术课程的讲师。在此后 10 年间，Bovie 是一位备受欢迎的校园人物，常常邀请学生到家中做客讨论。同时，Bovie 依旧保持着对自然与生活的多项爱好，从打铁到植物光合作用，从缩微胶片到蚯蚓养殖。作为一名发明家和创新者，Bovie 鼓励学生跳出思维框架，不让大脑成为传统智慧的“思维全解”（图 25.5）。

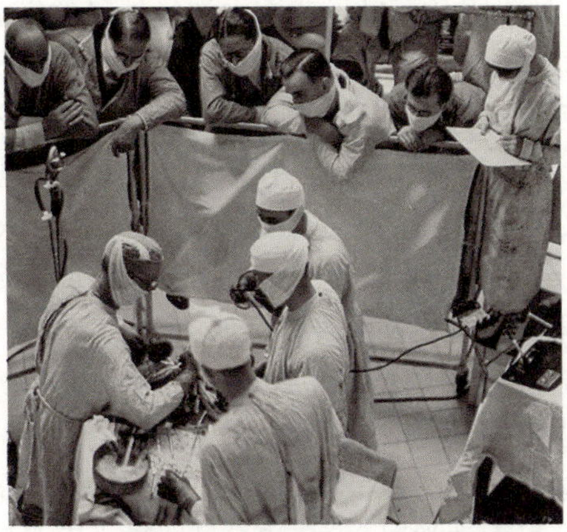

图 25.4　Harvey Cushing 在彼得·本特·布里格姆医院（the Peter Bent Brigham Hospital）使用电外科设备开展手术

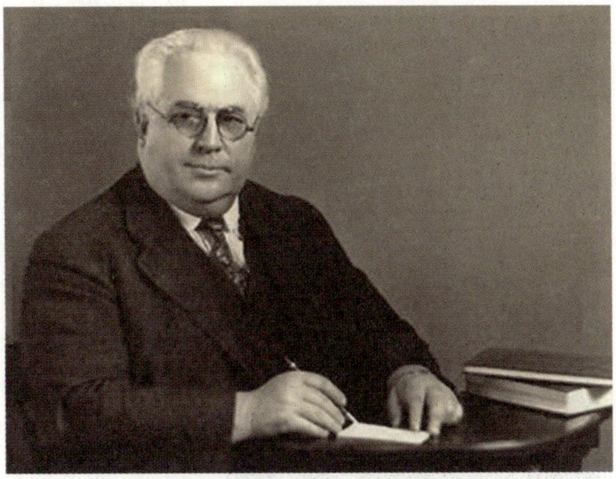

图 25.5　发明家和创新者 Bovie

1958 年 1 月 1 日，Bovie 因病去世。在 1928 年 Cushing 发表的文章最后提到，“从技术角度来看，电外科学的原理很可能具有革命性意义”，这或许是 Bovie 最好的墓志铭。人们常称 Bovie 是“古怪的发明家”，是因为他有着反复无常的个性和追求挑战的跳脱，更是因为他对于电能量应用的奇思妙想。Bovie 电刀具有持久的创新意义，广泛助力人类健康的普遍改善。虽然现在 21 世纪的我们已经拥有了更加复杂的手术器械和新颖的外科技术，但现代电刀对于人体组织切割和止血的实现依旧依赖于初代 Bovie 设备的相关原理。对于这一点，今天的我们都应该尊重与感激。

第二十六章　Walter E. Dandy，现代神外三大创始人之一

1886年4月6日，神经外科医生和科学家沃尔特·丹迪（Walter E. Dandy，1886—1946）出生（图26.1）。丹迪是美国乃至世界范围内神经外科的发起和发展的领军人物，其在脑室充气造影术、脑脊液形成和循环的原创性研究、颅内动脉瘤夹闭术等诸多领域的成就，不仅是神经外科的宝贵遗产，更为神经外科的发展奠定了坚实的基础。丹迪也因此被认为是继维克多·霍斯利（Victor Horsley，1857—1916）和哈维·库欣（Harvey Cushing，1869—1939）后的第三位现代神经外科创始人。

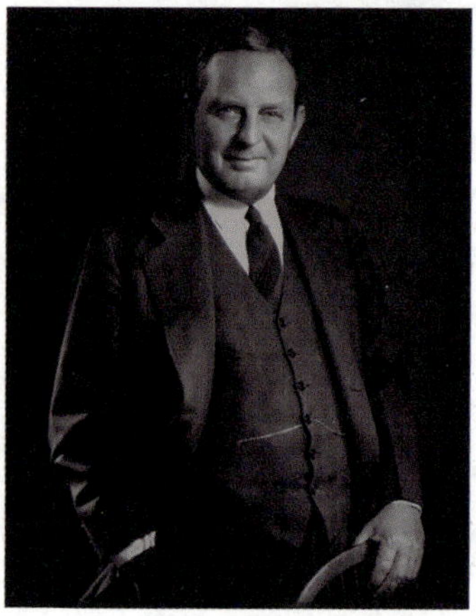

图26.1　Walter E. Dandy

1886年，丹迪出生于美国密苏里州赛达利亚。作为家中独生子，丹迪一生都与父母保持着密切的情感关系。高中时期，丹迪作为毕业演讲的发言人，发表了题为“教育”的演讲，随后进入密苏里大学学习。大三时，丹迪进入医学院学习，并获得全优成绩，后续两年在大学解剖实验室担任学生助理。1907年6月5日，他以全班排名第二的成绩顺利毕业，并申请就读于约翰斯·霍普金斯医学院（the Johns Hopkins School of Medicine），于当年秋季入学医学院二年级。由于丹迪的能力出众，他很快就被推荐加入美国解剖学家协会（American Association of Anatomists），这对于一名二年级的医学生来说是莫大的荣幸。

一、一篇关于“垂体血液供应”的文章

1910年，丹迪顺利获得约翰斯·霍普金斯医学院博士学位。同年，丹迪作出了自己的第一个科学贡献，即在一篇论文中对一个2毫米的人类胚胎进行详细的解剖学描述，随后获得在Hunter实验室做其助手的机会，并受到“现代神经外科之父”Harvey Cushing的赏识。在此期间，丹迪对垂体颇感兴趣，并与埃米尔·戈奇（Emil Goetsch）博士共同于1911年发表了一篇关于“垂体血液供应”的文章（图26.2）。

丹迪在外科方面收获了诸多经验，对他来说，普外科训练可以帮助他为未来的神经外科之路做好充足的准备。丹迪从医学院毕业以后再度进入约翰斯·霍普金斯大学深造就足以说明，夯实基础对他的重要性，而且他在这么多年求学中收获的成绩也足以印证丹迪在医学道路上的杰出和努力。

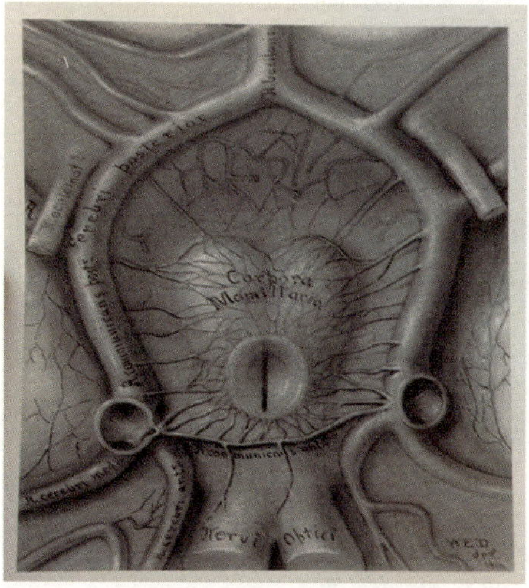

图 26.2　丹迪描述脑垂体血液供应配图

二、发现脑室和蛛网膜下腔脑脊液循环的过程规律

1912 年，丹迪进行了他的第一次开颅手术。事实上，此时他仍在 Cushing 的手下工作，并且最初是作为 Cushing 的临床助理开展学习和研究。直到这一年的稍晚些时候，Cushing 前往哈佛大学后，丹迪的导师威廉·霍尔斯特德（William Halstead）出于对他在脑积水方面研究的青睐，为他找到了一个助理外科医生的工作。1913 年，丹迪与当时的著名儿科医生肯尼斯 D. 布莱克凡（Kenneth D. Blackfan）一起，研究婴儿脑积水发病机理和脑脊液的生理学，并观察到西尔维乌斯导水管（the aqueduct of Sylvius）阻塞是脑积水的原因。同年 12 月，二人成功通过阻塞狗的导水管诱导脑积水（图 26.3），发现脑室和蛛网膜下腔脑脊液循环的过程规律，随后一年发表了关于脑脊液起源、循环、吸收以及实验性脑积水生成的经典传世之作。这项研究对于医学界的贡献之大，甚至让霍尔斯特德认为，丹迪可能无法再超越自己创造的成绩。

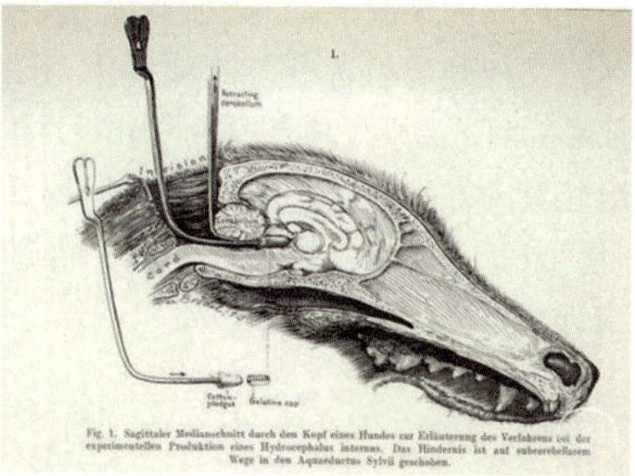

图 26.3　丹迪和布莱克凡诱导狗的脑积水

三、脑室充气造影术

然而，就在丹迪发表脑脊液相关文章的 5 年后，也就是 1918 年，他再次凭借自己的开创性实力震惊医学界。当时的他仅仅作为一名外科医师，就开创了值得大家铭记的脑室充气造影术，并为未来 50 年脑肿瘤的准确诊断和治疗提供了有效帮助。据说，这一想法的来源是丹迪在治疗一名伤寒创穿孔溃疡伴膈下有游离气体的患者时产生的，起初他在患者的头骨钻孔并引入空气，但后来他采用了侵入性更低的做法，并为患者做腰椎穿刺。丹迪的朋

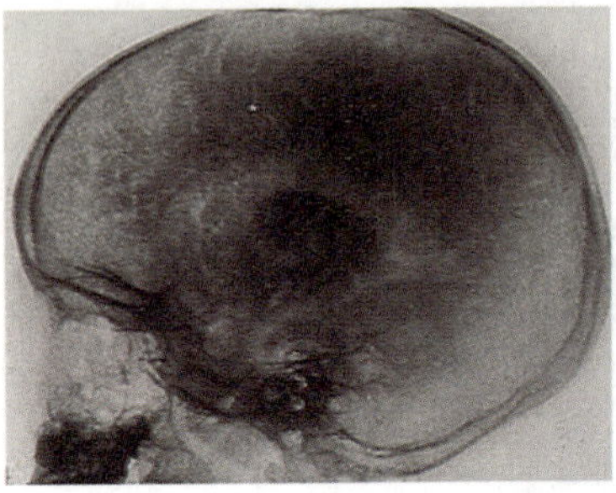
图 26.4　丹迪的脑室充气造影

友，也就是 Cushing 的另一位助手吉尔伯特·霍拉克斯(Gilbert Horrax)表示，“这种诊断方法十分重要，促使精细外科手术方法前可以提前诊断和定位的脑肿瘤数量增加了至少 1/3”。20 世纪 70 年代以前，丹迪首创的脑室充气造影术一直是定位脑肿瘤的最有效方法(图 26.4)，丹迪后来也因此被提名为诺贝尔奖候选人。

四、首位通过脑室造影定位成功切除侧脑室良性肿瘤的人

1920 年，丹迪发明了第三脑室造口术并设计了脑脊液分流术。1921 年 10 月，丹迪成功定位并切除了第三脑室的胶样囊肿，他是第一个通过脑室造影定位成功切除侧脑室良性肿瘤的人。

五、首次在脑桥处对三叉神经根进行手术切断

1925 年，丹迪设计了一种用于治疗三叉神经痛的后根切断术，首次在脑桥处对三叉神经根进行手术切断。他在《大脑外科手术》(*Surgery of the Brain*，1945 年修订版)中指出，不存在肿瘤的情况下，三叉神经痛几乎都是由动脉环压迫感觉根导致的。后来丹迪对 500 多名三叉神经痛患者进行此项手术，死亡率仅不到 0.5%，且患者的疼痛得到了极大缓解。与弗雷泽(Frazier)和斯皮勒(Spiller)的加塞氏神经节切除术相比，丹迪的方法可降低面瘫和角膜炎的发生率。丹迪认同梅尼埃病中的眩晕发作和三叉神经痛的阵发性发作原理相似，于是在 1924 年通过开颅手术切断第 8 神经，有效地缓解了梅尼埃病，并在随后几年中不断改进此方法减少并发症。

六、热衷于腰椎间盘突出手术

1929 年，丹迪报告了两例 L3 椎间盘突出伴有背痛、双侧坐骨神经痛和马尾神经综合征的病例。丹迪对两名患者进行手术，取出其椎间盘碎片，使得两名患者的疼痛得到很好的缓解。但直到 1934 年，丹迪才基于米克斯特(Mixter)和巴尔(Barr)对马尾综合征研究的贡献做进一步探索。此后，丹迪非常热衷于腰椎间盘突出手术，在没有术前脊髓造影的情况下对 2000 多名患者进行了手术治疗。

七、首次使用银夹闭塞动脉瘤的方法治疗颈内动脉后交通动脉瘤

丹迪还在 1929 年对颅内动脉瘤进行了手术，但早期效果不佳。1934 年，丹迪主张在颅外颈动脉结扎后进行颈内动脉海绵窦瘘手术治疗，此举为后来丹迪的动脉瘤夹闭手术奠定基础。1937 年 3 月 23 日，丹迪首次使用银夹闭塞动脉瘤的方法治疗颈内动脉后交通动脉瘤(图 26.5)。这一突破大大降低了动脉瘤手术的相关发病率和死亡率，十分接近现代神经外

科使用的颅内动脉瘤手术方法。之后，丹迪加快步伐，审查约翰斯·霍普金斯医院的相关病例，并报告夹闭术治疗前循环动脉瘤的经验。

八、里程碑式著作《颅内动脉瘤》

1944 年，丹迪出版了其里程碑式著作《颅内动脉瘤》（*Intracranial Arterial Aneurysms*），这是第一本外科手术治疗颅内动脉瘤的大型系列著作。

九、杰出的“大脑团队”

后来，丹迪认识到团队合作的优势，并因此开发了一个“大脑团队”（图 26.6）。神经外科博士雨果·里佐利（Hugo Rizzoli）曾表示，团队成员对丹迪都充满了敬畏和尊重。从留在霍普金斯大学研究，到后来被霍尔斯特德任命为外科助理教授，丹迪一直在这里积极探索并不断作出贡献，直到 1946 年 4 月 19 日离世。

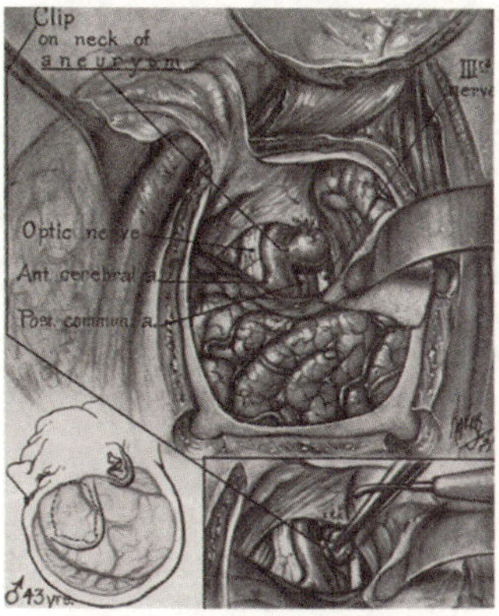

图 26.5 1937 年丹迪首次夹闭颅内动脉瘤

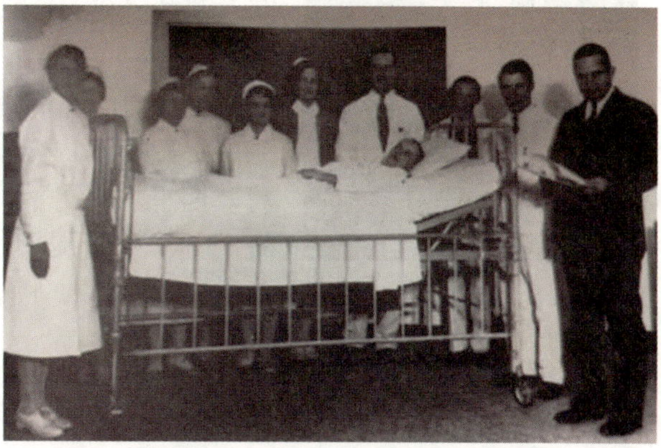

图 26.6 丹迪与“大脑团队”成员

丹迪敬业而孤勇，经常独立进行研究工作。霍拉克斯曾在书信中写道，“我们对丹迪最大的抱怨，就是他比我们领先了 20 年”。丹迪热爱学生且天性慷慨，即使在事业巅峰时期，他仍有时间关心患者和普通人，甚至会为他们免费看病。丹迪慈爱深情，在医院之外的大部分时间都在陪伴家人，他曾对一位传记记者表示“家庭是生活中最美好的事情”。在他离世时，《巴尔的摩太阳报》（*Baltimore Evening Sun*）曾评论：“丹迪是有想象力的天才，能构思出震撼的新方法，并且有勇气尝试，将其转化为成功且精湛的技术。”

丹迪从医 40 年，出版了 5 本书，发表了 160 多篇文章，此外他还在前后循环动脉瘤、脑动静脉畸形、Galen 静脉畸形、神经内镜、建立重症监护病房等其他方面作出卓越的贡献。丹迪的成就之多，我们无法通过数字来淋漓尽致地回顾，就让我们从这里出发，跟随丹迪探索研究的步伐，感受他对世界的温度，一起在神经外科之旅中再续华章！

第二十七章　现代脑血管神外先驱 Walter E. Dandy 的开创和引领

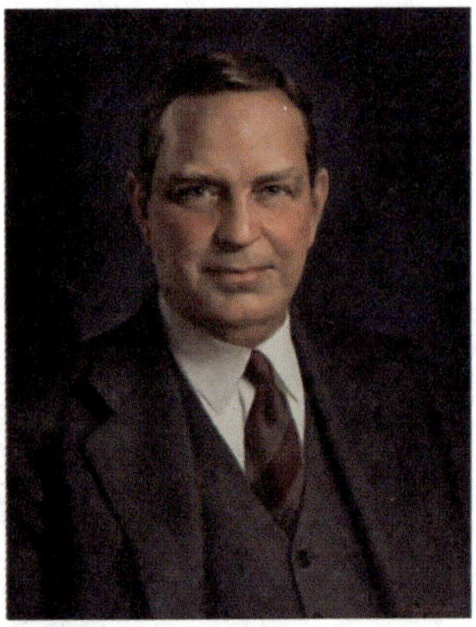

图 27.1　Walter E. Dandy

1937 年 3 月 23 日，美国神经外科大师沃尔特·丹迪（Walter E. Dandy）（图 27.1）在没有手术显微镜的情况下，使用"V"形银夹从额颞入路夹闭了一个颈内后交通动脉瘤，这标志着脑血管神经外科概念的诞生，并开启了现代血管神经外科的时代，丹迪也因此被认为是现代神经外科的三大创始人之一。

在丹迪的 40 年医疗生涯中，他共出版了 5 本书，发表了 160 多篇文章，内容涉及脑动脉瘤和其他血管畸形的治疗，高峰时期平均每年做 1000 例手术，对于临床病例的开创性研究、实践和分析是神经外科发展史上最强劲的脉动，并引领神外研究走向新的时代。

一、"夹"开神外新世界大门

1937 年 3 月 19 日，一名长期酗酒的 43 岁男性患者被转入约翰斯·霍普金斯医院的丹迪诊区，此前他已经在该院眼科往复问诊了差不多 5 周的时间，并且初次问诊时就已经持续 6 天出现动眼神经麻痹的症状，同时还伴有右额头痛、右眼疼痛、复视和上睑下垂。根据症状表现，丹迪将其诊断为 Willis 环动脉瘤，并认为该动脉瘤很可能位于右颈内动脉（internal carotid artery，ICA）或后交通动脉（posterior communicating artery，PCoA）。按丹迪的计划，如果动脉瘤颈状况良好，他将使用银夹结扎，从而隔离动脉瘤；而如果动脉瘤位于后交通动脉且病变颈部不适合夹闭，他将把夹闭器放置在亲代肿瘤血管的近端和远端来进行夹闭。

4 天后，1937 年 3 月 23 日，丹迪通过右侧经额颞开颅，暴露并夹闭了一个位于颈内动脉和后交通动脉交叉处的豆粒大小的窄颈动脉瘤。手术过程中，由于患者蛛网膜下腔中存在液体，表明有明显的皮质萎缩（酗酒的后果），丹迪清除了视交叉池的液体以获得足够空间来暴露额叶和颞叶收缩时的视交叉区域。患者的动脉瘤从颈内动脉外壁突出，邻近但未累及后交通动脉入口。从侧面看，该动脉瘤桥接了相邻的大脑间隙，并附着在从颅中窝突出的硬脑膜自由边界。

丹迪在随后一年发表的创世之作中描述道，该动脉瘤的颈部提供了一个易于操作的切入点，普通扁平银夹可夹闭动脉瘤囊的颈部，银夹与颈动脉壁保持齐平。随后，他使用镊子夹起银夹侧面的瘤囊，并通过电烙术使其形成血栓(图 26.5)。值得注意的一点是，使用银夹夹闭后，动脉瘤变得更软，且脉动停止。手术之后，患者除发生一次持续 3 天的震颤性谵妄(delirium tremens)外，无其他不良反应，且表现出明显的眼外肌功能改善，最后于手术 2 周后顺利康复出院。

在这个病例之前，大多数报告的颅内动脉瘤治疗会涉及阻断颈动脉循环，因而增加继发于脑缺血或血栓形成的卒中风险。然而，丹迪的手术操作却打破常规，这种开创性做法不仅帮助患者病症得到显著的治愈，同时还有可能大大减少动脉瘤手术相关的并发症和死亡率。事实上，丹迪的银夹夹闭术与现代神经外科医生在世界范围内使用的颅内动脉瘤治疗方法相去无几。

二、丹迪的开创性贡献

在 1937 年的开创性动脉瘤夹闭手术之后，丹迪继续加快前进步伐。1941 年，他审查了约翰斯·霍普金斯医院的 103 例颅内动脉瘤病例，希望有助于研究动脉瘤定位的临床体征，次年便报告了一例采用开颅夹闭术治疗大脑前动脉动脉瘤的病例(图 27.2)。

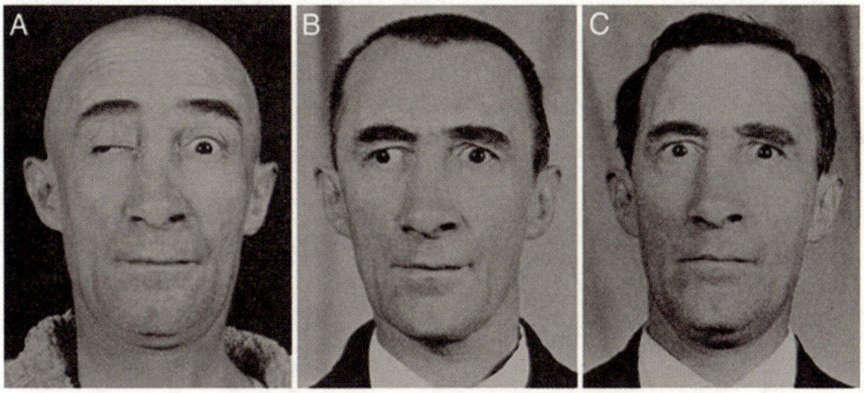

图 27.2　手术夹闭治疗颅内动脉瘤病例

A. 术前；　B. 术后 13 天；　C. 术后 7 个月

1. 里程碑式著作《颅内动脉瘤》

1944 年，丹迪出版了其里程碑式的著作《颅内动脉瘤》(*Intracranial Arterial Aneurysms*)(图 27.3)，这是史上第一本介绍外科手术治疗颅内动脉瘤的大型著作。丹迪在其作品中不仅系统分析了 108 名患者的动脉瘤诊断结果，还在结尾处总结和定义了 6 种可能采取的动脉瘤手术治疗方法，具体包括：① 用一个动脉瘤夹夹闭瘤颈；② 通过颈动脉结扎和一个动脉瘤夹孤立动脉瘤；③ 用 2 个动脉瘤夹孤立动脉瘤；④ 在阻断载瘤动脉的基础上切除动脉瘤；⑤ 切开动脉瘤并置入肌肉后电凝；⑥ 对动脉瘤颈和瘤囊采取直接电凝。

但是事实上，动脉瘤的治疗突破一直要等到 1958 年，那一年 F. John Gillingham 发表了经颞下入路的成功病例，后来经 Charles George Drake 推广，沿用至今。这个突破，乃至其后的搭桥手术，都依赖于神经外科历史上另一重要的变革——显微神经外科，以及在此基础上的解剖学进步和手术入路创新。

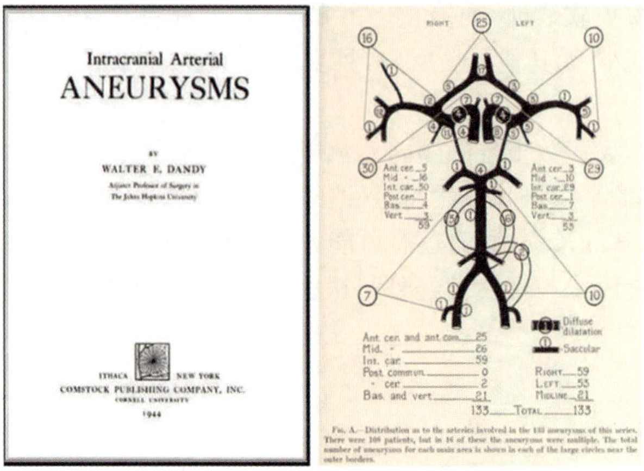

图 27.3　1944 年丹迪的著作《颅内动脉瘤》

2. 颈内动脉海绵窦瘘和颈内动脉海绵窦段动脉瘤的治疗

我们现在所定义的颈内动脉海绵窦瘘在丹迪所处的时代被称为“搏动性眼球突出症”，这种症状由颈内动脉到海绵窦的动静脉瘘(arteriovenous fistulas, AVF)引起。早在 1911 年和 1933 年，Oskar Zeller 以及 Wallace Hamby 和 W. Jame Gardner 就分别报道过两个手术病例，证明了颈内动脉颅内结扎的可能性。然而是丹迪，在 1934 年，首次以颅内闭塞颈内动脉，从而在病变中形成血栓来治疗颈内动脉海绵窦瘘(图 27.4)。此举同时为丹迪在 1937 年 3 月 23 日的动脉瘤夹闭手术奠定了基础。

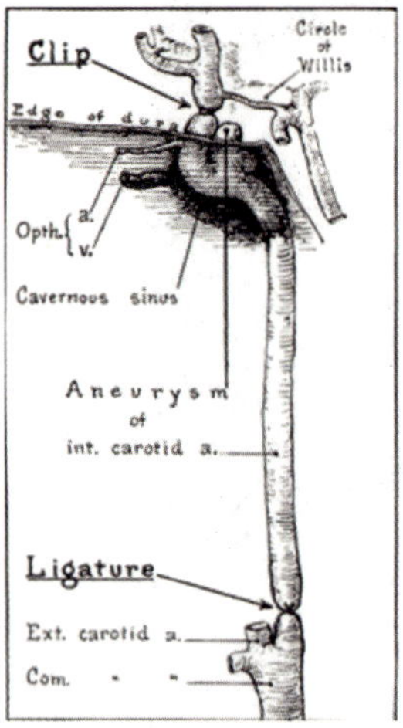

图 27.4　颈内动脉海绵窦瘘示意图

1935 年，丹迪在论文中描述了 8 例颈内动脉海绵窦瘘，两年后又对此作了进一步详细分析，并推测了这些病变的起源。1939 年，他首次发表了颅内颈内动脉夹闭联合颈动脉结扎治疗颈内动脉海绵窦段动脉瘤的报告。截至 1946 年丹迪去世前，他共进行了 28 次这样的手术，其中 16 次用于治疗颅内动脉瘤，10 次用于治疗颈内动脉海绵窦瘘治疗，2 次用于治疗三叉神经瘤。

3. 脑动静脉畸形的治疗

尽管有关大脑动静脉畸形(arteriovenous malformation, AVM)的报告至少在 1895 年就由 S. O. Steinheil 做出描述了，但是在丹迪所处的时代，关于脑血管畸形的病理原因和分类仍存在许多争议。1928 年，丹迪的首篇脑血管神经外科论文“脑动静脉畸形”发表在《外科学纪要》(*Archives of Surgery*)上①，这也是最早描述关于大脑动静脉畸形的外科文献之一(图 27.5)。在这篇论文中，丹迪报告了其在约翰斯·霍普金斯医院 5 年时间内治疗诊断的 600 多例颅内肿瘤病例中出现的 8 例动静脉畸形的临床治疗情况，并对当时的 22 例既往

---

① Dandy W E. Arteriovenous aneurysm of the brain[J]. Archives of Surgery, 1928, 17: 190-243.

病例进行了文献回顾。由于技术原因,早期大多数对于脑动静脉畸形的分类局限性很大。

直到 1927 年,埃加斯·莫尼兹(Egas Moniz)发明脑血管造影术,攻克了颈内动脉阻塞无法诊断的难题,对于颅内肿瘤、血管畸形和动脉瘤的诊断等具有非凡价值,成为后来多种颅内疾病治疗突破的基石。因此,丹迪还在其论文中提出了脑动静脉畸形的定义,即没有正常毛细血管床的动脉和静脉之间的直接连通,并提出直接结扎供血动脉或在颈部结扎颈内动脉/椎动脉两种治疗动静脉畸形的可能方法。同样在 1928 年,丹迪发表在《外科学纪要》上的第二篇论文《大脑静脉畸形和血管瘤》中①,还描述了其他颅内血管异常。在这篇论文中,丹迪描述了 7 例静脉畸形、4 例硬脑膜静脉异常、1 例垂体区域的丛状血管瘤、7 例后颅窝的“血管瘤囊肿”(即囊性血管母细胞瘤)和 5 例海绵状血管瘤(即海绵状血管畸形)。从这些病例中,丹迪推测脑静脉畸形是先天性的,并且由于出血风险较低,其临床病程可能比 AVM 更为良性;同时,他推测海绵状血管畸形生长缓慢,以间歇性出血为特征,临床症状取决于病变的位置。尽管如此,丹迪仍然主张通过外科手术,尽可能地完全切除海绵状血管畸形和囊性血管母细胞瘤。丹迪的这些工作,试图依据病理对脑血管畸形进行分类以指导手术治疗,这正是后来脑血管疾病分类日渐成型的重要基础(图 27.6)。

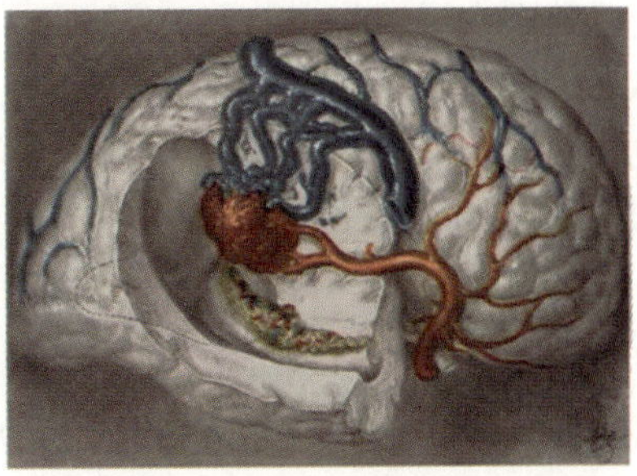

图 27.5　大脑动静脉畸形示意图

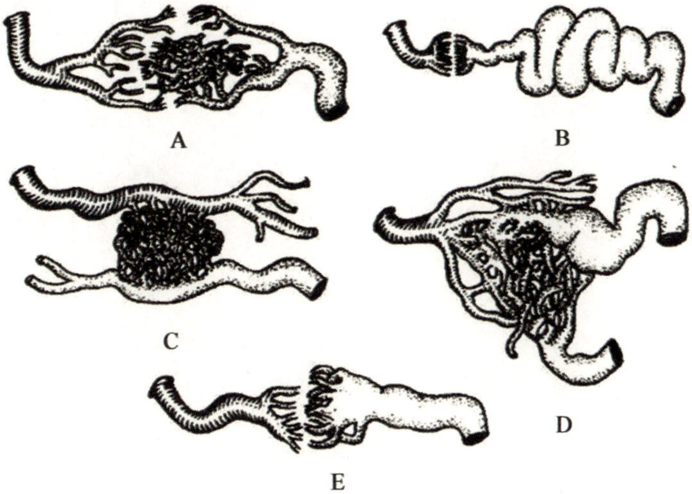

图 27.6　McCormick 脑血管畸形分类示意图

A. 毛细血管扩张症;B. 血管曲张;C. 海绵状血管瘤;D. 动静脉畸形;E. 静脉畸形

另外,1937 年,丹迪和 J. Rudolph Jaeger、Roy Forbes 首次全面描述了动脉瘤性 Galen 静脉畸形及其外科治疗。在他们的论文中,详细描述了一名 4 岁男孩表现出间歇性呼吸症状、鼻出血和心脏扩张,随后出现脑积水相关的头痛和呕吐,疑似为一种脑动静脉畸形

① Dandy W E. Venous abnormalities and angiomas of the brain[J]. Archives of Surgery, 1928, 17(5): 715-793.

(AVM),丹迪随后采用左侧颈总动脉(CCA)结扎法进行治疗。术后 3 周,患者死于与手术无关的全身性感染,尸检显示其 Galen 静脉扩张巨大,并压迫颅内导水管。虽然对于 Galen 静脉畸形的这个描述在 1937 年就已发表,但直到该报告发表的 10 年后,该疾病的第一例成功的颅内入路手术才得以完成,而丹迪就在此前一年驾鹤西去。

现代脑血管神经外科的创新和发展离不开诸多神经外科人艰辛地承担风险和勇于尝试,而正是丹迪开发了动脉瘤夹闭术,改变思维方式,彻底颠覆了脑血管疾病姑息治疗的传统,并在脑血管疾病诊断和手术治疗的多个方面获得斐然成就。在今天这个神经外科群星璀璨的时代,丹迪依旧凭借着自己的卓越贡献闪烁着不朽的光芒,闪烁着现代脑血管神经外科创时代的引领之光!

第二十八章　颅内动脉瘤血管内治疗的新时代

1990 年 3 月 6 日，史上第一例可脱性弹簧圈栓塞术诞生了。在电化学、神经外科学和介入神经放射学三门科学技艺的交融孕育下，历经数十年的科研探索，可脱性弹簧圈(detachable coils)的横空出世为颅内动脉瘤的外科治疗画上了浓墨重彩的一笔(图 28.1)。从此，血管内治疗迎来了最不可或缺的新时期，可脱性弹簧圈栓塞术也与后来的支架辅助弹簧圈栓塞术、密网支架栓塞术三分天下，鼎足而居。

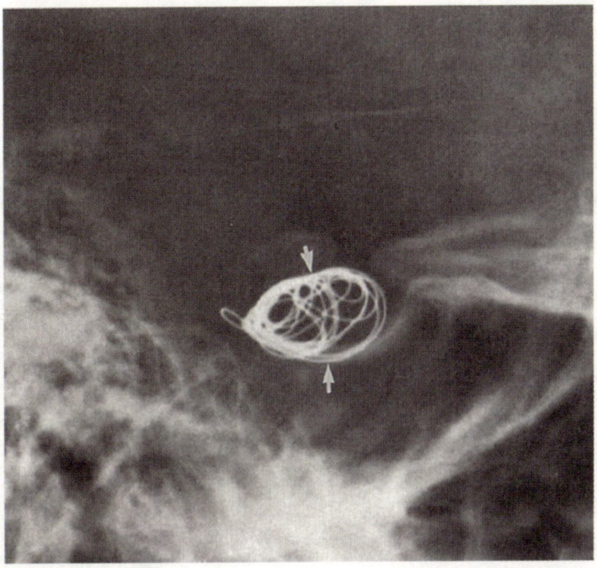

图 28.1　首例可脱性弹簧圈栓塞术的 X 线平片(箭头示意为铂金弹簧圈，1990 年)

一、血管外治疗(extravascular approach)

在可脱性弹簧圈栓塞术被构思之前，血管外治疗——夹闭术(surgical clipping)，是医治颅内动脉瘤唯一可靠、可控和成功的疗法。1937 年，美国医生 Walter E. Dandy(1886—1946)实施了史上第一例成功的颅内动脉瘤夹闭术，从那时起，位于 Willis 环上的动脉瘤彻底摆脱了“不治之症”的阴影，精准的动脉瘤夹闭术逐渐成为治疗颅内动脉瘤的不二选择。但夹闭术中固有的侵入性——诸如开颅、蛛网膜剥离等，使得人们迫切希望寻求一种创伤更少的替代方法。人们逐渐将目光转向血管内的自然腔隙，期望通过转移“阵地”来减少这场“战争”的损伤程度。

二、血管外-血管内治疗(extravascular-intravascular approach)

在这场替代疗法的寻求过程中，许多科学家构思和测验了不同的技术手段，并得出了一个共同的结论：血管外-血管内治疗技术的核心是对动脉瘤进行手术暴露或用探针立体定位，再对瘤颈或瘤壁穿刺以进入瘤内。

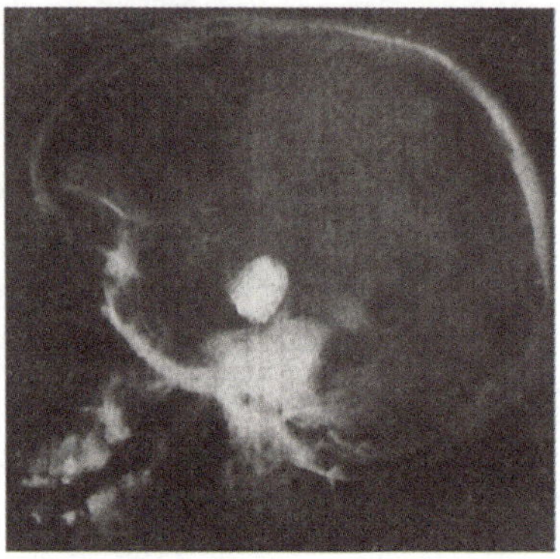

图 28.2　9 厘米涂银导丝填塞 ICA 动脉瘤的头

1941 年，Sidney C. Werner 等在《美国医学会杂志》(JAMA)上报告了对 ICA 动脉瘤使用电凝技术①，手术暴露后，针刺穿入瘤囊(图 28.2)，并将一根 9 厘米长的涂银导丝穿入瘤内，随后经 40 秒将导丝通电加热到 80 ℃，由于血液中白细胞、红细胞、血小板和纤维蛋白原带负电荷，“电血栓”(electrothrombosis)很快形成了(图 28.3)。

20 世纪 60 年代，美国医生 S. Mullan 和同事们在《神经外科杂志》(*Journal of Neurosurgery*)上报道了一种新型技术②，手术开骨窗后，借助覆盖在皮肤上的铜网格，将一根尖端直径为 4 密耳(约 0.1 毫米)的金属电极立体定向地插入动脉瘤，再逐渐通入 2000 微安电流，辅助造影判断“电血栓”的形成与否。这一过程并不容易，因为电极尖端极细，要将其准确地插入瘤内，至少需要来回移动 5～6 次，有时多达 10 多次。

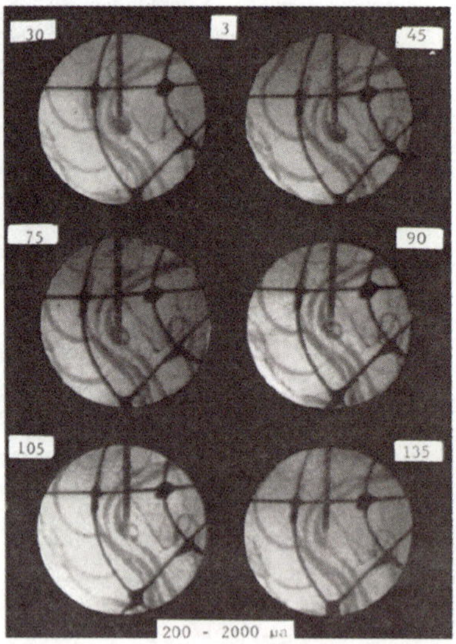

图 28.3　持续 135 分钟的血栓形成(1964 年)

1974 年，Mullan 等将立体定向“电血栓”技术首次应用于 15 例不能进行标准夹闭术的巨大颅内动脉瘤，他将三根纤细(直径 0.2 毫米)的镀铜钢针，以 1.0 米的间隔插入手术暴露的瘤颈部，再对每根钢针施以0.5～1.0 毫安的正向电流，随着正电极的铜包衣不断电解，5 分钟后“电血栓”逐渐成形。其中有 2 例患者因手术死亡，2 例晚期死亡，以及 1 例动脉瘤持续扩大，死于术后一年。可见，这种立体定位穿刺技术的局限性是十分明显的。由穿刺带来的高操作水准、昂贵的仪器费用、应用范围的狭窄以及患者不得不接受探针穿透脑组织的

① Werner S C, Blakemore A H, King B G. Aneurysm of the internal carotid artery within the skull: Wiring and electrothermic coagulation[J]. Journal of the American Medical Association, 1941, 116(7): 578-582.

② Mullan S, Raimondi A J, Dobben G, et al. Electrically induced thrombosis in intracranial aneurysms [J]. Journal of Neurosurgery, 1965, 22(6): 539-547.

侵袭性损伤，丝毫无法撼动低死亡率夹闭术的金标准地位。

同一时期，一部分人仍坚守在血管外-血管内的治疗"阵地"，但他们不再将血栓的产生寄望于"电力"，而是转移到"磁力"上。通过采用立体定向方法，将一根磁性探针放置于手术暴露的瘤囊外壁，再用小针刺穿动脉瘤壁并向瘤内注射铁微球，借助瘤囊外的磁探针与铁微球的吸引作用，形成瘤内"铁血栓"。不得不说，为了形成瘤内血栓，人们绞尽脑汁。但此举注定难以成功，因为一旦撤去瘤囊外的磁探针，脆弱的"铁血栓"就分崩离析。John F. Alksne 和 Randall W. Smith 于 1980 年，在《神经外科杂志》上报道了一种"铁血栓"的技术改良法[①]：通过将铁粉悬浮在甲基丙烯酸甲酯中形成一种有机金属化合物——丙烯酸铁（iron-acrylic），在弱碱性的血液中能稳定存在，而且大大缩短了瘤囊外壁磁探针的停留时间。在 22 例患者中应用此法，仅两例复发，且无死亡。但因为动脉瘤夹闭术技术上的巨大进步，"丙烯酸铁血栓"法未能得到人们的关注（图 28.4）。

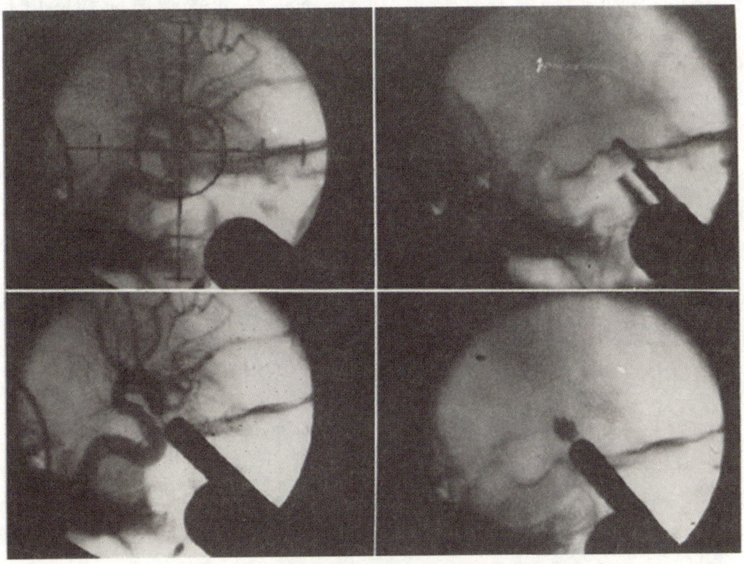

图 28.4 "丙烯酸铁血栓"的形成过程（1980 年）

三、"丙烯酸铁血栓"的形成过程（1980 年）

1. 血管内治疗（endovascular approach）

1959 年，苏联教授 Fedor A. Serbinenko 从五一国际劳动节大游行释放的氦气球中，迸发灵感，思考能否制造一种末端带有一个小气球的长导管，可以像操纵气球一样操纵它，使它能够进行血管内导航，以诊断或治疗血管阻塞等疾病。为此，他付出了近十年的钻研。

1970 年，Serbinenko 使用球囊导管技术做了第一例气球栓塞颈动脉海绵状瘘的介入手术。1974 年，Serbinenko 报道了一份对 300 多名患者采用可脱性及不可脱性球囊栓塞术的

① Alksne J F, Smith R W. Stereotaxic occlusion of 22 consecutive anterior communicating artery aneurysms[J]. Journal of Neurosurgery, 1980, 52(6): 790-793.

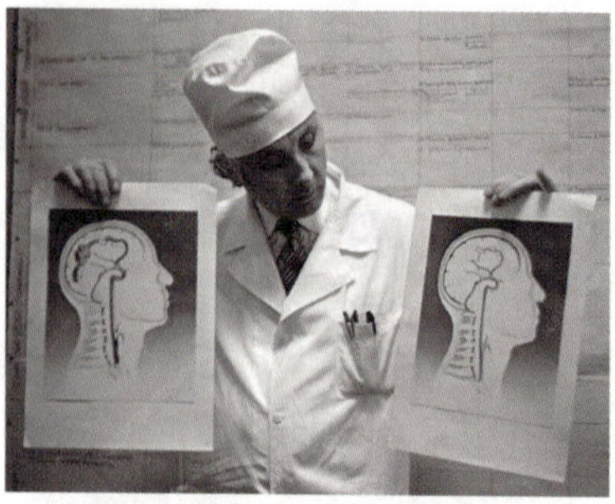

图 28.5　球囊栓塞术示意图

病例报告(图 28.5),震惊了血管内神经外科领域。这份报告首次证明了在保留载瘤动脉的前提下,血管内治疗颅内动脉瘤的可行性,至此,动脉瘤的治疗“阵地”正式转入血管内。

随着球囊栓塞术如雨后春笋般争相报道,其禁忌证也逐渐引起人们的重视:小动脉瘤、宽颈动脉瘤、蛛网膜下腔出血后急性期,以及血管痉挛的情况下,球囊栓塞术的死亡率较高。虽然球囊栓塞术十分具有创新意义,但此法有一个致命的缺点,即对动脉瘤腔隙难以避免地实施了“成形术”。换言之,迫使动脉瘤适应球囊的形状,极有可能导致脆弱的动脉瘤破裂。此法也被后来可脱性弹簧圈的发明者——意大利医生 Guido Guglielmi 多次批判:“我们可能会重申过去的错误(例如瘤内球囊栓塞术),即试图迫使动脉瘤适应线圈的形状,而不是让线圈适应动脉瘤的形状。”

2. 可脱性弹簧圈的诞生

1948 年,Guido Guglielmi 出生于意大利罗马,从小热爱电子和机械的他顺利进入罗马大学(University of Rome)学习神经外科学。1974 年,时任住院医师的 Guglielmi 开始研究颅内动脉瘤的电血栓概念。造化弄人,这一年,他的父亲罹患动脉瘤性蛛网膜下腔出血(aSAH)。冥冥之中,Guglielmi 似乎注定要成为轰动血管内神经外科领域的“天选之子”。

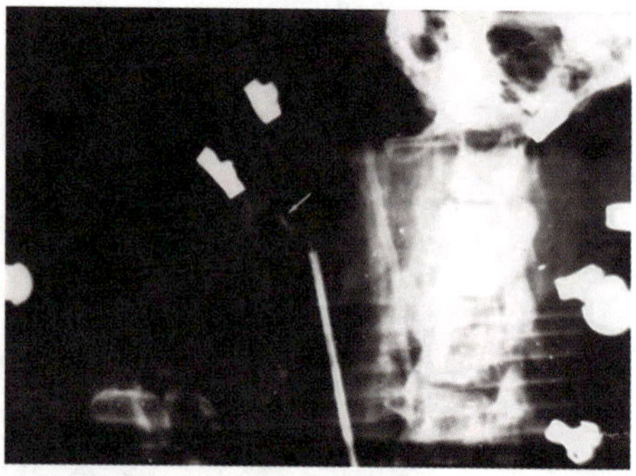

图 28.6　兔子动脉瘤内“鼠尾”样腐蚀(箭头处,1981 年)

1981 年,Guglielmi 和同事们在神经外科研究所的实验室里,进行了一次非常重要的动物体内实验。在 10 只兔子动脉瘤模型中,对 0.2 毫米的不锈钢导丝通入 10 毫安的正电流,10 分钟后“电血栓”渐成。由于血栓过小,栓塞实验宣告失败,但造影显示瘤内出现了一段“鼠尾”(rat tail)样腐蚀(图 28.6),意义非凡。这是由插入动脉瘤内的不锈钢电极经电流的不断腐蚀形成的,也是可脱性弹簧圈的基本原理。

20 世纪 80 年代中期,血管内治疗最有力的辅助性武器——刚度可变的微导管 Tracker 问世了。这款诞生于洛杉矶靶向疗法(target therapeutics)公司的新产品,一举解决了此前血管内输送系统最为致命的转向问题。借助可操纵的微导丝,Tracker 可轻松通过动脉分叉,穿梭于蜿蜒曲折的脑血管网,直达动脉瘤目标。也许,有了这项革命性武器,70 年代寄望于“磁力”产生“电血栓”的研究者能取得更大的突破。

黎明前的至暗时刻是为了迎接光明。面对数十载的“电血栓”和“铁血栓”的失败研究,Guglielmi 感到非常沮丧,但他仍然没有放弃血管内治疗的探索决心。1989 年,在洛杉矶加州大学 Leo G. Rigler 研究中心,Guglielmi 采用时下新兴的玻璃动脉瘤模型的体外实验思路,以凝血机制与人类最相似的猪为实验对象,在其颈总动脉处植入囊状动脉瘤,然后用一根装有微磁极尖端的不锈钢导丝在 Tracker 的辅助下,顺利进入动脉瘤。接着,向瘤内注入铁微球，在微磁极的吸引下，“铁血栓”渐成。这一幕似曾相识，不同的是，这一次“磁力”是在瘤内产生的。随着“铁血栓”的不断扩大，“磁力”的作用似乎越来越弱了，停止扩增的“铁血栓”仍不能达到完全填塞动脉瘤的大小。

看来，这一次需要双管齐下了，Guglielmi 灵感乍现，当即，他向不锈钢导丝导入 4 毫安的正电流，在“电力”的加持下，“铁血栓”又继续扩增，但紧挨着微磁极的不锈钢导丝却在电解作用下，腐蚀断掉了！可谓“失之东隅，收之桑榆”，虽然“铁血栓”失败了，但“可脱性”却实现了（图 28.7）。

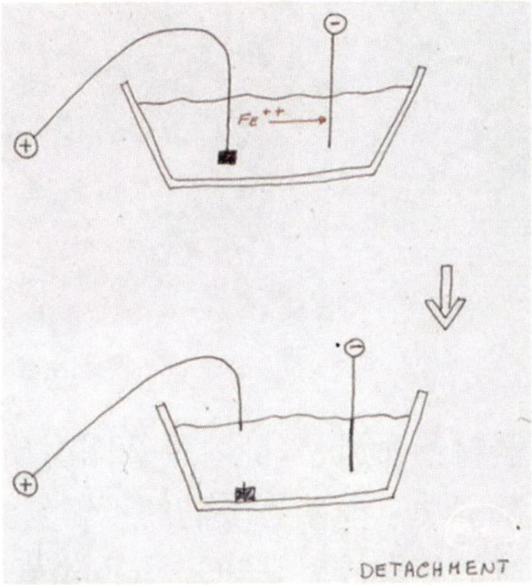

图 28.7 线圈电解示意图

此时，可脱性弹簧圈的雏形已经呼之欲出了。下一步的关键是确定弹簧圈的材料，多次实验后，Guglielmi 选择将铂金作为线圈的材料，这种贵金属质地柔软、不透射线、具有生物相容性且不被电解，正是可脱性弹簧圈的完美选择。通过与靶向疗法公司的工程师们合作，史上首款可脱性弹簧圈横空出世。“千呼万唤始出来，犹抱琵琶半遮面”，也许是为了让人们铭记科研的艰辛和不易，历经数十载，可脱性弹簧圈终于顺利降生，并先后被命名为 GEMs（Guglielmi electrolytic microcoils）、GDCs（Guglielmi detachable coil）。

3. 首例可脱性弹簧圈栓塞术

1990 年 3 月 6 日，历史上首位患者接受了可脱性弹簧圈栓塞术（图 28.8）。这位 28 岁的年轻女性因海绵窦左段颈动脉瘤自发性破裂，导致创伤性海绵窦瘘。患者曾接受过可脱性球囊血管内治疗，但由于瘘管交通体积过小，球囊无法经动脉入路引入。因此，患者接受了可脱性弹簧圈栓塞术，经股静脉入路，先将导管导入左颈内静脉，然后将 Tracker-18 微导管（target therapeutics）送入海绵窦，进入破裂的动脉瘤内。再借助微导管将一根 20 厘米长的可脱性铂金弹簧圈送入动脉瘤内，以 0.5 毫安/2 伏特的正电流诱发“电血栓”，此时，未绝缘的不锈钢段因腐蚀烧断，弹簧圈在瘤内分离。接着，重复了同样的步骤，将一根 15 厘米长的铂金线圈填塞到瘤内（图 28.1）。在两根线圈输送、填塞的过程中，在瘤颈部位放置了一个不可脱性球囊，暂时封堵左 ICA，以防线圈被动脉血流干扰。3 天后造影显示，动静脉交通血栓形成。3 个月后，造影结果无进一步变化。患者的眼球突出和眼痛逐渐消退，并于栓塞后 1 周痊愈，可脱性弹簧圈栓塞术大获成功！Guglielmi 将这一病例单独报道于 1992 年的《神经外科》（*Neurosurgery*）上。[①] 1991 年，使用可脱性弹簧圈栓塞颅内动脉瘤也相继问世。

此后，随着可脱性弹簧圈的引领普及，越来越多的新型弹簧圈不断涌现，2002 年的国际蛛网膜下腔出血动脉瘤试验（ISAT）研究的展开，宣告颅内动脉瘤的血管内治疗时代正式开启。而临床经验的积累提示，GDC 技术的最重要的限制是再通引起的复发，随即又掀起一

---

① Guglielmi G, Viñuela F, Briganti F, et al. Carotid-cavernous fistula caused by a ruptured intracavernous aneurysm: endovascular treatment by electrothrombosis with detachable coils[J]. Neurosurgery, 1992, 31(3): 591-597.

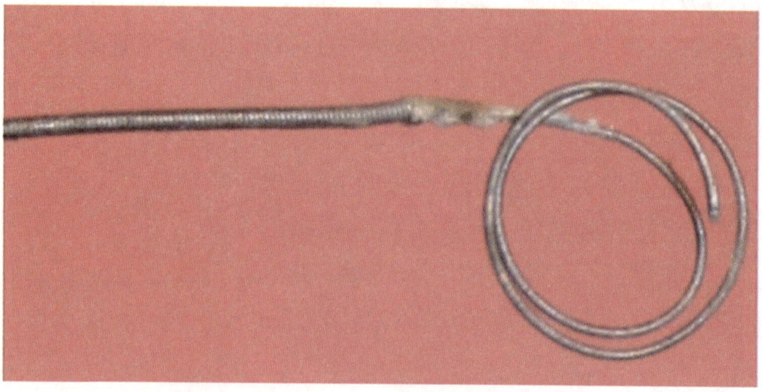

图 28.8 史上第一个可脱性弹簧圈(1989 年)

场器材革命风暴,随着弹簧圈材质的不断改进,栓塞成功率逐渐升高,复发率逐步降低。这些都归功于前辈志士们的不懈努力、集思广益,而汇聚前人智慧于一身、为探索血管内治疗领域的集大成者,非 Guglielmi 莫属(图 28.9A)。

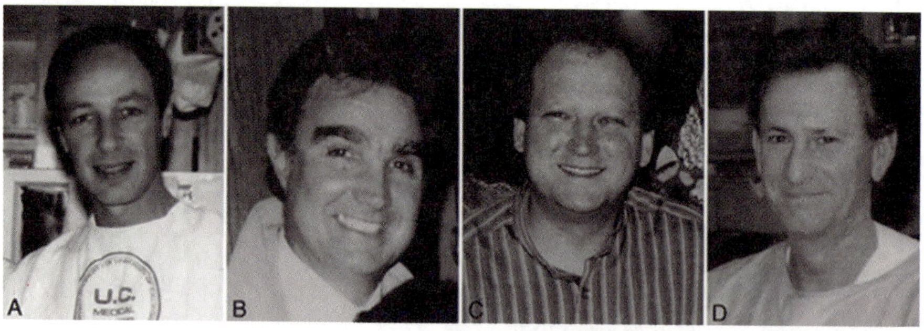

图 28.9 GDC 的发明者及其合作伙伴

A:Guido Guglielmi;B:Fernando Viñuela;C:Ivan Sepetka;D:John Robert.

第二十九章　颅内动脉瘤诊断的奠基人
Charles Symonds

1978年12月7日，英国神经学家查尔斯·西蒙兹(Charles Symonds)爵士逝世，享年88岁。西蒙兹爵士(图29.1)一生致力于追求临床表现与病理机制的联系，其许多著作以其细致的临床描述和对患者症状的切实分析而成为典范。在西蒙兹爵士的不懈努力下，他率先证明了颅内动脉瘤作为蛛网膜下腔出血原因的重要性，并为临床医生诊断破裂颅内动脉瘤铺平了道路。

1890年，查尔斯·西蒙兹出生在伦敦，他的父亲查特斯·西蒙兹爵士(Charters Symonds)是当时的一位著名的外科医生。在父亲的影响下，西蒙兹从小就对医学有着异于常人的兴趣。在成为牛津大学的一名医学生后，西蒙兹阅读了英国神经生理学家、诺贝尔生理学或医学奖得主查尔斯·斯科特·谢林顿(Charles Scott Sherrington)的著作《神经系统的综合作用》(*Integrative action of the nervous system*)(图29.2)，很快便被神经系统的奇妙所深深吸引，并萌生了踏上神经系统研究道路的远大志向。

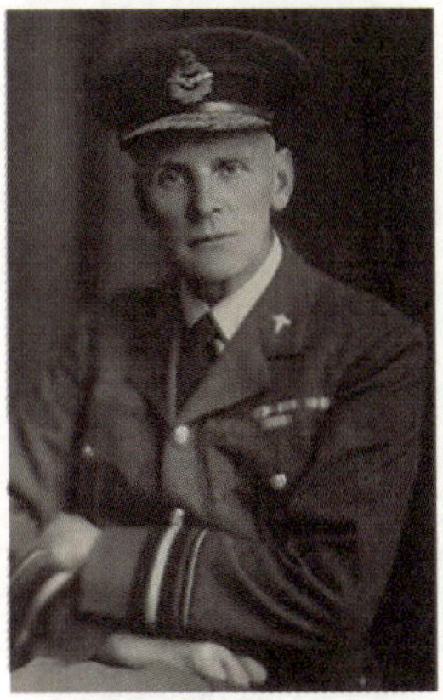

图29.1　Charles Symonds

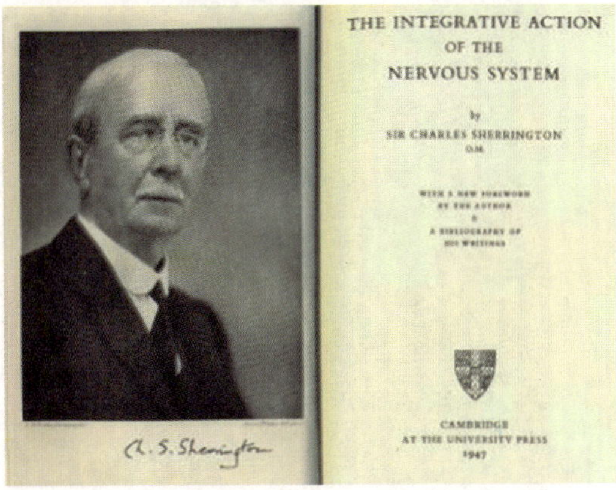

图29.2　Sherrington及其著作《神经系统的综合作用》

第一次世界大战爆发后，还是一名医学生的西蒙兹立即应征入伍，成为英国陆军中的一名调度员。随后，西蒙兹在索姆河和马恩河的战斗中受伤不得不返回英国。祸兮福所倚，福兮祸所伏，虽然西蒙兹暂时失去了继续参战的能力，但他在康复后被安排继续完成他因战事搁置的医学教育。1915年，西蒙兹取得了医师资格，进入战时医疗队服役。在这段服役经历中，西蒙兹与后来的诺贝尔奖得主、神经病理学家埃德加·道格拉斯·艾德里安(Edgar Douglas Adrian)(图29.3)相识并合作为伤患进行治疗，与艾德里安的深入交流最终促使西蒙兹进入神经病学的职业生涯。

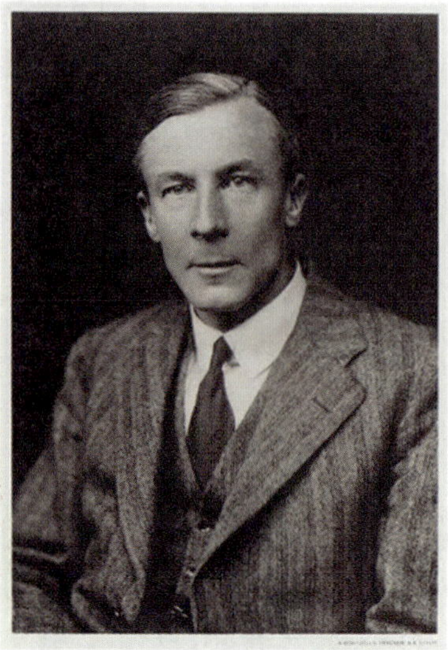

图 29.3　Edgar Douglas Adrian

战争结束后，西蒙兹进入当时英国神经疾病的权威机构——伦敦皇后广场国立神经疾病医院(the National Hospital, Queen Square，图 29.4)，成为一名住院医生。在国立神经疾病医院中，西蒙兹先后受到对小脑和视觉皮层进行开创性研究而闻名的英国著名神经学家戈登·福尔摩斯(Gordon Holmes)、曾对肝豆状核变性展开里程碑式研究的英国神经病学家金尼尔·威尔逊(Kinnier Wilson)以及英国神经病理学先驱戈德温·格林菲尔德(Godwin Greenfield)的极大影响。

1920 年，西蒙兹在他父亲曾任职的伦敦东南部的盖伊医院和医学院(Guy's Hospital and Medical School)担任神经内科医生。盖伊医院和医学院成立于 1725 年，培养出了众多杰出的医学家。当时，在英国多数地区，神经内科一直只是普通内科的一个特殊分支，就诊的患者往往只被安置在普通病房里，无法得到更有针对性的检查和治疗，而盖伊医院是首个开设了神经内科专科的机构，并设有神经疾病相关的住院病房和门诊，能够为神经疾病患者提供更周到的临床治疗。在这样的氛围里，西蒙兹全身心地投入到他所选择的职业道路的钻研中，积攒了许多书本上得不到的神经疾病病理知识与诊疗经验。在盖伊医院的经历，成为后来他打开"颅内动脉瘤破裂诊断"大门的一把"金钥匙"。

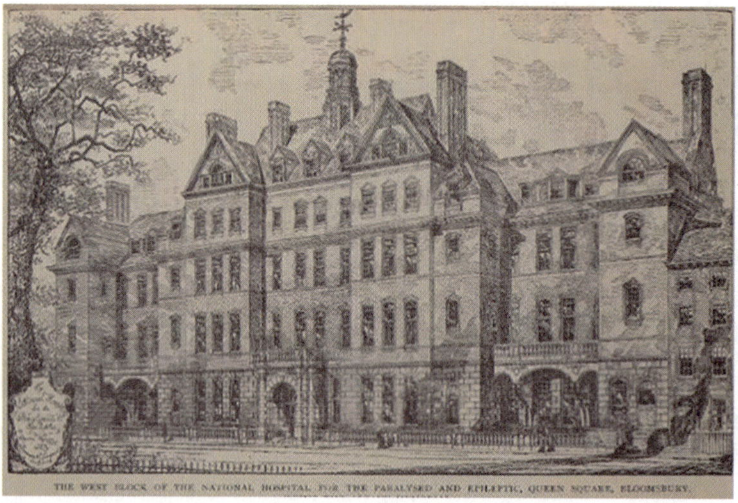

图 29.4　伦敦皇后广场国立神经疾病医院

之后，西蒙兹获得了前往美国的旅学机会，他先后来到著名的约翰斯·霍普金斯医院和布里格姆医院进行了为期一年的见习，在这期间，他分别接受了世界著名的精神疾病学者阿道夫·迈耶(Adolf Meyer)和神经疾病学者 Harvey Cushing 的指导。在约翰斯霍·普金斯时，迈耶对他的培训让他对神经功能障碍引发的精神异常有了不同寻常的洞察力；而在布里格姆医院时，Cushing 又使他对神经病理学有了独到的见解。在西蒙兹逐渐触摸到神经系统疾病的一处关隘时，他与一名因头痛而在布里格姆医院就诊并最终死亡的患者的奇遇，像一阵东风吹散了曾笼罩在无数颅内动脉瘤患者身上的死亡阴霾。

在布里格姆医院实习期间，Cushing 的诊所曾接诊了一名症状奇怪的患者。患者是一名 52 岁女性，因突然出现的剧烈疼痛伴单侧第三神经麻痹后入院治疗。在这位美国患者头痛再次加剧且出现明显意识水平下降后，Cushing 进行了右侧颞下开颅手术，但只在患者的大脑底部发现了凝血。在各种神经影像学诊断工具还在摇篮中的时期，医术高超如 Cushing 也对这种情况束手无策，他们既找不到出血的源头，也不知道如何应对这种“莫名其妙”出现的颅内出血。这时，西蒙兹结合自己的临床经验，在 Cushing 这位神经病学权威面前提出了自己的猜测——这名患者颅内出血的源头，或许是她颅内有动脉瘤的破裂。不出西蒙兹所料，他的想法被 Cushing 尖锐地质疑了，但他仍然坚持自己的判断。在没有有效治疗手段的情况下，这名患者在第二天遗憾离世。随后，Cushing 对这名患者进行了尸检。令他大为意外的是，尸检结果竟与西蒙兹的猜想完全一致——患者右侧颈动脉和后交通动脉交界处有一个破裂的动脉瘤。Cushing 立刻决定，尽全力让西蒙兹验证自己的推测。他对西蒙兹说："西蒙兹，你的诊断是正确的，这要么是侥幸，要么是有据可依的。如果是后者的话，你一定会证明这一点的。从现在起，你的临床工作暂时停止，你需要将所有的时间都花在验证你的结论上，你需要的任何资料我都会为你安排好的。”

在 Cushing 的全力支持下，西蒙兹于 1923 年在《盖伊的医院报告》(*Guy's Hospital Reports*，图 29.5）中发表了他对破裂颅内动脉瘤患者在生前进行诊断的要点报告，文中结合了已有记录的颅内动脉瘤理论知识、Cushing 的记录和 4 例典型病例所表现出的相关特征。4 例病例中，2 名患者的诊断在尸检时得到确认；另外 2 名幸存患者的诊断则完全基于其显著的临床特征表现和随后的腰椎穿刺。在 Cushing 的记录中，列出了 5 例在手术或尸检中被诊断为前交通动脉动脉瘤的患者的病史，3 名患者在动脉瘤破裂引起剧烈头痛后的手术或尸检中才被确定为动脉瘤，另外 2 名患者的动脉瘤没有破裂，而是因动脉瘤压迫了视交叉后接受治疗时发现了病灶。第二年，西蒙兹在整理了他的新发现后，再次发表了一份详细记录了患者病史和特征以及如何进行诊断的相关综述。

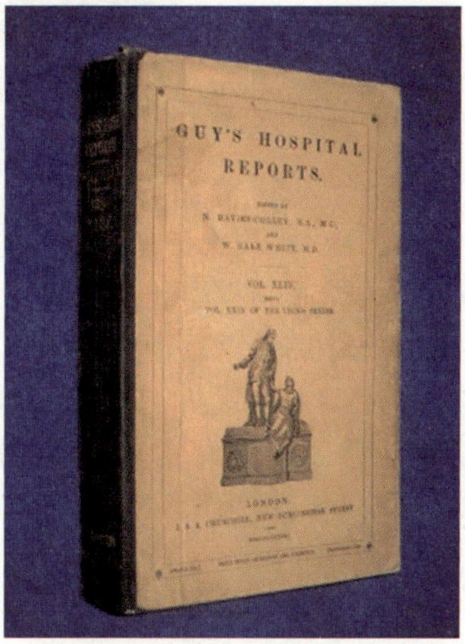

图 29.5　《盖伊的医院报告》

西蒙兹曾自嘲道，他代表了一种几乎完全依赖于病例记录和对患者的临床检查的临床医学传统。紧接着，他还写道："我写的东西大部分都过时了。”有趣的是，正是这种对病史和体格检查的重视，使他能够在患者还在世时率先诊断出颅内动脉瘤破裂的情况。也正是在这一巨大进步的基础上，以往颅内动脉瘤的治疗停滞不前的局面才被打破。

在西蒙兹之前，破裂的颅内动脉瘤只有在尸检时才能得到明确诊断，而西蒙兹的报告第一次引起人们对生前正确诊断的可能性的关注。破裂的颅内动脉瘤的诊断限制有两个主要原因。首先，大多数因动脉瘤破裂引起的蛛网膜下腔出血患者会出现突发性剧烈头痛，但往往没有神经功能缺损，临床医生也无法意识到“卒中”的发生；其次，由于几乎所有的相关记录都来源于尸检，因此颅内动脉瘤破裂一直被人们认为是“一击致命”的，而下意识地忽视了抢救的可能。这样的错误逻辑并不是独一无二的。在20世纪70年代CT技术出现之前，脑室内出血通常也被认为是一种致命的疾病，直到CT扫描呈现出仍然存活的患者颅脑中的病灶后，这种错误的说法才不攻自破。

1924年，除第二篇有关破裂颅内动脉瘤（图29.6）的综述文献外，西蒙兹还发表了一本关于多发性硬化症微观病理学的经典著作，并在接下来的十年里对各种神经系统疾病进行了一系列的临床研究，内容涵盖颅内化脓性感染的并发症、席尔德氏弥漫性脑硬化症、高位脊柱压迫以及情感障碍的早期识别重要性等。

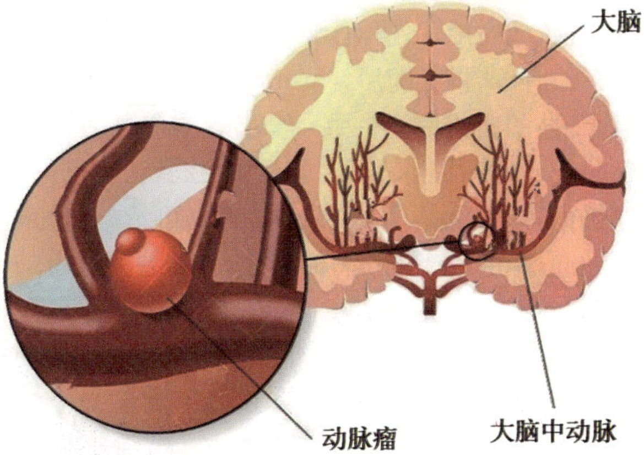

图29.6　颅内动脉瘤示意图

1926年，西蒙兹在他曾工作过的国立神经疾病医院获得了助理访问医生的职位，任职期间，他研究和阐明了包括嗜睡性脑炎、功能性神经障碍、脑静脉血栓形成等多种神经系统疾病的病理机制，并逐渐声名鹊起。到1935年，西蒙兹开始对颅脑损伤的并发症产生了兴趣，他的研究特别聚焦于真实记忆和注意力缺陷与神经性精神改变的鉴别。当他被任命前去调查第二次世界大战中皇家空军伤亡原因时，这些研究体现出了相当重要的意义——西蒙兹组织了一个杰出的神经性精神病学家小组，专注于研究飞行员的头部损伤和飞行压力导致的精神问题。他和神经外科医生休·凯恩斯（Hugh Cairns）一起建立了一家陆军和空军联合服务医院，专门治疗因头部损伤出现精神异常的士兵。也正是在西蒙兹的指导下，许多年轻的神经外科医生在二战时接受了至关重要的诊疗培训。

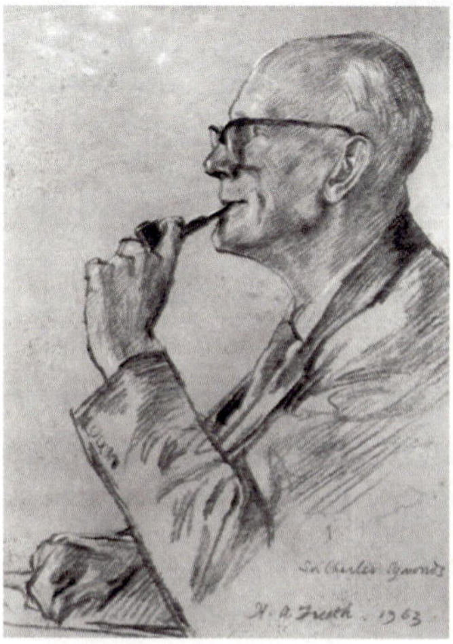
图29.7　西蒙兹画像

1941年、1942年和1945年，西蒙兹先后发表了关于精神障碍的神经学病因和头部损伤后遗症的论文，其间在哈佛大学举办了关于飞行压力对神经系统损害的讲座，令越来越多的人认识到神经系统对人类各项身体功能的决定作用。1946年，西蒙兹因其卓著贡献被授予爵士头衔。

战争结束后，西蒙兹再次回到盖伊医院、国立神经疾病医院和他的私人诊所，继续他关于各种类型的头痛和偏头痛、癫痫和肌阵挛、记忆缺陷和颈动脉闭塞的原始临床研究。1955

年，西蒙兹从盖伊医院退休。在经历了家庭的不幸与长期的病痛折磨后，西蒙兹（图29.7）于1978年12月7日在伦敦去世，享年88岁。

高山仰止，景行景止。西蒙兹逝世后，他的顽强毅力、坚定信念与谦逊的品格仍为无数人所怀念。在20世纪70年代末，伦敦的一位神经病学机构的登记员惊讶地发现，常来探访病房的这位年长的绅士，竟是一位举世闻名的神经外科医生。在医学影像等技术高速发展的今天，我们无法想象，在没有任何影像学检查的年代里，查尔斯·西蒙兹爵士是如何靠着患者的临床表现来诊断破裂颅内动脉瘤的，但可以确定的是，颅内动脉瘤患者所面对的不再是“必然”的死路，而是有无限可能的生门。

第三十章　立体定向神经外科的第一抹色彩

1947 年 10 月 10 日，奥地利神经病学家 Ernst A. Spiegel（1895—1985）与他的学生 Henry T. Wycis（1911—1972）（图 30.1）应用自行设计改良的精确定向仪，采用脑室造影技术确定靶点，进行了首例人脑立体定向神经外科手术，并在《科学》（*Science*）杂志上发表了相关结果。此后，立体定向神经外科的画卷就此展开。

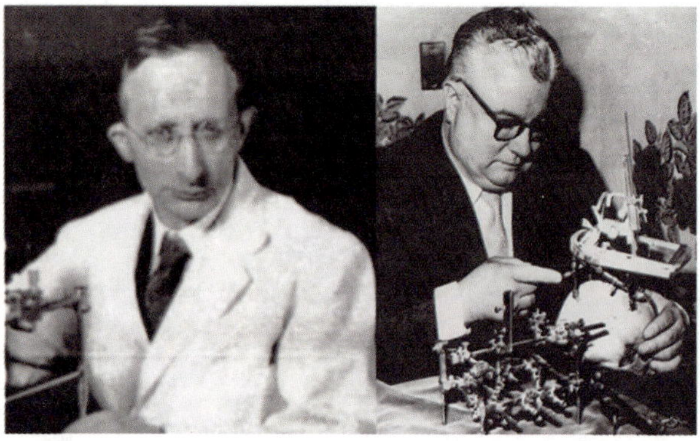

图 30.1　Ernst A. Spiegel（左）和 Henry T. Wycis（右）

Spiegel 于 1895 年出生于奥地利维也纳，毕业于维也纳大学（University of Vienna）医学院。他身材瘦小，总是戴着一副钢框眼镜，说话带有浓重的德国口音，安静、严肃、内省，却又透露出一种诙谐而微妙的幽默感；独来独往的他似乎只对科学感兴趣。相反，1911 年出生于美国新泽西州、毕业于格罗夫城学院（Grove City College）以及坦普尔医学院（Temple Medical School）的 Wycis 则喜欢热闹，常常与美国费城（Philadelphia）政界的知名人士聚会、社交和赛马。虽然二者性格迥异，但他们却是科学研究上的一对好搭档，交相辉映出立体定向外科史上不可褪去的魅力色彩。

早在 15 世纪末，意大利博学家、文艺复兴后三杰之一达·芬奇（Leonardo Da Vinci，1452—1519）首次描绘出人类头骨形态及脑部不同交叉处的截面图。17 世纪，笛卡儿（René Descartes，1596—1650）提出三维空间坐标系的数学原理构想，进一步夯实立体定向的发展基础。19 世纪 70 年代，德国神经生理学家 C. Dittmar 系统地引入了有框架立体定向装置的构造原理，并将其应用于动物实验。后来，俄国外科医师 Dmitry N. Zernov（1843—1917）首次研制出极坐标有框架立体定向装置，并通过人类头骨表面的解剖学标志对脑内结构进行定位。

到了 20 世纪，“第一位神经外科医生”Victor Horsley(1857—1916)和英国工程师兼生理学家 Robert H. Clarke(1882—1959)于 1905 年利用笛卡儿原理，设计了著名的 Horsley-Clarke 立体定向仪(图 30.2)，并借此探索猴子的小脑核。Horsley-Clarke 立体定向仪的出现，标志着笛卡儿坐标系运用于脑内解剖部位描述的开端，也为大脑内不同的靶点建立了立体概念。3 年后，加拿大神经学家 Aubrey Mussen(1873—1975)又制造出第一台人用立体定向仪，尽管这台仪器并未真正投入使用。

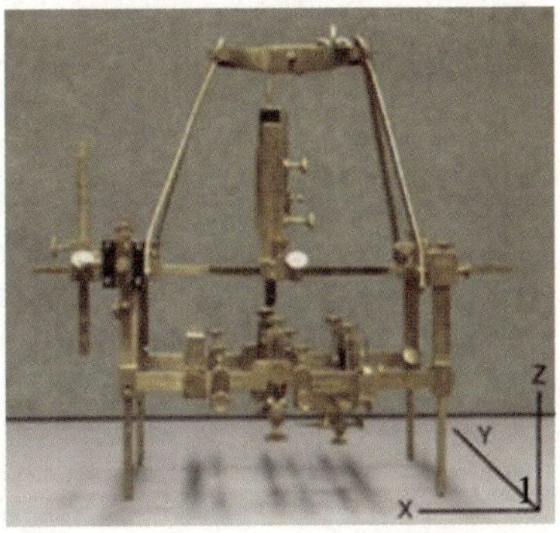

图 30.2　Horsley-Clarke 立体定向仪

20 世纪 30 至 40 年代是精神外科盛行的时期，前额叶切断术在 Walter J. Freeman Ⅱ(1895—1972)的推动下得到了广泛应用，但其副作用往往会为患者带来严重的并发症和后果。在此背景下，Ernst A. Spiegel 认为，如果可以将接受过动物实验的 Horsley-Clarke 立体定向技术谨慎地应用于人类的丘脑背内侧核，则有可能让人们获得相同的治疗受益，且可能不会导致不良的神经后果。然而，动物立体定向仪可以根据颅骨外部的标志来确定大脑内部构造，但人类颅骨的大小和形状各异，采用外部标志的准确性不足。因此，术中放射线技术，尤其是脑室造影术，便让放射学识别解剖标志(如门罗孔、松果体等)成为可能。

出于改良额叶切断术的目的，Spiegel 和他当时的学生 Wycis 在 1947 年 10 月 10 日(图 30.3)，于美国费城坦普尔医学院(Temple Medical School)使用改良的 Horsley-Clarke 定向仪(图 30.4)完成了史上第一台人脑立体定向神经外科手术，同年将手术结果和仪器描述发表在《科学》(*Science*)杂志上，开创了“立体脑切开术”(stereoencephalotomy)领域。

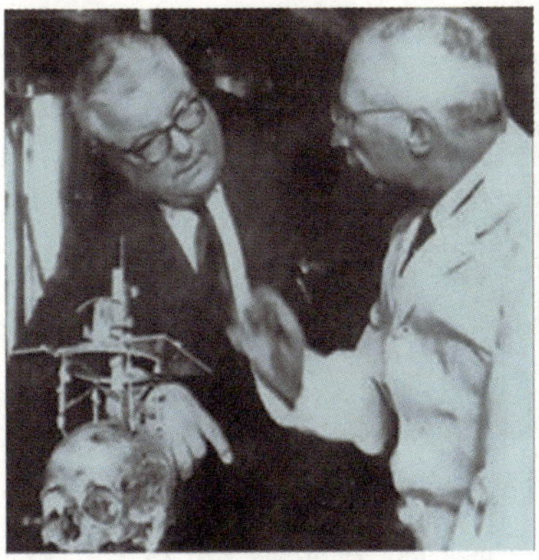
图 30.3　Spiegel 和他的学生 Wycis

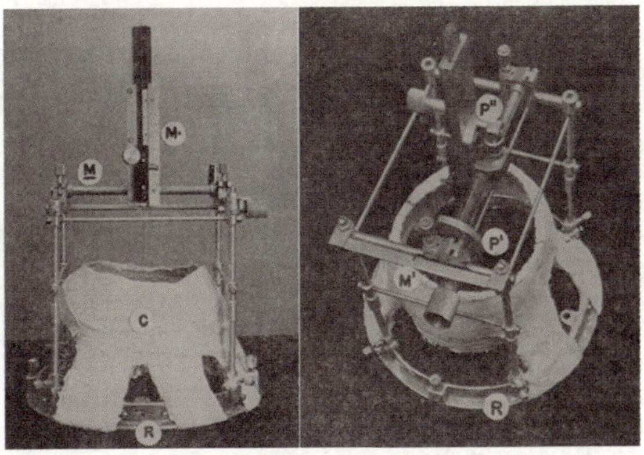

图 30.4　Spiegel-Wycis 定向仪

在相关报告中，Spiegel 和 Wycis 详细描述了手术的整个步骤，包括：① 准备石膏模型，将圆环牢固地固定在患者头部的适当位置，待石膏变硬后，在石膏顶部(手术区域)以及额、顶骨区域(用于获取松果体和丘脑区的放射影像)切开较大的手术窗口。附有石膏的圆环可以轻易从颅骨上取出，并在手术时将其放置到与术前完全相同的位置。② 仪器置于原位，穿刺针在脑室充气前后置于零位(耳间平面和正中矢状面交叉处)，拍摄 X 射线片。根据影像计算病变的坐标，从而确定手术钻孔的位置。③ 钻孔后，通过完整的硬脑膜引入钢丝或导管，并进行病变热凝、抽吸或注射液体等操作。

报告最后，Spiegel 和 Wycis 还留下了一段颇具启示意义的话：“立体定向技术的进一步应用正在研究当中，比如某些类型疼痛或患肢的脊髓丘脑束切断、非自主运动的苍白球毁损、三叉神经痛的半月神经节电凝以及病理性空洞症和囊性肿瘤的液体抽吸等。”(图 30.5)

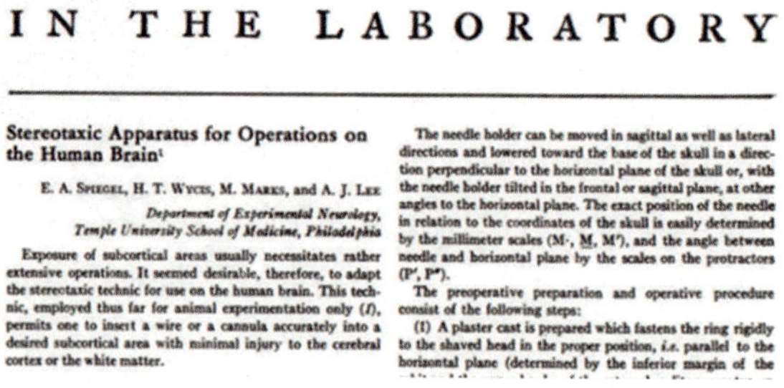
IN THE LABORATORY

Stereotaxic Apparatus for Operations on the Human Brain[1]

E. A. SPIEGEL, H. T. WYCIS, M. MARKS, and A. J. LEE

Department of Experimental Neurology, Temple University School of Medicine, Philadelphia

Exposure of subcortical areas usually necessitates rather extensive operations. It seemed desirable, therefore, to adapt the stereotaxic technic for use on the human brain. This technic, employed thus far for animal experimentation only (*1*), permits one to insert a wire or a cannula accurately into a desired subcortical area with minimal injury to the cerebral cortex or the white matter.

The needle holder can be moved in sagittal as well as lateral directions and lowered toward the base of the skull in a direction perpendicular to the horizontal plane of the skull or, with the needle holder tilted in the frontal or sagittal plane, at other angles to the horizontal plane. The exact position of the needle in relation to the coordinates of the skull is easily determined by the millimeter scales (M·, M, M′), and the angle between needle and horizontal plane by the scales on the protractors (P′, P″).

The preoperative preparation and operative procedure consist of the following steps:

(1) A plaster cast is prepared which fastens the ring rigidly to the shaved head in the proper position, *i.e.* parallel to the horizontal plane (determined by the inferior margin of the

图 30.5　Spiegel 和 Wycis 对脑立体定向的研究成果

首次术后 10 余年间，Spiegel 和 Wycis 继续尝试立体定向外科的新应用。术后第二年，他们报告了立体定向苍白球-丘脑切开术治疗亨廷顿舞蹈症(该项新技术运用于运动障碍治疗的首次实践)以及中脑和丘脑病变致疼痛的病例。1950 年，他们报告了立体定向病变治疗癫痫发作的应用，同年又报告了苍白球切开术治疗舞蹈手足徐动症的病例。此外，尽管他们最初因担心切断锥体外系会导致运动障碍加剧而不愿尝试帕金森病的立体定向疗法，但后来在他人报告的基础之上，Spiegel 和 Wycis 二人便开始运用苍白球切开术治疗帕金森病。最终，他们在立体定向外科领域共发表了 200 余篇论文。

1958 年，Spiegel 和 Wycis 深刻认识到国际合作的必要性，组织了第一次立体定向会议，并成立了现在的世界立体定向和功能神经外科学会大会(WSSFN)(图 30.6)，进一步加强了世界各国神经外科医师对于立体定向外科的交流和共进。

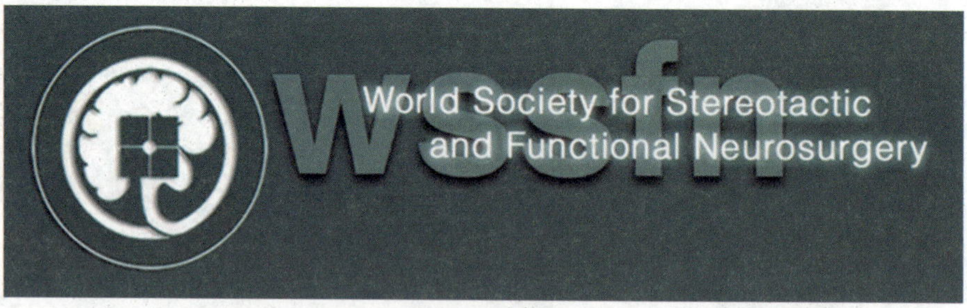

图 30.6　世界立体定向和功能神经外科学会大会

在 Spiegel 和 Wycis 首次进行人脑立体定向神经外科手术后，其他神经外科医生接踵而至，纷纷前来向二人学习，并在获得启发后进一步开发出不同类型的仪器，推动立体定向神经外科技术的发展。现如今，人们的手术定向技术选择远不止于当初，但在立体定向外科的历史画卷上，Spiegel 和 Wycis 的鲜活色彩将永不褪去。

第三十一章　颅咽管瘤外科大师 Norman M. Dott

1897 年 8 月 26 日，享誉世界的苏格兰神经外科大师、爱丁堡神经外科专科部门的创始人诺曼·多特（Norman M. Dott）出生（1897—1973，图 31.1）。Dott 被认为是同代医师中最具影响力的外科医生之一，在其长达 44 年的职业生涯中，他对垂体瘤、颅咽管瘤、动脉瘤和其他领域的开拓和探索深深地镌刻在神经外科的史书上。其中，他对颅咽管瘤的综合研究及其对下丘脑生理学的理解可以被认为是其最为显著的神经外科贡献。

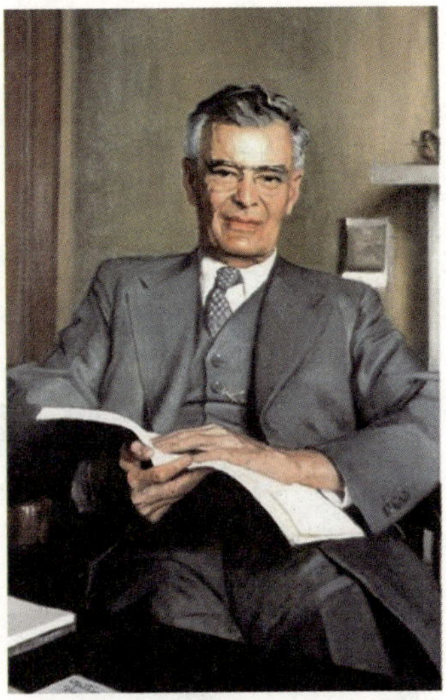

图 31.1　Norman M. Dott

Dott 出生于苏格兰爱丁堡南郊，在一个提倡文化享受和理性思考的家庭中成长。最初，Dott 立志成为一名工程师，但 16 岁时的一场摩托车事故让他的工程师梦想就此破碎。身体上的痛苦以及对其他病患的同理心，让 Dott 逐渐萌生出学习医学的想法。因此，他进入到爱丁堡大学（The University of Edinburgh）学习医学。1917 年，时任爱丁堡大学生理学主席、首次提出糖尿病病因的生理学家 Edward Albert Sharpey-Schäfer（1850—1935）接收 Dott 作为其生理学实验室的研究人员，于是 Dott 开始接触胃分泌物、甲状腺及其生理学的实验。随后，Dott 开始从事脑垂体相关的研究，通过猫、狗模型来评估脑垂体带来的生理影响（图 31.2）。

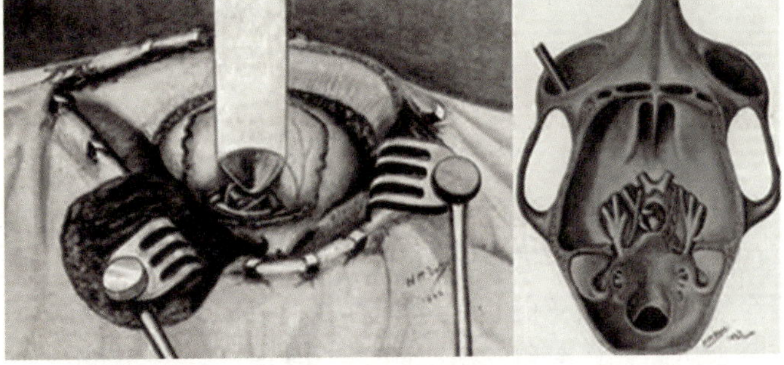

图 31.2　Dott 的垂体实验

左：狗垂体的手术暴露；右：猫的颅内手术。

凭借出众的医学天赋，Dott 于 1923 年被选入爱丁堡皇家外科学院（Royal College of Surgeons of Edinburgh）。随后，他又获得了洛克菲勒旅行奖学金（Rockefeller Travelling Scholarship），这让他有机会前往美国波士顿的 Peter Bent Brigham 医院深造，并与"现代神经外科之父"哈维·库欣（Harvey Cushing，1869—1939）结下不解之缘。在 Dott 看来，在 Brigham 医院的工作经历"决定了他的命运"。

一、下丘脑与垂体的关系——直面争论"风暴"

1923 年，Dott 到达 Brigham 医院，但当时的他并不知道，等待着他的是 Cushing 与其助理医师、后来的"神经学先生"Percival Bailey（1892—1973）围绕垂体腺瘤相关的尿崩症、肥胖症和嗜睡起源展开的争论"风暴"。Cushing 认为，有些狗在接受垂体切除术后会出现多尿症和肥胖症的现象，这就类似于大型垂体腺瘤患者的尿崩症和 Fröhlich 综合征，而这些症状的产生是因为患者的垂体腺瘤阻碍了垂体后叶的物质分泌。

相反，Bailey 在当时证实，下丘脑的轻微损伤（保留脑垂体的情况下）也可以引发类似症状；他还发现延伸至下丘脑灰结节的病变对生存不利，因此认为这些症状起源于下丘脑。对此，Cushing 表示强烈批判，认为 Bailey"没有资格"将这些症状归因于间脑病变，但他也承认，在动物和人类中观察到的矛盾结果是令人困惑的。与此同时，Jakob Erdheim（1874—1937，Erdheim-Chester 病（脂质肉芽肿病）的首次描述者之一）提出，在颅咽管瘤患者中观察到的多尿和 Frölich 综合征可能是肿瘤对灰结节的影响所导致的；Cushing 对这一解释不予赞同。然而，在分析 Cushing 收治的垂体腺瘤患者的症状时，Dott 和 Bailey 共同证实了 Erdheim 的发现。

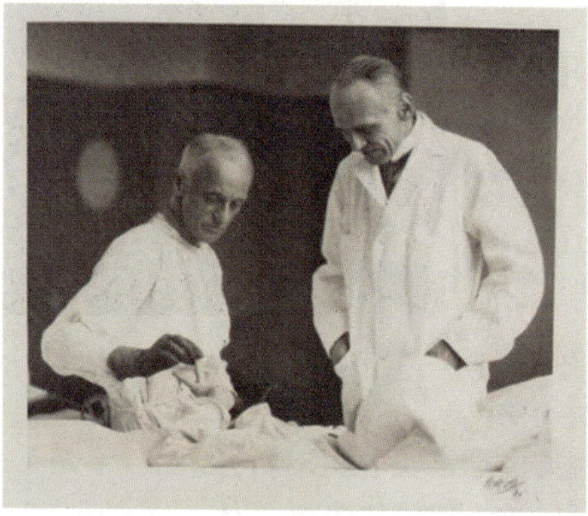

图 31.3　敢与大师 Cushing（左）叫板：吾爱吾师，吾更爱真理

尽管 Dott 对 Cushing 充满敬佩之情，但在这场争论当中，他似乎站在了 Cushing 的对立面（图 31.3）。在一次面向英国医学会（British Medical Association）的演讲中，Dott 表示自己认识到了尿崩症起源的不确定性，并且"在实验室和临床上都发现，最后的结果与'垂体功能减退是尿崩症和肥胖症的来源'的说法不一致"。

二、颅咽管瘤的探索与发现

在 Dott 来到 Brigham 医院前，Bailey 已经对 Cushing 收治的颅咽管瘤患者中死于手术并发症或肿瘤进展的患者大脑标本进行了检查，并从中了解到累及第三脑室的颅咽管瘤通常显示出肿瘤侵袭至下丘脑"中心"的组织学证据。此外，Bailey 认为肿瘤和周围下丘脑之间的密切关系是解释术后高死亡率和发病率的关键因素。后来，Bailey 向 Dott 提供了关于颅咽管瘤发病部位和病理的关键信息，这也让 Dott 相信，术前准确诊断对于颅咽管瘤扩展的病例是至关重要的，能够最大限度地增加根治性切除的可能性，并将下丘脑损伤的风险降至最低。

对于垂体腺瘤的切除，Cushing 早在 1909 年便在约翰斯·霍普金斯医院通过经唇下-蝶窦入路进行了尝试，但实际上这种入路方式无法安全地切除延伸至鞍部以上的肿瘤。然而，颅咽管瘤（最初被称为“鞍上囊肿（Suprasellar cysts）”）手术对 Cushing 来说似乎更具挑战性。这种病变并非起源于鞍部，所以术前无法通过头部放射线检查来进行识别。

Cushing 向 Dott 传授了一种切除颅咽管瘤的有效手段——通过额下入路靠近视交叉，并通过光学设备识别这种囊性病变，再排空囊液以实现视交叉的完全减压。但是，这种方法存在一定的风险，因为接受引流的“囊肿”一旦破裂，视交叉后部病变的实性钙化部分便是 Cushing 无法逾越的障碍，因为光学仪器本身阻碍了他对肿瘤及瘤周的观察，而且肿瘤包膜与下丘脑的严重粘连让他无法在盲视的情况下通过外科操作来清除肿瘤，否则很可能引发下丘脑的衰竭症状，严重者会在短期内死亡。颅咽管瘤的复杂情况让 Cushing 有感而发，称其是“最难以攻克的肿瘤”，需要采用新的手术策略来实现肿瘤和下丘脑毗邻部位的安全解剖。

Dott 有幸见证了 Cushing 克服颅咽管瘤这一巨大困难的过程。Dott 在 Brigham 医院受训期间，共有 11 位颅咽管瘤患者入住。通过观摩 Cushing 的治疗，Dott 收获了宝贵的经验和见解，为他之后的下丘脑颅咽管瘤外科治疗打下了良好的基础。他在 Cushing 身上学到的最有价值的一课是：不惜一切代价保护下丘脑的完整性。

此外，Dott 根据 Erdheim 的理论和 Bailey 的病理学研究，按照颅咽管瘤的起源部位将其分为三类：鞍区、鞍上区和下丘脑区（图 31.4），每一种类型的颅咽管瘤都有相应的典型生长模式。Dott 提到，根据临床和放射学信息，人们有可能对鞍下部或上部的肿瘤进行正确的区分，并警告称：在鞍区和鞍上区的颅咽管瘤中，肿瘤与软脑膜之间存在不同关系，这导致瘤周的解剖情况不同，并反过来导致一系列症状差异。

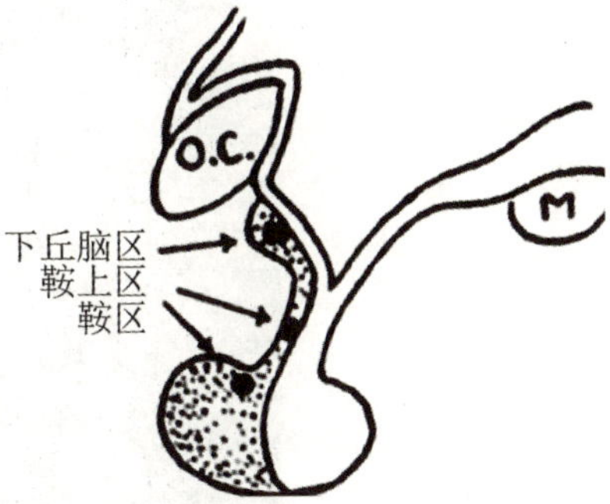

图 31.4　颅咽管瘤分类

在见证了颅咽管瘤外科的艰难前行后，Dott 意识到不能对肿瘤的底部进行根治性切除，因为这一区域通常是肿瘤与下丘脑粘连最为严重的部分。因此他提出，治疗累及下丘脑的颅咽管瘤应分为两个阶段（图 31.5）：① 探索并扩大与下丘脑粘连的病变下部；② 切除累及第三脑室的病变上部。

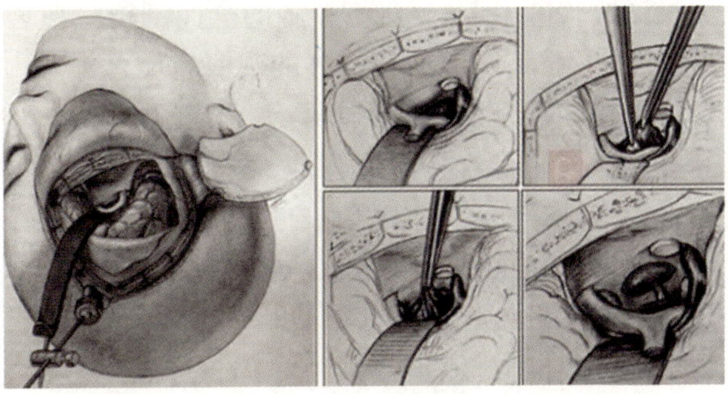

图 31.5　累及下丘脑的颅咽管瘤的治疗过程

Dott 对颅咽管瘤的成功切除是他对病变与下丘脑关系的深思熟虑以及精心处理脑组织的结果，而 Cushing 的治疗经验也对他产生了不可磨灭的影响。例如，为了避免额叶抬高对脑积水患者造成损伤，Dott 采用了与 Cushing 的相同方法，从右外侧脑室前角进行穿刺、抽吸囊液并释放张力。如果受压前移的视交叉影响了他对肿瘤的直视，则选择牺牲并抬起一条视神经（通常选择受损最严重的一条），从而扩大视野，为颅咽管瘤和下丘脑毗邻部分的安全解剖提供更大的空间。

1934—1937 年间，Dott 对 4 位下丘脑颅咽管瘤患者进行了实践，其中 3 位患者在接受手术后获得了令人满意的效果。Dott 所坚持的颅咽管瘤切除策略也一直沿用至今，而且行之有效。

Dott 认为，累及下丘脑区的颅咽管瘤是了解下丘脑最为丰富的信息来源，而他对于下丘脑的研究成果最终也汇集于《下丘脑：形态、功能、临床和外科治疗》（*The Hypothalamus：Morphological，Functional，Clinical and Surgical Aspects*）（图 31.6）。在此书当中，Dott 详细地分析了 4 位下丘脑颅咽管瘤患者的术前、术中、术后的下丘脑功能以及根治性治疗的可能性，为世人全面揭示了下丘脑的奥妙。

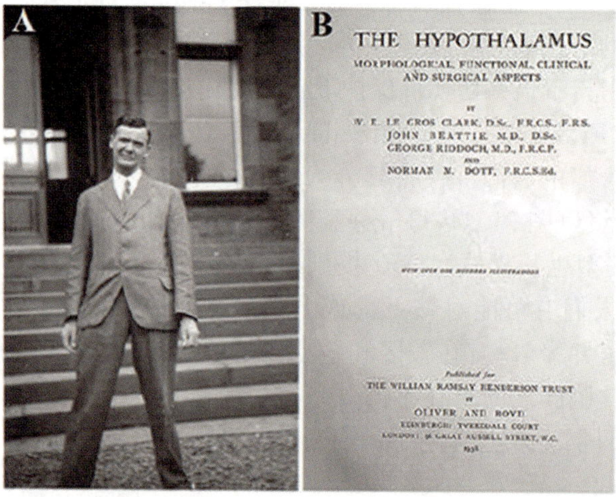

图 31.6　Dott 及其著作《下丘脑：形态、功能、临床和外科治疗》

后来，Cushing 在一封信中表达了自己对于 Dott 研究的热情与兴趣："我将怀着极大的兴趣期待你关于下丘脑的书籍……我相信你说的话会赢得极大的尊重。"Dott 于 20 世纪 30 年代末期出版的专著至今仍是下丘脑外科领域的经典著作。1939 年，Cushing 在读完这本书后对 Dott 表示祝贺，深深地认可了 Dott 对下丘脑的全面剖析。在著作的结尾处，Dott 提到，当时人们还没有完全了解下丘脑，"但在我所述的观察与反思中，下丘脑是一种对更加原始的身体和心理功能进行调控的器官"。他还强调，下丘脑颅咽管瘤患者存在特有的精神障碍，包括个性变化、情绪波动以及记忆维持障碍等。

从波士顿回到爱丁堡后，Dott 于 1932 年开始在爱丁堡大学授课。1938 年，他被选为爱丁堡皇家学会（Royal Society of Edinburgh）会员，同年在爱丁堡皇家医院（Royal Infirmary of Edinburgh）的 20 号病房（图 31.7）设立了苏格兰第一个神经外科专科部门。

1947 年，Dott 成为了神经外科教授（世界上最早的神经外科教授之一）。1960 年，Dott 在爱丁堡西部综合医院（Western General Hospital）领导了神经外科部门的建设，该部门拥

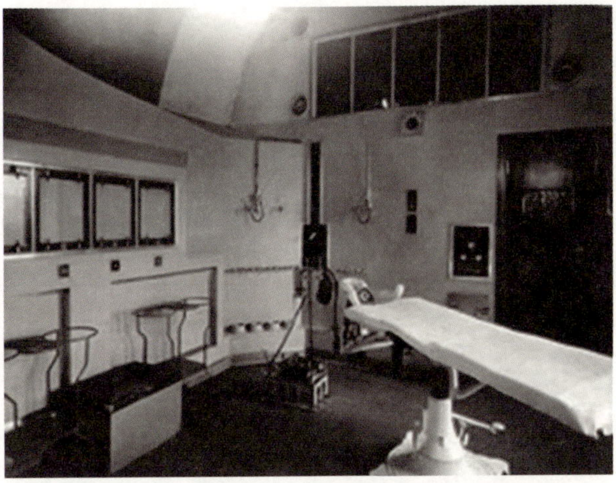

图 31.7 苏格兰爱丁堡皇家医院 20 号病房

有世界级病房、解剖剧场和康复设施，其中很多都是 Dott 亲自操刀设计的，这也是英国国家医疗服务体系(NHS)拥有的第一套类似设施(图 31.8)。后来，Dott 又相继获得了爱丁堡大学荣誉博士、加拿大皇家外科医学院(The Royal College of Surgeons of Canada)荣誉院士等称号。

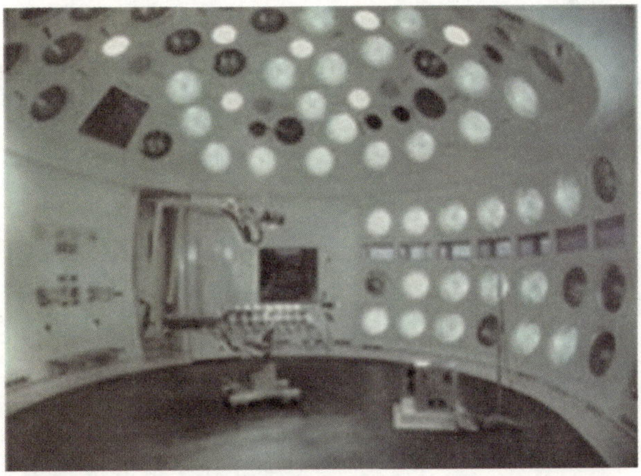

图 31.8 爱丁堡西部综合医院神经外科的解剖手术室

Dott 于 1963 年退休，10 年后便与世长辞。除了对医学的追求，Dott 对文学也别有一番见解。他曾在自己的医学演讲汇中引用苏格兰游吟诗人 Robert Burns(1759—1796)的诗句，提请人们注意文学和医学的关系。他对于文学的感性也让他在医疗实践中融入了一定的人性与关爱。“他很聪明，且富有洞察力。他深深地了解自己的特殊能力和力量，并慷慨而努力地将其贡献出来。”这是 Dott 对诗人 Burns 的描述，但殊不知，这句话也正是 Dott 这位神经外科大师自身的真实写照。

第三十二章　颈动脉内膜剥脱术的孕育而生和生生不息

1953年1月28日，世界上第一例经典的颈动脉内膜剥脱手术（carotid endarterectomy，CEA）诞生（图32.1）。经历了70多年的锤炼，这种被视为治疗颈动脉狭窄、预防缺血性脑卒中的有效方法至今仍“宝刀未老”。

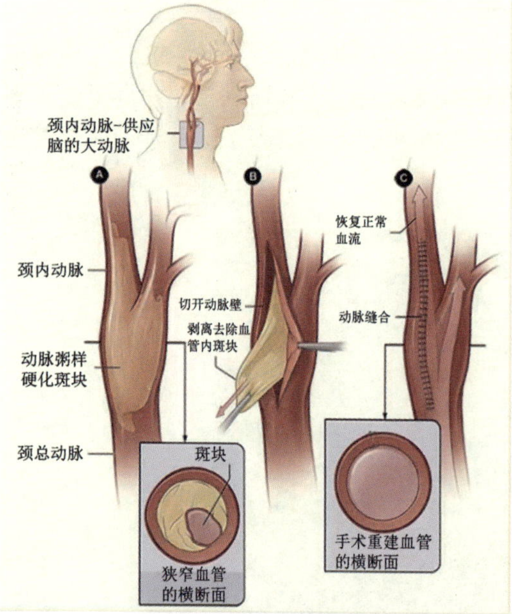

图32.1　颈动脉内膜剥脱术示意图

作为人体最重要和最精细的部位，大脑的代谢十分旺盛，需要大量新鲜血液的供应。据测定，占人体重量2%的人脑，所需血液多达全身供血量的15%～20%。脑血液供应的主渠道是颈动脉系统和椎动脉系统，其中进入颅内形成众多分支、供应脑组织各个重要结构的两侧颈动脉，承载着人脑所需血液的80%以上，可谓人体血液循环的“交通枢纽”和“咽喉要道”（图32.2）。这些血管一旦因本身狭窄、闭塞或血栓堵塞，同时没有侧支循环血管代偿性供血，就会引发脑组织缺血乃至坏死，最终造成不可逆的永久性神经功能障碍，脑干部位的梗死甚至可以导致患者直接死亡。这种因颈动脉狭窄、闭塞致使脑组织的缺血性坏死或软化的疾病被称为缺血性脑卒中，而大部分缺血性脑卒中都是由颈动脉狭窄引起的。不幸的是，目前为止尚未找到可使脑组织再生的方法，一旦发病，坏死的脑组织很难得以恢复。长期以来，临床医生们将重点聚焦在发生卒中后的治疗上，而颈动脉内膜剥脱术则是将关注重点前移，通过切除增厚的颈动脉内膜粥样硬化斑块，达到预防缺血性脑卒中的目的。

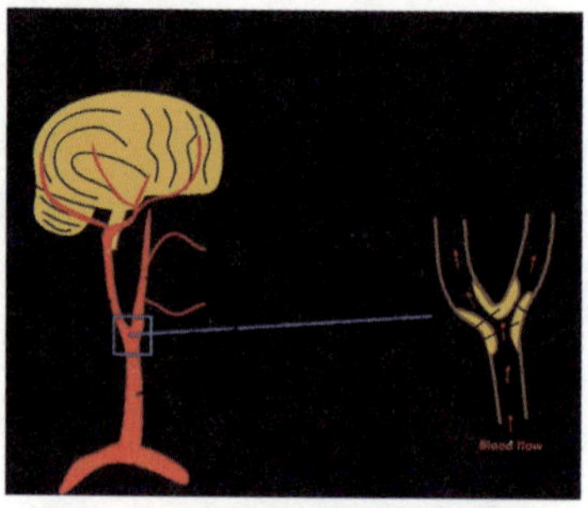

图32.2　颈动脉粥样硬化狭窄导致脑卒中的示意图

1927年，葡萄牙神经学家埃加斯·莫尼兹（Egas Moniz，1814—1955）发明了脑动脉造影术（arteriography），这对于脑血管疾病的诊治具有里程碑式意义。长达十年后，此项发明的应用证实了颈内动脉血栓的存在。1951年，约翰斯·霍普金斯大学医学院神经外科系的Johnson和Walker报道了101例接受脑血管造影术的病例，其中84例出现在欧洲发表论文中，17例归属于美国发表论文，反映出脑血管造影术在全世界——尤其是欧洲迅速而广泛的应用。以往无法诊断的神秘地带通过脑血管造影术得以呈现，清晰的显影使患病部位一目了然，极大地推动了脑血管疾病的诊治和神经外科领域的发展，为颈动脉内膜剥脱术的出现提供了宝贵的契机。

颈动脉手术在缺血性脑血管病的防治进展上，往往源自对外周循环干预既往经验的延伸，由此催生出现代颈动脉内膜剥脱术。1947年，葡萄牙外科医生西德·多斯·桑托斯(Cid Dos Santos，1907—1975，图32.3)证明，可通过一次或多次横向或纵向动脉切开术，用环剥脱器从股动脉移除长时间闭塞的血栓和潜在的斑块。桑托斯观察到，由于动脉粥样硬化通常位于内膜水平，因此很容易在患病和未患病的动脉壁之间找到劈裂面。他还指出，有时在病变远端的内膜和中膜之间可以看到明显的不连续，需要对其进行斜面处理，以将术后血栓形成的风险降至最低。因此，桑托斯被冠名为“动脉内膜剥脱术之父”。

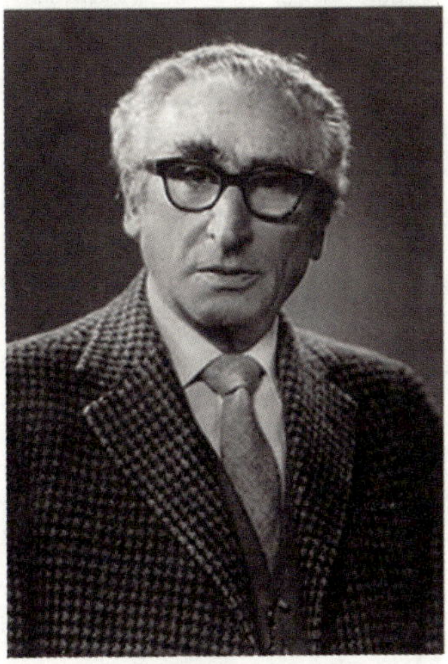

图32.3　葡萄牙医生Cid Dos Santos

20世纪中期横跨三大洲的4例经典颈动脉血运重建手术对颈动脉内膜剥脱术的问世起到了重要的意义。历史上首例治疗缺血性脑卒中的颈动脉分叉重建(carotid bifurcation reconstruction)诞生于拉丁美洲。1951年9月，一名41岁的男性因失语和右侧偏瘫入院阿根廷首都布宜诺斯艾利斯的实验医学研究所(Institute of Experimental Medicine)神经外科。一周后，他左眼失明。直接颈动脉穿刺血管造影显示分叉上方12毫米处有高度颈内动脉狭窄。一周后复查血管造影，结果一致。该研究所的神经外科医生劳尔·卡雷亚(Raúl Carrea，1917—1978，图32.4)对颈动脉血栓形成以及Johnson和Walker的病例研究如数家珍。在分析了当时可用的诊断和治疗程序后，卡雷亚为两名自发性颈动脉血栓患者做了手术。其中一例切除了颈动脉分叉，另一例切除了病变的颈内动脉。术后两名患者均有明显改善，无症状复发。在这些病例的基础上，卡雷亚认为，将正常的颈外动脉近端与正常的远端颈内动脉吻合，从而排除阻塞的病变部位，是最合理和最不会令人反对的手术。10月20日，卡雷亚按预期实施了颈总动脉吻合术，这位患者在接下来的6天里接受了抗凝治疗，术后恢复良好。他于11月9日接受了血管造影，以确认重建的通畅性，并于11月14日痊愈出院。卡雷亚最后一次见到患者是在手术后的39个月，除左眼失明外，神经学检查结果均正常。1955年，卡雷亚等在《拉丁美洲神经学杂志》(*Acta Neurol Latinoamer*)上报道了这一病例。在这篇论文中，他们还描述了另外2例颈动脉血栓手术病例，并对加拿大

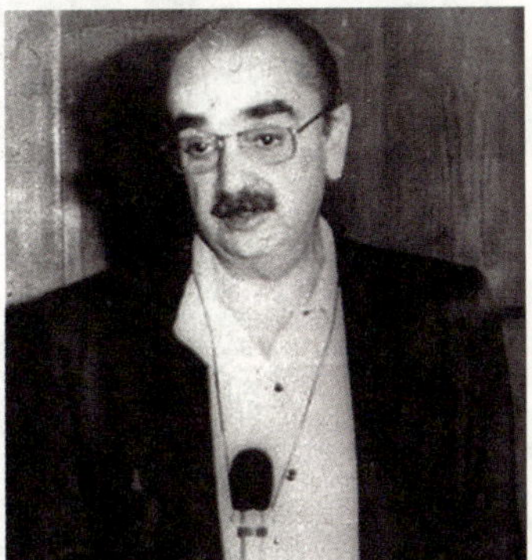

图32.4　阿根廷医生Raúl Carrea

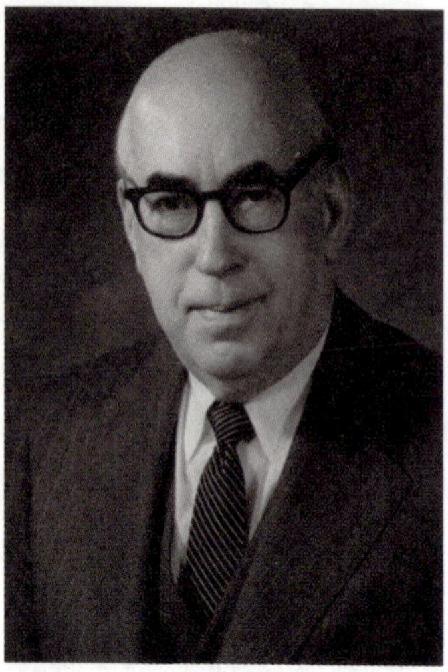
图 32.5　加拿大医生 Miller Fisher

内科医生米勒·费雪(Miller Fisher,1913—2012,图 32.5)的“移花接木”法——颈动脉吻合术的构思赞叹不已。

接着,首例颈动脉内膜剥脱术诞生于 1953 年的北美洲——美国。1 月 15 日,一名 52 岁的白人男子住进了纽约蒙特菲奥里医院(Montefiore Hospital)的神经外科。他患有持续性的感觉性失语症,出现右同位偏盲。1 月 23 日直接行左颈总动脉造影,诊断为左侧颈内动脉血栓形成,3 天后重复行左颈总动脉血管造影,证实了该诊断。1 月 28 日,美国神经外科医生肯尼斯·斯特鲁利(Kenneth J. Strully)为该患者实施了世界上首例颈内动脉内膜剥脱术。手术中抽吸导管被放置在动脉的远端,因为血栓太长,屡次抽吸再通血管以失败告终。血栓形成过程延伸到动脉的颅内部分是一个尚未克服的障碍,颅内血栓没有完全清除,为了避免远端栓塞不得不将动脉结扎。术后患者的病情令人满意,失语症也慢慢好转。斯特鲁利等表示,如果他们早些做出诊断,就有可能完全清除血块。这一经典病例报道于 1953 年的《神经外科杂志》(*Journal of Neurosurgery*),虽然未达到手术预期,但标志着颈动脉内膜剥脱术的正式问世。

在斯特鲁利等人得出预见性结论的 8 个月后,美国医生迈克尔·狄贝基(Michael E. DeBakey,1908—2008,图 32.6)完成了世界首例成功的颈动脉内膜剥脱术,弥补了斯特鲁利的缺憾。这位患者是一名 53 岁的男性公交车司机,在两年多的时间里有间歇性失语发作和右臂无力,经造影诊断为颈内动脉闭塞。1953 年 8 月 7 日,通过横跨颈动脉分叉处的纵向动脉切开术,狄贝基施行了左颈动脉血栓内膜剥脱术。术后进行了血管造影,显示血管有明显的修复。患者术后恢复良好,8 天后出院。这名患者又存活了 19 年,其间没有出现脑血管功能不全的复发,直到发生致命的心力衰竭而亡。狄贝基直到 1975 年才报告了这起案例,代表着颈动脉内膜剥脱术的成功问世。

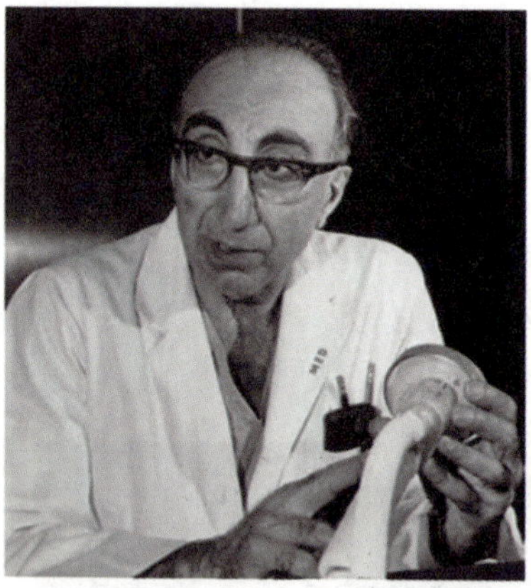
图 32.6　美国医生 Michael E. DeBakey

最后一例原始的颈动脉分叉重建术诞生于欧洲,由英国医生乔治·菲利克斯·伊斯科特(George Felix Eastcott,1917—2009)在伦敦圣玛丽医院主刀进行。他的患者是一位 66 岁的家庭主妇,她在 1953 年 12 月经历了第一次短暂性脑缺血发作,导致左侧一时性黑蒙和右侧轻身偏瘫。在接下来的 5 个月里,这位可怜的妇人经历了 33 次重大发作,每次持续 10～30 分钟,通常发生在凌晨 2 点,大多数还伴有失语症。她于 1954 年 4 月 9 日入院,左颈动脉造影显示颈内动脉起始处动脉粥样硬化性阻塞。5 月 19 日,患者接受体外降温至 28 ℃后,伊斯科特等切除了她颈动脉分叉处的粥样斑块,通过直接吻合颈总动脉和颈内动脉残端,恢复了血流的连续性,未使用抗凝剂。患者术后情况良好,于 6 月 2 日出院。伊斯科特等人得出结论,当短暂性脑缺血发作与颈内动脉阻塞相关时,可以通过切除动脉阻塞来消除。

这些经典手术问世以来，人们很快发现了颈动脉内膜剥脱术即CEA的相对优势。到1987年为止，美国已开展超过一百万台的CEA，尽管人们对CEA热情高涨，但疗效证据的缺少使人们对其益处的怀疑与日俱增。就像擂台上坚韧的拳击手，举起双臂承受打击，耐心等待反击，CEA经受住了许多挑战。最令人敬畏的挑战模式是前瞻性随机临床试验。20世纪90年代，北美症状性颈动脉内膜剥脱试验（North American Symptomatic Carotid Endarterectomy，NASCET）、欧洲颈动脉手术试验（European Carotid Surgery Trial，ECST）和无症状的颈动脉粥样硬化的研究（Asymptomatic Carotid Atherosclerosis Study，ACAS）陆续登场，旨在对特定条件下CEA预防缺血性脑卒中的效益做出正式评价（图32.7）。汇集前两项研究的临床试验报告称，相较于内科药物治疗，颈动脉狭窄程度大于70%的症状性患者行CEA是有效的；而针对无症状颈动脉狭窄患者，ACAS表明鉴于术后并发症的影响，尽管CEA能减少缺血性脑卒中或死亡，但不作推荐。这些结果转化为美国心脏协会（American Heart Association，AHA）指南的A级建议，即在同侧非致残性颈动脉缺血事件的6个月内，症状性颈动脉高度狭窄，即狭窄程度在70%～99%范围内的患者适合接受CEA治疗。对症状性患者，CEA仅适用于手术并发症的发生率≤6%的病例；对无症状性患者，可接受手术并发症的发生率≤3%。否则，CEA相较于内科治疗的优势大大降低。

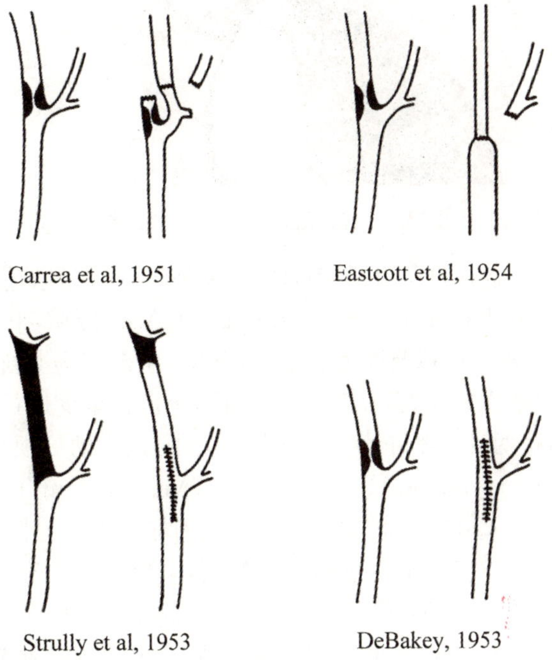

图32.7　4例经典颈动脉血运重建手术的示意图

CEA的另一个“对手”，是经皮腔内血管成形术（percutaneous transluminal angioplasty，PTA，图32.8）——诞生于20世纪60年代，不用开刀，通过导丝把导管直接送到血管狭窄处，在血管内用导管直接扩张血管以改善血流。1980年之前，PTA已经广泛地应用于髂动脉、股动脉、肾动脉和冠状动脉狭窄，但是鉴于可能的远端脑血管栓塞，没有人敢在颈动脉上使用这一术式。1976 年，40 岁的美国放射医生查尔斯·威廉·科伯(Charles William Kerber)秉着“初生牛犊不怕虎”的创新精神，在匹兹堡大学开创性地将颈动脉内膜剥脱术和经皮腔内血管成形术融合起来。在实施颈动脉内膜剥脱术后，科伯使用 Dotter 导管技术，做了史无前例的“颈动脉介入血管成形术”(angioplasty of the carotid artery)，扩张了狭窄的颈动脉。术后患者恢复良好，随访 3 年间，再无短暂性脑缺血发作。科伯将这例首创的复合术式报道于 1980 年的《美国神经放射医学杂志》(*American Journal of Neuroradiology*)，颈动脉狭窄复合手术的出现，不仅使神经功能得以改善、有效地预防了缺血性脑卒中，也为临床医生和患者提供了新的治疗选择。

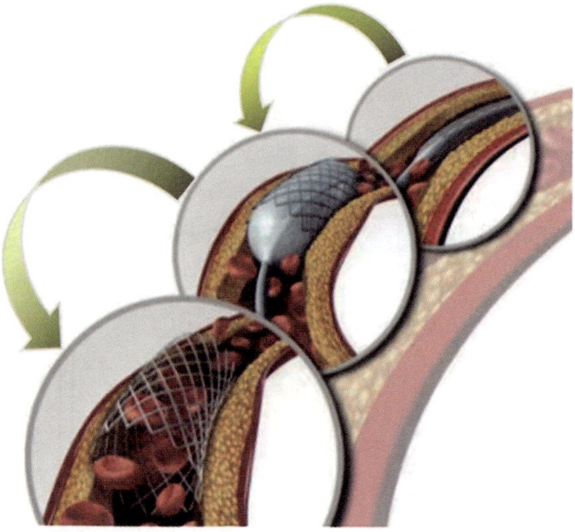

图 32.8　经皮腔内血管成形术示意图

1980 年后，随着医疗器械的发明、革新，PTA 在神经外科领域蓬勃发展，演变出如今应用广泛的颈动脉支架植入术(carotid artery stenting，CAS)，因微创的独有优势得以广泛普及；尤其在我国，CAS 的普及率甚至远远超过了 CEA。拳击赛场上新一轮的赛事不可避免，昔日携手并进的合作伙伴也难免要一较高下。目前，全世界至少进行了 12 项大型的前瞻性随机临床试验，以期对这两种手术作出客观评价。其中，最大的一项是颈动脉内膜剥脱术与支架试验(Carotid Revascularization Endarterectomy versus Stent Trial，CREST)，经过漫长的启动，该项试验在 2000—2008 年间从 117 个美国和加拿大中心陆续招募了 2502 名症状性或无症状性颈动脉狭窄患者，他们被随机分配到不同的治疗组，以获得专业的 CEA 或 CAS 治疗，并接受随访调查。CREST 的结果发表于 2010 年的《新英格兰医学杂志》(*New England Journal of Medicine*)，表明 CAS 与 CEA 治疗对颈动脉狭窄有相近的效益；而 CAS 术后更容易发生缺血性脑卒中，CEA 术后更容易发生心肌梗死。虽然研究表明缺血性脑卒中和心肌梗死都会引起较高的发病率和死亡率，但普遍意义上讲，缺血性脑卒中比心肌梗死对健康有更大的负面影响。换言之，CEA 比 CAS 更胜一筹。随着终场哨声的吹响，漫长的 10 年赛期结束，CEA 依然稳居冠军地位。可谓“千淘万漉虽辛苦，吹尽狂沙始到金”，历久弥新的 CEA 无愧为颈动脉狭窄治疗中的“金标准”手术。

第三十三章　立体定向神经外科之父

Lars Leksell

1907 年 11 月 23 日，瑞典内科医生、神经外科医生、放射外科发明者、“立体定向神经外科之父”拉尔斯·莱克塞尔(Lars Leksell，图 33.1)出生。作为神经外科行业中一位卓绝的发明家，Leksell 不仅改进了立体定向手术的器械和操作，更积极将当时最新的 CT、MRI 和血管造影术等现代成像手段融入放射外科治疗，使神经外科在立体定向手术与放射外科治疗的方向上迈出了关键的一步。

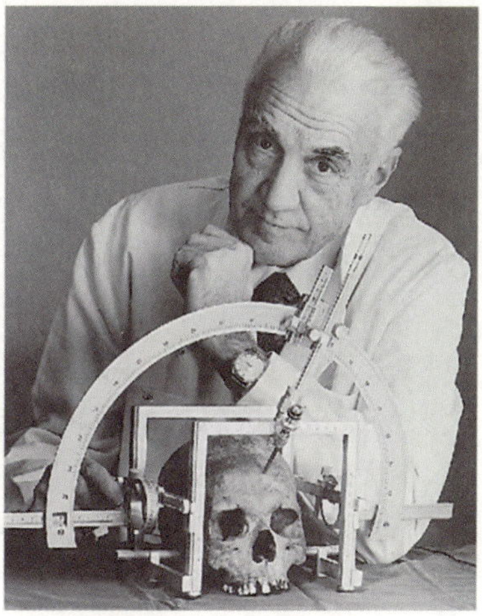

图 33.1　Lars Leksell

1907 年 11 月 23 日，Lar Leksell 出生于瑞典的法斯伯格教区。他在卡罗林斯卡研究所(Karolinska Institute)完成了医学研究，并于 1935 年进入瑞典塞拉菲莫医院(Serafimer hospital，成立于 1752 年，瑞典最古老的医院之一)，在他的导师、创立了瑞典神经外科领域并开创了现代神经外科先河的著名神经外科医师赫伯特·乌利韦克罗纳(Herbert Olivecrona)的指导下接受神经外科培训。Olivecrona 高超的神经外科技术享誉国际，也带给了 Leksell 无穷的思考。1939 年 11 月，芬兰遭到苏联袭击，Leksell 在芬兰做了一段时间的志愿医生。在战争中，除了如何为血肉模糊的战士们抢回性命，他最常思考的问题，就是是否有可能使用机械引导仪器，使医生们能快速而精准地从大脑中取出子弹，同时将手术过程对周围脑组织的伤害降至最低。

20 世纪 40 年代初，才过而立之年的 Leksell 便与后来的诺贝尔奖得主拉格纳·格拉尼特(Ragnar Granit，因发现眼睛视觉的主要生理和化学过程，与其他研究者分享了 1967 年度的诺贝尔医学或生理学奖)合作从事神经生理学的实验研究。1945 年，他发表了一篇关于 γ-运动系统的博士论文，题为“小腹根纤维对骨骼肌的动作电位和兴奋效应”。① 这是理解肌肉控制的一个重要里程碑，这篇文章提出的观点已成为基础神经生理学的一部分。在这期间，Leksell 与格拉尼特以及另一位神经学家斯科格隆(Skoglund)一起，还作出了另一项重大贡献——他们共同描述了局部压迫神经后发生的突触现象，并猜测这可能是三叉神经痛

① Leksell L. The action potentials and excitatory effects of the small ventral root fibres to skeletal muscle[J]. Acta Physiologica Scandinavica. 1945，10(1)：1-84.

的发病机制之一。随着 Leksell 在神经电生理学的研究渐入佳境，他进一步大力发展了眼震电图在神经外科中的应用，使人们真正地了解了前庭系统功能。战后，这位恢复了临床工作的神经外科“发明家”想起了他在战争中一闪而过的灵感，开始着手研究一种能够让神经外科手术变得更加细致的机械。

早在 1908 年，神经外科医师、神经生理学家维克多·霍斯利(Victor Horsley)爵士和工程师、生理学家、外科医生罗伯特·克拉克(Robert Clark)就发表过一篇论文，其中主要描述了他们为研究猴子的小脑功能而开发的一种“stereotach”装置。这种装置使用笛卡儿三正交轴系统，能够用于在实验动物大脑中准确地模拟制造特定位置的病灶，这种装置也被称为“Horsley-Clark 装置”(Horsley-Clarke placter)(图 33.2)。“Horsley-Clark 装置”的理论由克拉克在 1895 年提出，第一台相关设备建造于 1905 年，并于 1906 年首次使用。这篇文章最初发表时并没有引起什么水花，但 40 多年后，“stereotach”摇身一变，被称为“stereotactic frame”(立体定向装置)，在神经外科中掀起了轩然大波。

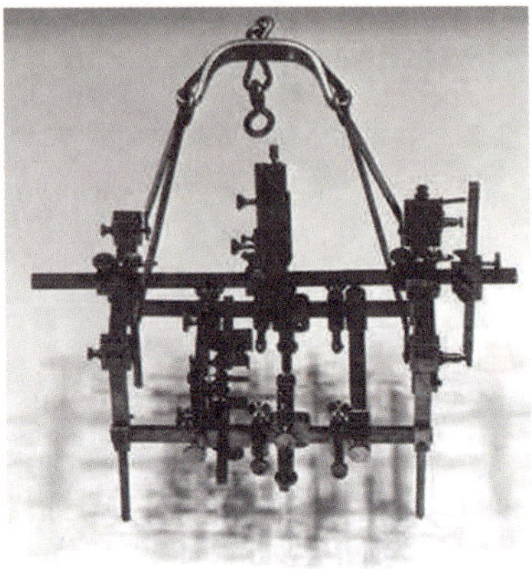

图 33.2　Horsley - Clark 装置

1946 年，在世界第一次神经外科学会(the Scandinavian Neurosurgical Society)会议中，Leksell 遇到了来自牛津的英国神经学先驱休·凯恩斯(Hugh Cairns)爵士。Leksell 与这位大家畅谈自己构思出的一种“天马行空”的神经外科手术技术——手术中，在大脑中插入电极，在大脑自身电活动的帮助下，使其对病灶进行定位，引导手术过程。他也和 Cairns 爵士提到，甚至可以用 X 射线或超声波替代有损伤周围大脑组织风险的手术刀或电极。他的想法得到了 Cairns 爵士的认可与赞赏，这让 Leksell 更加坚定了自己的信念。

1948 年，Leksell 在充分研究美国、德国、法国等国家提出的类似装置的基础上，创造了一种独特的基于“极坐标系”的弧形中心立体定向架。与采用笛卡儿坐标系的“Horsley-Clark 装置”相比，Leksell 的框架是以圆弧为中心的“stereotactic frame”，使用了可设定角度、深度和前后位置三种类型的极坐标系。这种“弧形象限”装置在选择探头入口点和轨迹方面提供了最大的灵活性，因此使用起来容易得多。在接下来的几年里，框架在原有的基础上经过了反复修改，但在功能和外观上仍然与 1948 年的原始设备非常相似；操作者可以借助这一装置使用带有电极的载体，这意味着不管载体的位置、弧形相对于颅骨固定设备、带固定螺丝杆的框架或底板的角度如何，探针的尖端都可以轻易到达目标；这种结构还允许术者经蝶窦、侧方直探头和枕下探头入路。

Leksell 在各种意义上都是一个完美主义者。在他余生的职业生涯中，他一直继续改变和修改着他的弧形立体定向装置中每一个微小的设计细节，除了基本的半弧形框架被保留了下来外，他改进了这一装置中几乎所有的构造。他不仅专注于提升装置的功能，还注重其美学外观。“仪器操作方便，在日常临床工作中足够实用”和“极高的精确度”是他持之以恒追求的目标。允许操作者使用电极或其长度与圆弧半径相融洽的仪器，从头部表面的任一点到达手术靶区。这个仪器的尖端总是指向圆弧的中心，也就是手术灶。Leksell 发明的这种立体定向装置也因此被称为“Leksell 立体定向装置”(图 33.3)。“Leksell 立体定向装置”

的第一例有记录的临床应用，是1948年用其对一例颅咽管瘤囊肿患者进行囊肿穿刺并注射放射性磷，该患者可能是世界上第一位接受这种治疗方法的患者。从此，Leksell立体定向装置逐渐走进了世界各地的医院中，并且与Leksell之后所提出并创建的放射外科紧密结合在一起，成为立体定向放射外科（SRS）与伽玛刀（GK）的雏形。

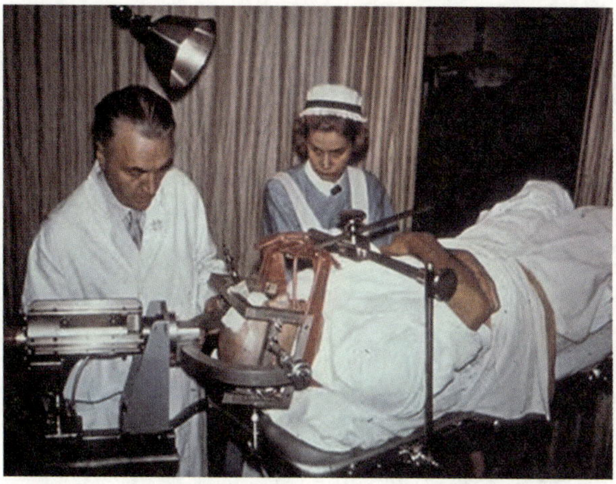

图33.3　Leksell立体定向装置

20世纪50—60年代，Leksell除了研究和改进立体定向装置外，还活跃于手术室。他主刀了大量的苍白球切除术和丘脑切除术，为众多帕金森氏症和精神障碍患者进行了手术治疗。然而，做的手术越多，他对患者遭遇的痛苦便越感同情，Leksell又燃起了新的发明冲动。1951年，Leksell和瑞典物理学家、放射生物学家伯耶·拉松（Börje Larsson）提出了放射外科的概念。当时，Leksell已经论证了“弧心”原理和他的第一台立体定向装置能够与较窄的辐射能束几乎完美结合，以向脑内靶点进行交叉发射的形式来代替探针和手术刀。他们先是尝试了X射线，后来又尝试了伽马射线和超声波。

最初的实验是在猫的身上进行的。随后，在保证技术安全性的情况下，Leksell与Larsson领导的一个物理学团队展开密切合作，采用连接在电弧上的280kV X射线管对一些神经疼痛和慢性精神病的患者进行这种“放射外科”治疗（图33.4）。他们在1953年为两位三叉神经痛患者进行治疗，而在18年后的1971年，这几位患者的病情完全没有任何的复发迹象。

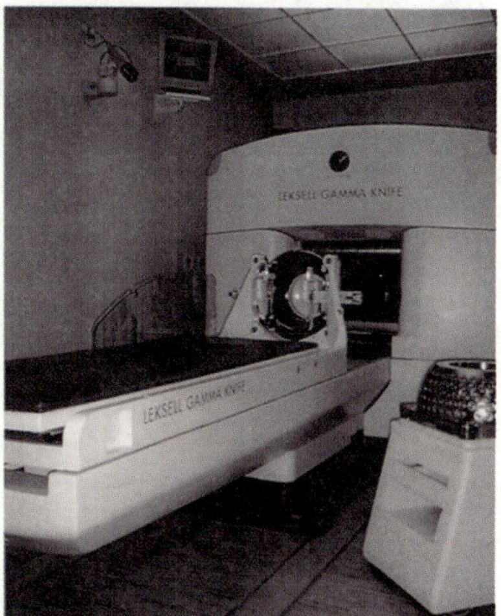

图33.4　“放射外科”治疗

接着，他们借助团队内的一台同步回旋加速器，在山羊身上进行了立体定向高能质子辐照实验，并得到了开创性的研究结果，研究论文在1958年的《自然》（*Nature*）杂志上发表。这项技术也如Leksell所愿，被应用在部分帕金森病的苍白球切开术、精神障碍患者的囊膜切开术和神经疼痛患者的中脑切开术中。然而，尽管这种质子束可以产生精确的、可控的损伤，但直接操作同步回旋加速器是物理学家的专长，根本不能用于一般临床应用。这迫使Leksell开始寻找其他可代替的质子束放射源。经过多次试验，他设计了一种钴-60 伽马装置，能够与立体定向系统完全集成在一起，这一装置在后来被称为“伽马刀”。1968 年，第一台伽马刀仪器在瑞典索菲亚赫梅特医院（Sophieahemmet hospital）完成安装后，Leksell 发表了两例最早接受了伽马刀治疗的癌痛患者接受丘脑放射外科切开术的报道（图 33.5）。在之后的职业生涯中，Leksell 用它治疗了 762 名患者。

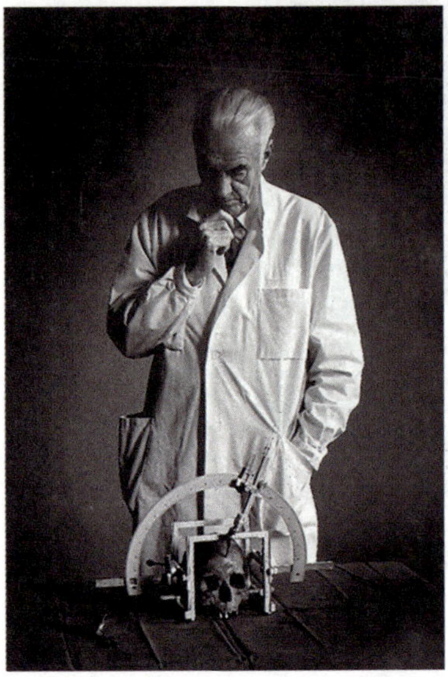

图 33.5　头颅立体定向装置

最初，放射外科和伽马刀的开发初衷是为了提供一种有着更轻痛苦和更低风险的方法，并且两者主要应用于功能性神经外科。但 Leksell 一直认为伽马刀也是一种外科工具，应该在普通神经外科中使用，以提高普通外科的精确度，减少治疗危险。这一想法在一定程度上是由于立体定向技术在穿刺囊肿和在关键区域进行活检的功能开发而实现的。伽马刀装置很快被证明在垂体腺瘤、听神经瘤和动静脉畸形等神经外科的手术中十分有效。这种放射外科装置的使用，彻底颠覆了传统的神经外科手术，但也遭到了神经外科界的质疑。不过 Leksell 的技术的确经得起考验——伽马刀至今仍被用于动静脉畸形、垂体肿瘤、听神经瘤、颅咽管瘤、脑膜瘤、转移性肿瘤、颅底肿瘤以及原发性脑肿瘤等疾病的神经外科治疗中。

Leksell 在神经外科中的创新远不止于此。早在 1955 年，他就发明了超声脑电图，成为第一个将超声应用于神经外科诊断的人。此外，他的双关节咬骨钳已成为大多数神经外科医生手中不可或缺的工具。1986 年，Leksell 在瑞士阿尔卑斯山散心时安详去世，享年 78 岁。作为一名神经外科医生，Leksell 发明了种种便利更广大神经外科医生的工具，这位立体定向神经外科之父一生的成就，真正践行了他所箴言的：“外科医生使用的工具必须适应神经外科的任务，针对人类大脑的任何手术工具再怎么精巧都是不为过的。”

第三十四章　完美主义者——Mayfield

1908 年 6 月 23 日，Mayfield 头架和 Mayfield 动脉瘤夹的发明者、梅菲尔德诊所（the Mayfield clinic）的创始人、美国神经外科医生协会（American Association of Neurological Surgeons，AANS）成立背后的关键推手、美国神经外科医生弗兰克·亨德森·梅菲尔德（Frank Henderson Mayfield，1908—1991，图 34.1）出生。优秀出众的品格、专业顽强的精神、坚定饱满的信心以及对他人内在价值的欣赏，这些人们求之不得的各种"成功因素"被 Mayfield 集于一身。难怪著名的哈佛大学神经外科医生 Eben Alexander（畅销书《天堂的证据》的作者）曾表示："希腊神话英雄阿喀琉斯（Achilles）的弱点是脚踝肌腱，但我与 Mayfield 来往多年，却始终没有发现他的任何弱点。"

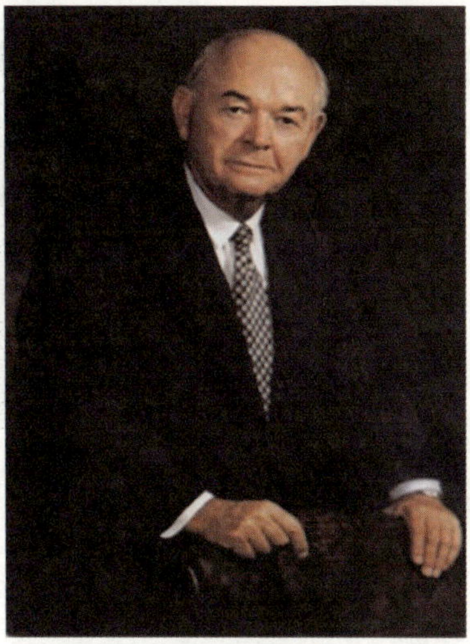

图 34.1　Frank Henderson Mayfield

Mayfield 出生于农场家庭，在美国北卡罗来纳州农村的成长经历使他充满了强烈的责任感，其想象力和逻辑感也令人印象深刻。Mayfield 诚实友爱、自信好客，这同他与生俱来的对人的热爱息息相关，是友人眼中"友谊的定义"。

在北卡罗来纳大学（the University of North Carolina System）获得本科学位后，年轻的 Mayfield 本想追求公共卫生事业，但却因机缘巧合开始对神经外科兴趣斐然。在弗吉尼亚医学院（今弗吉尼亚州立联邦大学），Mayfield 的医学才能吸引了弗吉尼亚大学神经外科先驱克劳德·科尔曼（Claude Coleman，1879—1953，曾担任神经外科医师学会主席）的注意。Coleman 的礼貌待人、冷静从容以及高超的手术技巧曾受到神经外科创始人哈维·库欣（Harvey Cushing，1869—1939）和沃尔特·丹迪（Walter E. Dandy，1886—1946）的称赞，而这也成为了 Mayfield 不断追求的品质。此后，Mayfield 通过与 Coleman 的来往以及对 Cushing 和 Dandy 诊所的拜访，不断地汲取神经外科领域的专业知识。

1935 年，Coleman 博士安排 Mayfield 参与颈椎间盘疾病和周围神经损伤专家格伦·斯珀林（Glen Spurling，1894—1968）的研究工作，并担任路易斯维尔大学（University of Louisville）的副教授和助教，而 Mayfield 对于脊柱医学的兴趣也在此期间迸发而出。他对腰椎间盘、黄韧带以及椎管内有效空间的观察均是其在神经外科领域的早期贡献。在当时，人们对脊柱退行性疾病知之甚少，且美国众多地区的颅内手术的相关死亡率也令人望而却步。在大多数医院寻求优秀神经外科医师提供服务时，Mayfield 却“反其道而行之”，在俄亥俄州辛辛那提（Cincinnati）建立了一家神经外科社区诊所，也就是后来人们熟知的“梅菲尔德诊所”（图 34.2）。

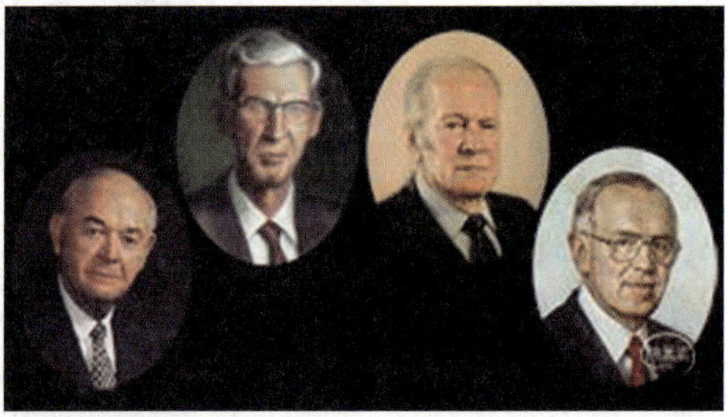

图 34.2　梅菲尔德诊所创始人（左一：Frank Henderson Mayfield）

此外，Mayfield 与辛辛那提大学医学院（University of Cincinnati College of Medicine，图 34.3）院长 Joseph Evans 二人相互尊重、充分合作，有力地推动了神经外科本科教育项目的发展。在此之后，Mayfield 晋升为辛辛那提大学神经外科临床教授。在 Mayfield 的指导下，辛辛那提基督医院和 Good Samaritan 医院建立了神经外科部门，并持续繁荣了 40 年时间。

图 34.3　辛辛那提大学医学院

在辛辛那提的第一年，Mayfield 有很多患者，这使得他经常每周工作 90 小时，并在深夜前往村镇看诊，不得不带着一大包神经外科器械到各地进行手术，这样的经历为他的手术器械发明埋下了一颗创新的种子。不久后，Mayfield 应征入伍，于 1942—1945 年在珀西 · 琼斯综合医院（Percy Jones General Hospital）担任神经外科主任。在此期间，Mayfield 治疗的患者超过 25000 名。

二战结束后，Mayfield 专注于住院医师教育，并在许多医学协会中担任领导职务，包括美国神经外科委员会（American Board of Neurological Surgery）会长（1962 年）以及神经外科医师协会（Society of Neurological Surgeons，

SNS)主席(1967 年)等。1965 年,Mayfield 作为 Harvey Cushing 协会的主席发表讲话,指出了当时美国神经外科没有统一的官方发布代表的情况(他最早在 1948 年的美国神经外科医师学会会议上首次触及该问题),并通过其政治凝聚力和交际手段解决了这一问题。在会上,他宣布 Harvey Cushing 协会将成为美国神经外科的官方发声组织,并为其增加了一个名称,即"美国神经外科医生协会"(American Association of Neurological Surgeons,AANS,图 34.4)。

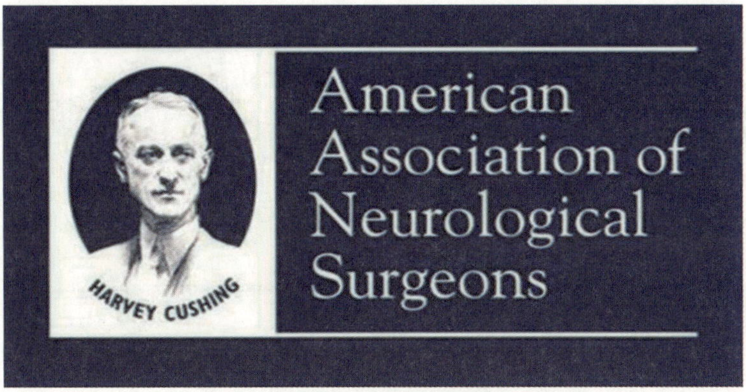

图 34.4　美国神经外科医生协会

作为一名外科医生,Mayfield 为其他领域带来的最大影响或许是他在 30 年时间内对于大学医院及私人医院竞争矛盾的化解。1951 年,Mayfield 加入辛辛那提大学董事会,帮助推进辛辛那提大学医学院和辛辛那提综合医院周边的社区医院与大学医疗中心的协作融合。1967 年,Mayfield 起草了一份总体计划,并于 1982 年才得以施行。

发明与成就

1952 年,Mayfield 发明了一种动脉瘤夹,以夹闭并阻止脑动脉瘤的血液供应。最初,Mayfield 的想法是开发一个小型、交叉且具有灵活性的夹子,并通过试验尝试将其放置在动脉瘤颈部。这种金属制成的动脉瘤夹具有足够的延展性,以便适应各种形状要求,并保持弹簧作用力。后来,加拿大神经外科医生查尔斯·德雷克(Charles Drake,1920—1998)与 Mayfield 合作,对 Mayfield 动脉瘤夹进行改良,最终开发了后来众人熟知的"Drake 动脉瘤夹"(Drake clip)(图 34.5),该器械可以通过大脑后动脉,有利于基底动脉的闭塞。

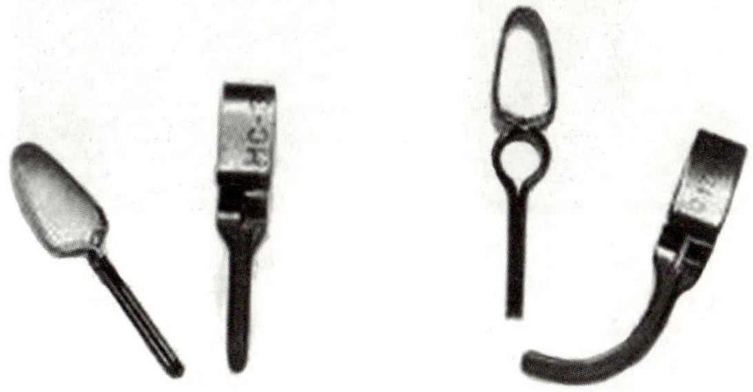

图 34.5　Mayfield 动脉瘤夹(左)和 Drake 动脉瘤夹(右)

1967 年，Mayfield 通过对牙科座椅的观察，开发出马蹄形通用式“Mayfield 头架”（图 34.6），是当今最为常见、使用最广泛的神经外科器械之一。该设计旨在从手术台的一端承托并固定患者的头部，以便外科医生能够更好地进行操作。1973 年，Mayfield 三针头架开始应用于开颅手术和其他精细神经外科手术。

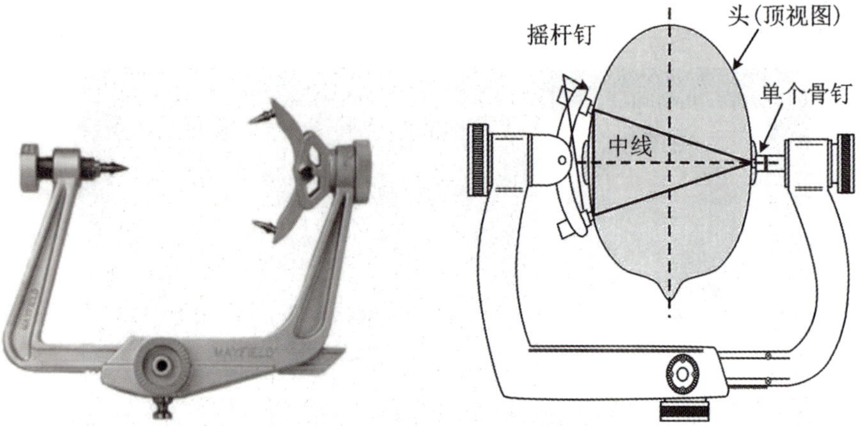

图 34.6　Mayfield 头架

1971 年，Mayfield 与 Lotspeich、Hunter 和 Budde 等共同成立了俄亥俄州第一家专业性质的医生集团。1973 年，Mayfield 不再管理梅菲尔德诊所。为了纪念他的贡献，集团将诊所更名为梅菲尔德神经病学研究所公司（Mayfield Neurological Institute Inc.），也就是今天的梅菲尔德诊所和脊柱研究所（Mayfield Clinic & Spine Institute）。

在 Mayfield 的职业生涯中，他坚定地维护着医生与患者之间的神圣关系，并反对任何侵犯职业的特权行为（图 34.7）。尽管 Mayfield 为人谦逊，不愿提及他一生所获的荣誉和成就，但他的道德品质、目光远见以及对待友谊的神圣态度，使得同道们对他赞不绝口，并将他称为“神经外科医师中的医师”以及“神经外科良心之所在”。

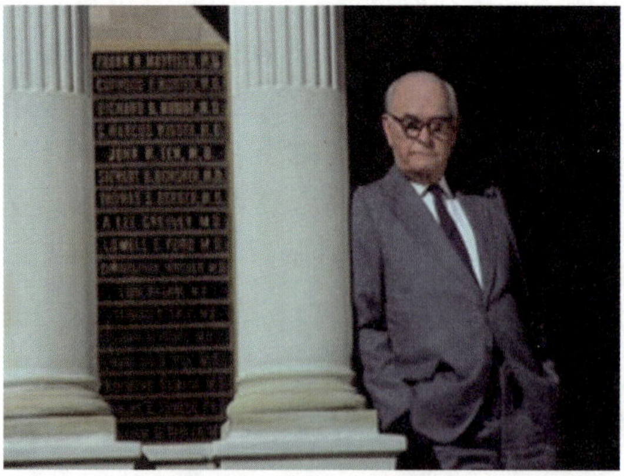

图 34.7　Mayfield

第三十五章　“神经外科世界里的巨人”
Henry G. Schwartz

1998 年 12 月 24 日，美国杰出的临床医生、《神经外科杂志》(*Journal of Neurosurgery*)前主编亨利·施瓦茨(Henry G. Schwartz，1909—1998，图 35.1)离世，享年 89 岁。他是第一位直接夹闭治疗后颅窝动脉瘤的先驱，报道了第一例成功的椎动脉动脉瘤外科治疗病例，并率先发明了用于动脉瘤手术的弹簧血管夹。

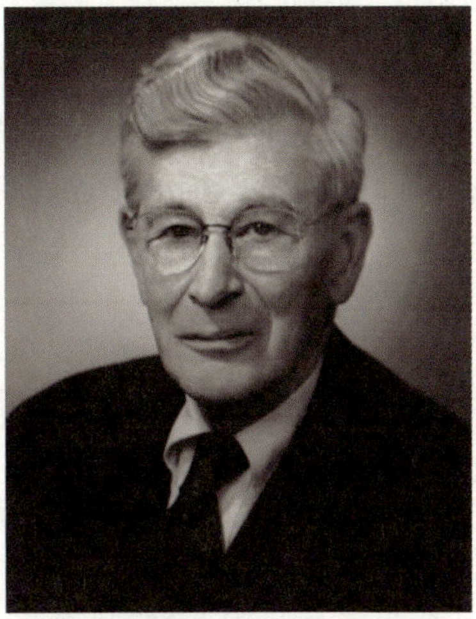

图 35.1　Henry G. Schwartz

一、Henry G. Schwartz 的学习生涯

1909 年 3 月，Schwartz 出生于美国纽约市。15 岁那年，年轻的 Schwartz 早已经明确了自己的神经外科志向，遂进入普林斯顿大学(Princeton University)学习。在此期间，他对所谓的“最低级的生物”蚯蚓进行了自己的第一次脑部手术(图 35.2)；由于蚯蚓拥有神经系统再生的能力，所以这对于当时渴望研究神经系统再生过程的 Schwartz 而言无疑是一项无与伦比的课题，而且这项早期研究还涉及当时尚未普及的显微外科技术。

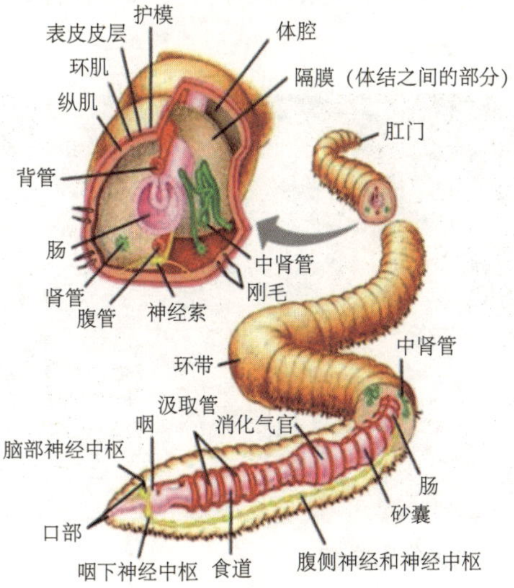

图 35.2　蚯蚓解剖图

1928 年，Schwartz 从普林斯顿大学毕业并获得学士学位，随后进入约翰斯·霍普金斯大学医学院继续学习(图 35.3)，师从于神经解剖学家 Marian Hines(1889—1982)，其鼓舞人心的教学让 Schwartz 坚定了自己成为神经外科医生的决心。在她的指导下，Schwartz 因其第一本关于神经组织再生的出版物获得了“豪厄尔学生研究奖”(Howell Award for Student Research)。与此同时，他曾花了数月时间在德国神经学家 Otfrid Foerster(1873—1941，首次进

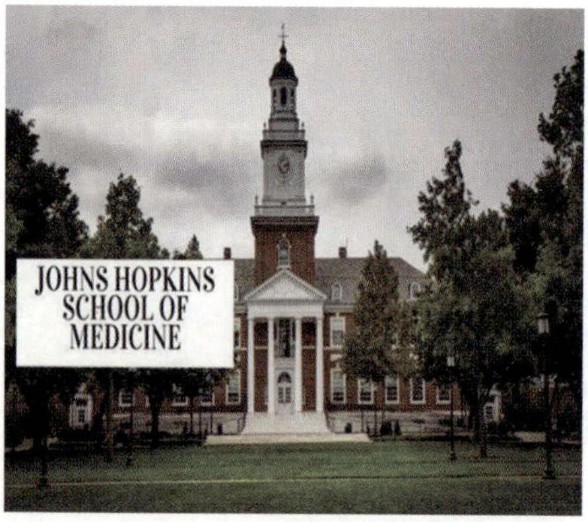

图 35.3　约翰斯·霍普金斯大学医学院

行脊神经后根切断术，首次对癫痫患者进行脑皮层电图研究和过度换气试验，创建人脑皮层细胞结构图）的诊所内工作。

1932 年，Schwartz 顺利毕业并获得医学博士学位。从医学院毕业后，Schwartz 紧接着在约翰斯·霍普金斯大学时任神经外科主任的 Dean Lewis(1874—1941)手下实习。在神经外科轮岗期间，Schwartz 有幸与“现代神经外科之父”沃尔特·丹迪(Walter E. Dandy)接触，并与其手下的医师共事。实习后期，Dandy 邀请 Schwartz 留在约翰斯·霍普金斯大学继续其医学生涯，但他最终决定前往哈佛大学医学院(Harvard Medical School)解剖学系从事神经解剖学相关的研究。

1936 年，Schwartz 开始在华盛顿大学医学院(Washington University School of Medicine，图 35.4)以及圣路易斯巴恩斯医院(Barnes Hospital, St. Louis)培训，师从于美国神经外科创始人之一 Ernest Sachs(1879—1958)，这位老师极其严厉，教学出色，并亲自资助了当时仅有的神经外科病理学实验室。此外，Schwartz 在华盛顿大学深造期间常与 Carl Ferdinand Cori(1896—1984)和 Gerty Theresa Cori(1896—1957)(这对科学家夫妇，因阐明了糖代谢性质方面的关键研究，与阿根廷生理学家 Bernardo Alberto Houssay 分享了 1947 年度的诺贝尔生理学或医学奖)、Joseph Erlanger(1874—1965，因发现同一神经索内的纤维具有不同的功能，与另一位美国生理学家 Herbert Spencer Gasser 分享了 1944 年度的诺贝尔生理学或医学奖)以及神经生理学家 George H. Bishop(1889—1973，他的重要工作成就了 Erlanger 和 Gasser 的诺贝尔奖)等人切磋交流，对其神经外科的学习产生了深远影响。1937—1942 年间，Schwartz 同时在华盛顿大学任职神经外科讲师。后来，Schwartz 加入了 Bishop 的神经生理学实验室，与该实验室的 Alan Kerr(1909—1977)一起使用自制的阴极射线示波器，在美国进行了第一次暴露人脑的电活动直接记录，但时长仅为 5 分钟，因为 Sachs 教授担心时间太长会影响到患者。

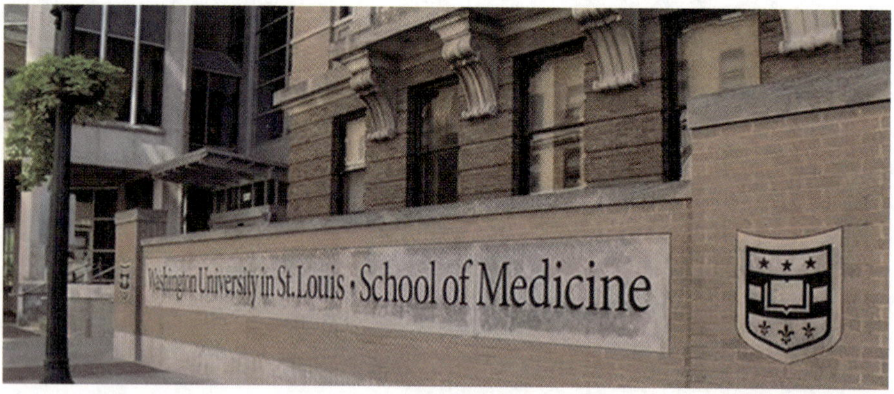

图 35.4　华盛顿大学医学院

二、战地英雄 Schwartz

1942—1945 年第二次世界大战期间，Schwartz 在巴恩斯医院-第 21 军团医院服役，先后在北非、意大利和法国开展救治工作，获得中校军衔，并致力于提供军队最高标准的神经外科服务。在北非期间，Schwartz 的诊治并不顺利，神经外科设备的缺失和恶劣的环境让他只能用简单的器械进行手术，但他依然凭借着自己的智慧和精湛的医术去拯救生命。例如，他用手术台旁的酒精灯加热手术刺刀，直到其温度足以烧灼出血血管，从而创造了一个热灼器。此外，当时的军队规定如果头部伤口受到感染，伤员需要接受开放式引流，但 Schwartz 及其团队证明了精准的外科技术可以清创并帮助伤口闭合，因此降低了颅脑创伤导致的感染率和死亡率。

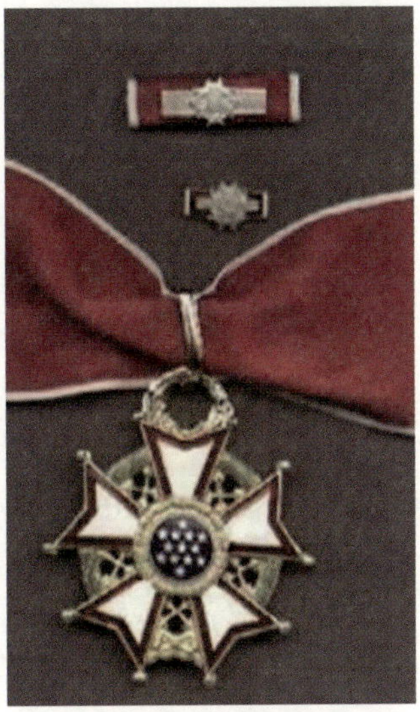
图 35.5 功绩勋章

诚然，战争期间行医困难重重，但 Schwartz 在颅脑损伤和周围神经损伤的护理和医治上持续作出了重大贡献。1944 年，Schwartz 获得了英国军队的表彰，次年被授予“功绩勋章”(Legion of Merit Award，图 35.5)。

三、Schwartz 的职业新篇

1945 年战争结束后，Schwartz 返回圣路易斯，次年被任命为华盛顿大学神经外科教授和系主任，迎来了硕果累累的职业新篇。Schwartz 与基础科学领域的同事结成紧密联盟，大力推进住院医师的职业培训。1946 年，Schwartz 设立了一个住院医师培训项目，是美国首批允许住院医师单独进行研究的项目之一。参加这一项目的医师不仅需要接受严格的外科培训，同时还会接受基础解剖学和病理学的全面指导，并有机会使用调查技术来研究神经系统。这样的培训设置在当时可谓罕见，体现了 Schwartz 及其团队对神经外科后辈培训和发展的前瞻性思考。

1. 首次使用银夹直接夹闭治疗后颅窝动脉瘤

1946 年，继 Walter E. Dandy 于 1944 年首次提出夹闭治疗椎动脉动脉瘤后，Schwartz 也迎来了自己在神经外科的又一突破——首次使用银夹直接夹闭治疗后颅窝动脉瘤，并于 1948 年发表了题为“后颅窝动脉瘤”的文章(图 35.6)。[1]

① Schwartz H G. Arterial aneurysm of the posterior fossa[J]. Journal of Neurosurgery, 1948, 5(3): 312.

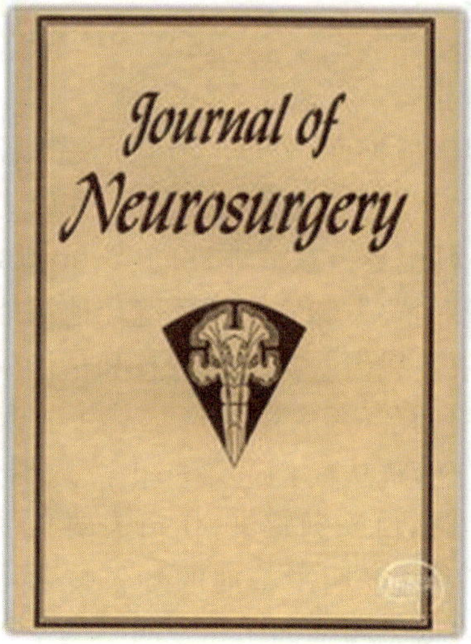

ARTERIAL ANEURYSM OF THE POSTERIOR FOSSA*

HENRY G. SCHWARTZ, M.D.
Department of Surgery (Division of Neurosurgery) and Institute of Neurology, Washington University School of Medicine, St. Louis, Missouri

(Received for publication November 18, 1947)

Pathological reports of aneurysm of the posterior intracranial circulation have been numerous. The majority of the lesions described have been of the fusiform or S-shaped type, occurring in older age groups, and associated with arteriosclerosis. Morgagni's[7] 2 cases were certainly of this type, involving the basilar and both posterior cerebral arteries in one instance, and the basilar at the site of junction of the vertebrals in the other.

Large or small sacculated aneurysms, presumably of congenital origin, are less frequently encountered. Cruveilhier's[2] classical illustration of a spherical aneurysm of the right vertebral artery at the point of branching of the posterior inferior cerebellar, appears to be of this type, and fits in with Forbus'[4] theory of the origin of intracranial aneurysms. Lebert[6] described autopsy findings in a case of a large unruptured egg-sized aneurysm of the basilar artery. Sudden onset of deafness and left hemiplegia, culminating in death of a patient, was reported by Van der Byl,[9] who found a small ruptured basilar aneurysm.

Aneurysms of branches of the basilar and vertebral arteries have been described by Bristowe,[1] Ogle[8] and Wichern.[11] In one of Wichern's cases, a tiny ruptured aneurysm of the right inferior cerebellar artery was found in a 25-year-old woman, who had had two episodes of bleeding before she died.

In 1922, Wells[10] reported a case of a large saccular aneurysm of the left vertebral artery, which had given signs referable to the cerebellopontine angle. Guillain, Schmite and Bertrand[5]

* Presented at a meeting of the American Academy of Neurological Surgery, Colorado Springs, Colorado, October 10, 1947.

图 35.6　Schwartz 发表的题为“后颅窝动脉瘤”的文章

2. 设计第一个用于动脉瘤手术的弹簧血管夹(图 35.7)

Schwartz 还在神经外科领域作出了颇多贡献，涉及疼痛、脑动脉瘤、垂体瘤和桥小脑角肿瘤等领域。他还报道了第一例成功的椎动脉动脉瘤手术病例，并改良了颈髓离断术的开放性手术技术。除此之外，他在圣路易斯期间进行了首批腰椎穿刺术降低颅脑损伤患者颅内压相关的随机研究之一，这也与他在第二次世界大战时期对颅脑创伤的专注前后呼应。

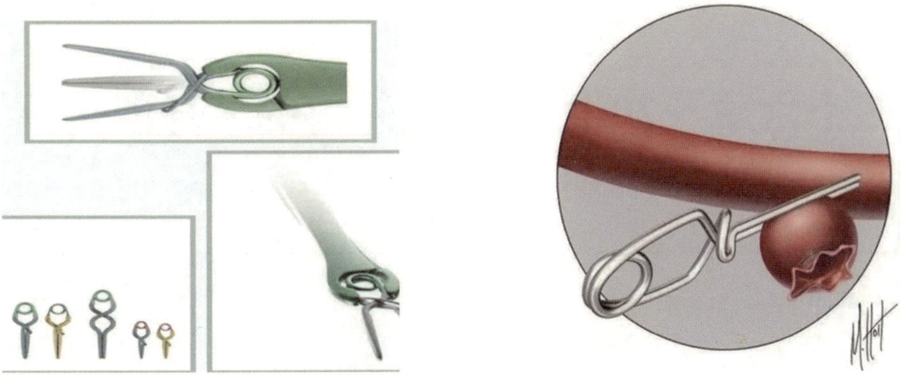

图 35.7 弹簧血管夹

四、神经外科“引领者”

“引领者”是 Schwartz 在神经外科领域的又一个身份。自 1942 年以来，Schwartz 便成为了美国神经外科学会(American Academy of Neurological Surgery)的成员，后于 1951 年担任该学会主席，1952—1953 年担任南方神经外科学会(Southern Neurosurgical Society)主席，1967—1968 年担任美国神经外科医生协会主席，1968 年担任神经外科医师学会(the Society of Neurological Surgeons)主席，1972 年被任命为美国外科医师学会(American College of Surgeons)第一副主席。与此同时，Schwartz 还是多家医学协会的成员，包括美国解剖学家协会(the American Association of Anatomists)、美国外科学会(American Surgical Association)、神经和精神疾病研究协会(Association for Research in Nervous and Mental Diseases)等。

Schwartz 还与神经外科领域公认的国际著名学术期刊《神经外科杂志》(*Journal of Neurosurgery*)有着不解之缘，他 1948 年的那篇著名文章就发表于此。1958—1967 年，他在《神经外科杂志》的编辑委员会任职，1968 年担任主编；其出色的文学和哲学知识及其非凡的写作天赋也在此期间发挥得淋漓尽致。他会亲自详细审阅每一份稿件，并向作者提供有效的建议，或直接与他们电话沟通讨论。同时，他组织和改进了《神经外科杂志》的业务运营，为其日后的发展打下了坚实的基础。

1998 年 12 月 24 日，Schwartz 结束了他与慢性阻塞性肺病的长期斗争，与世长辞。几十年来，Schwartz 作为一名杰出的临床医生、教师、研究人员和期刊主编，对神经外科产生了深远的影响。就像《神经外科杂志》的讣告所言：“Schwartz 好比是一个巨人，驰骋在神经外科的世界里。”

第三十六章　20 世纪神经外科的“开创之星” Gerard Guiot

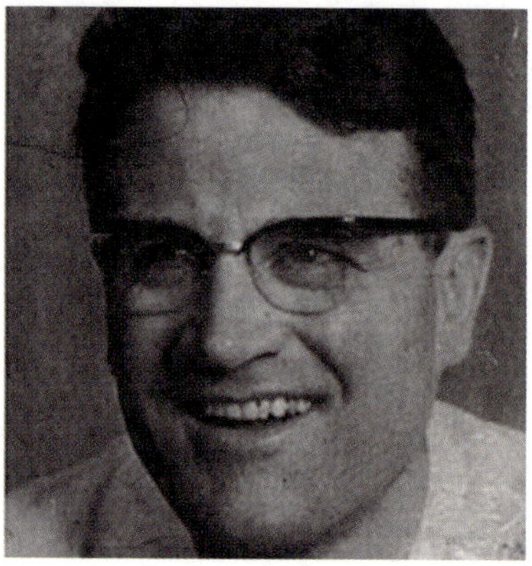

图 36.1　Gerard Guiot

1912 年 1 月 19 日，20 世纪极其杰出、极具创新精神的神经外科医生之一杰拉德・吉奥（Gerard Guiot，1912—1998，图 36.1）出生于法国北部。在脑血管、脊柱、颅面部、立体定向功能和内镜外科方面，Guiot 皆展示出了自己的独特思考和创造力，成为了神经外科明空中一颗璀璨的“开创之星”。

Guiot 就读于法国巴黎医学院（Medical School of Paris），于 1937 年以优异的成绩毕业，随后陆续受到了 R. Garcin（1897—1971，首次报告丘脑病变的伯-罗二氏综合征）、Clovis Vincent（1879—1947，将“现代神经外科之父”Harvey Cushing 的外科理念引入法国）以及 Norman M. Dott（1897—1973，颅咽管瘤外科大师）等神经外科大师的熏陶。通过 Vincent，Guiot 逐渐掌握了当时较为先进的神经外科技能；而 Dott 则让他见识了经蝶入路这一治疗方式，并在此后逐步完善自身的外科技术，为法国的神经外科发展注入了新的活力源泉。

一、创立・巴黎福柯医院神经外科

1956 年，Guiot 在法国巴黎的福柯医院（Hôpital Foch）（图 36.2）创立神经外科，首次将“全职”工作系统（所有医务人员接受薪水，不经营私人神经外科场所）引入法国，并引进了诸多新兴技术。在当时，福柯医院是法国最先进的立体定向机构之一，并成为欧洲和北美神经外科医生的教学中心，促进了各大洲的医学思想和知识交流。

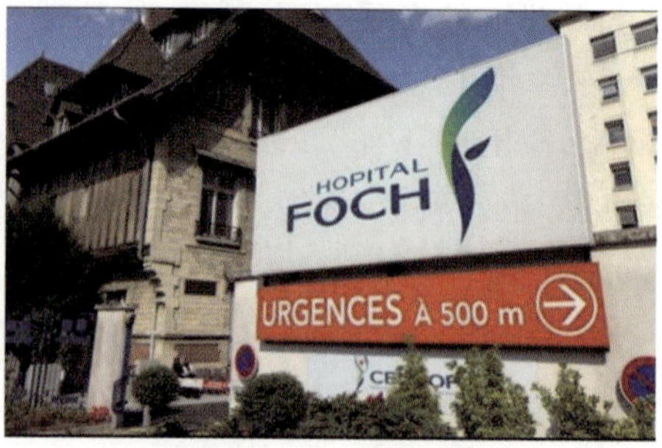

图 36.2　福柯医院

二、创导·经蝶手术

经蝶手术可以说是 Guiot 对现代神经外科最大的贡献之一。这一技术的开端可以追溯到 1 个多世纪前的 1907 年。当时，奥地利外科医生 Hermann Schloffer(1868—1937，经鼻蝶入路垂体瘤手术先驱)成功对一名垂体瘤患者进行了史上首次活体经鼻蝶手术，震撼神经外科界，并影响了后来的垂体外科先驱 Oskar Hirsch(1877—1965)和“现代神经外科之父”Harvey Cushing(1869—1939)。1923 至 1924 年，当时还是 Cushing 学生的 Norman M. Dott 将经蝶手术的经验带到苏格兰，并开发照明式鼻内镜，以便在狭窄的入路区域提供更好的视野。

1956 年，Guiot 在苏格兰爱丁堡皇家医院(Royal Infirmary，Edinburg)观摩学习(图 36. 3)，其间对 Dott 的经蝶入路手术印象非常深刻。随后，Guiot 回到法国再次强调了这一外科技术。1957 年，Guiot 开始亲自采用经蝶入路方法，并开创性地引入 X 射线像增强器和荧光镜透视技术用于术中影像引导，这是该年代最有价值的贡献之一，有助于实时肿瘤勾画以及颅底器械的可视化，也让神经外科医生第一次舒适而安全地经过蝶鞍区并进行后续操作。

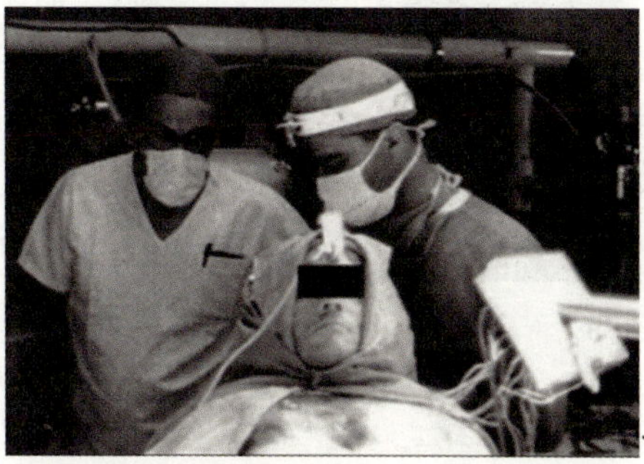

图 36. 3　Guiot 在苏格兰爱丁堡皇家医院

Guiot 的技术不仅能够确保经蝶入路的安全性以及鞍上/鞍区病变的切除，而且还让保留正常中线解剖结构以及肿瘤切除的直接观察成为可能，进而帮助人们根据垂体窝肿瘤生长模式的解剖放射学来思考切除方式。通过 1000 多例经蝶手术病例的实践，Guiot 从统计学上证明了经蝶入路切除垂体瘤相较于经颅入路的显著优势。此外，他继续采用荧光镜透视技术来纠正或避免因经蝶切除大型垂体瘤而引起的症状性空泡蝶鞍综合征，并在 200 多例垂体瘤病例中获得成功。

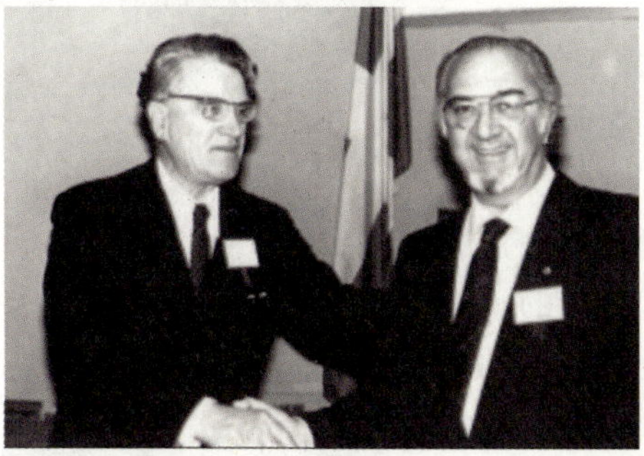

图 36. 4　Gerard Guiot(左)与 Jules Hardy(右)

Guiot 曾表示，“人们应当重新思考经蝶手术的益处及其适应证”，并在一份关于经蝶手术经验的报告中进一步强调了这一外科技术的优势。Guiot 将成像技术引入经蝶手术，成功确保了这一技术在神经外科领域的活跃性，并重新确立其在鞍区/鞍上区病变治疗的地位，为未来的神经外科技术创新奠定了基础。后来，Guiot 的学生、垂体外科名家 Jules Hardy(1932—2022)(图 36. 4)学习了他的方法，并将荧光镜透视和手术显微镜相结合，为经蝶手术提供了良好的放大和照明。在对 Guiot 致敬的文章中，Hardy 曾提到，“Guiot 证明 90%的垂体瘤可以通过经蝶入路手术进行切除”。

三、创见·功能神经外科

自职业生涯早期，Guiot 便深耕于功能神经外科。1947 年，他描述了脑干颞下入路，后来又在慢性疼痛和帕金森病震颤的治疗中加以实践。除此之外，Guiot-Gillingham 立体定位框架的发明也是 Guiot 瞩目的成果。

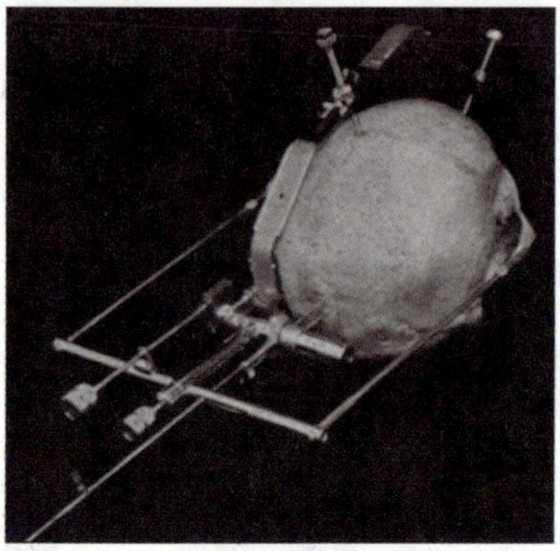

图 36.5　Guiot-Gillingham 立体定向框架

第一台动物用立体定向装置由“第一位神经外科医生”Victor Horsley（1857—1916）和英国生理学家 Robert Henry Clarke（1850—1926）于 1908 年创造。50 年后（1958 年），Guiot 延续立体定向手术的发展，设计发明了一个定向框架，随后由英国 Francis Gillingham（1916—2010）进行改良和应用。长久以来，Guiot-Gillingham 立体定向框架（图 36.5）在术中使用简便，放置时间缩短，是确定帕金森病治疗靶区的最准确、最安全的方法之一。

此后，Guiot 在功能神经外科领域继续进行着技术创新。1958 年，Guiot 首次描述了大脑深部结构的电生理刺激，是现代电极植入刺激技术的先驱。1961 年，他和 D. Albe-Fessard（1916—2003）描述了一组被称为“震颤细胞”的皮质下神经元，揭示了震颤相关性疾病（如帕金森病和特发性震颤）的病理生理学机制，帮助解释不同基底神经节损伤性震颤在特定靶点的潜在疗效差异。

Guiot 对功能神经外科的研究也不仅限于人体，他还发表了一些动物研究，旨在加强理解帕金森病和其他运动障碍背后的病理生理学机制。他曾通过狒狒半小脑切除术及丘脑腹侧核外部电刺激的研究提出，小脑在丘脑皮质通路的抑制机制在减少癫痫发作活动方面发挥了一定的作用。

四、创行·脑血管畸形治疗

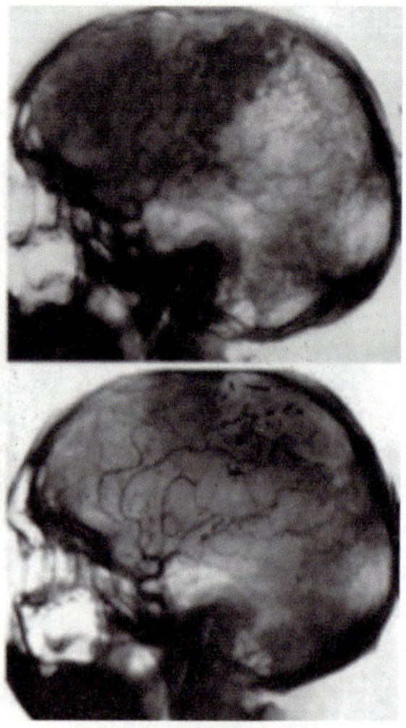

图 36.6　颈动脉海绵窦综合征的 X 光片

在处理可能诱发血管损伤和组织缺血的疑难脑血管病变方面，Guiot 对大脑的保护有着深刻的理解和认识。他勇于将低温诱导降低大脑代谢率的适应证进行扩大，将其应用于脑血管病变的处理。1960 年，Guiot 报告了第一例低温下进行的动静脉畸形手术，成为了首批使用低温技术治疗困难血管病变的神经外科医生之一。患者是一名患有左侧额顶动静脉畸形的 18 岁男性，其同时接受开颅和开胸，随后体温被降至 10 ℃，体内循环停止，体外循环建立；手术在不到 1 小时内完成，虽然患者术后因病变进展出现右侧瘫痪，但未出现神经相关障碍。4 年后，Guiot 再次使用这一方法治疗了一例颈动脉海绵状动脉瘤致海绵窦综合征的患者（图 36.6）。这些早期尝试燃起了神经外科界对这一技术的兴趣，也为后来的神经外科医生治疗脑血管病变铺平了道路。

五、创造·新型神经内镜

Guiot 被认为是复兴现代神经内镜技术的先驱之一。20 世纪 10 年代，美国芝加哥的泌尿科医生 Victor D. Lespinasse(1878—1946)首次将膀胱镜用于治疗小儿先天性脑积水，自此开创神经内镜的历史篇章，但到 20 世纪 60 年代前，神经内镜对于脑室的可视化效果仍不理想。

1962 年，Guiot 发明了一种新型脑室内镜，应用于脑室底造瘘术以治疗导水管狭窄引起的脑积水(图 36.7)。1963 年，Guiot 发表了其首次使用内镜结合外部光源的经验，这一操作能够更好地对脑室进行可视化，让内镜手术更加安全，并让术中摄像和录像成为可能。

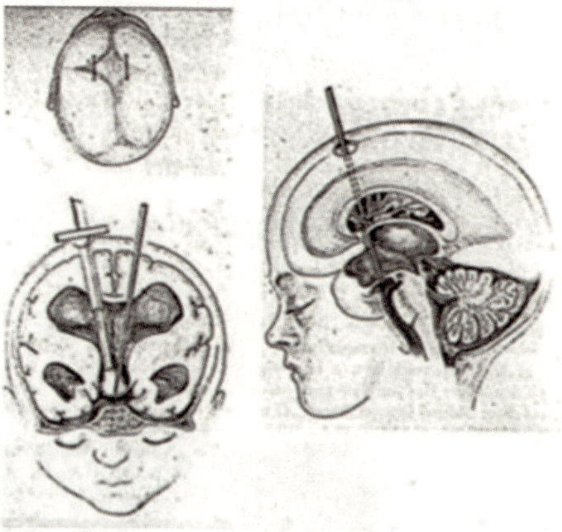

图 36.7　Guiot 发明了一种新型脑室内镜

六、共创·神经外科

颅外病理学同样是 Guiot 颇有兴趣的一个领域，其对于颌面外科的贡献是一个良好例证。1963 年，Guiot 加入同院整形外科医生、“颌面外科之父”Paul Tessier(1917—2008)的颅-颌-面多学科团队，并在一例克鲁宗综合征病例中实现了通过打开前颅窝来暴露眼眶和筛窦区的可能性(图 36.8)。10 年后，他们发表了关于经颅面入路治疗克鲁宗综合征-眶距增宽症的手术治疗经验，其中 Guiot 负责颅内操作。在当时，人们认为这项外科新技术比先前的单纯颅外技术要更加有效，在改善眶距的同时也能保留筛板、避免硬脑膜损伤及脑脊液漏，促进了眶-面部发育不良的外科重建和蝶骨翼脑膜瘤全切的发展。

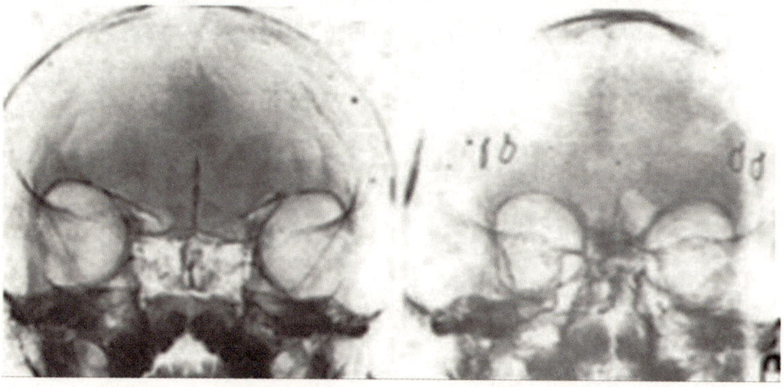

图 36.8　打开前颅窝来暴露眼眶和筛窦区

除了脑神经外科以外，Guiot 也曾钻研脊柱畸形手术(图 36.9)。1964 年，他描述了其治疗重度脊柱后凸的技术经验，并详述了此类患者的最佳治疗方式和整体临床改善方法。他强调，在寻找有效的脊柱后凸治疗策略时，骨科医生和神经外科医生之间的开放合作也具有关键意义，同时需要确保脊髓的减压到位。

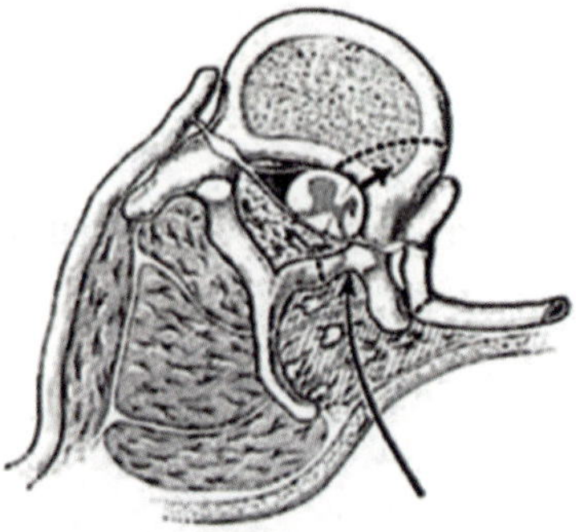

图 36.9　Guiot 钻研脊柱畸形手术

在巅峰时期，Guiot 能够每年进行约 400 台手术；即使临近退休，他也保持着很高的手术量。纵观 Guiot 的职业生涯，他共发表了 300 篇科学出版物，为 30 多篇博士论文提供了研究灵感。此外，Guiot 对神经外科的贡献还包括发现角膜-翼状肌反射、颞下入路中脑神经束切断术治疗疼痛、大脑脚神经束切断术治疗帕金森震颤、普及基底神经节的矢状面入路等。

1966 年，Guiot 被时任法国总统戴高乐（Charles De Gaulle）授予法国国家功勋勋章（L' Ordre National du Merite）；1968 年，他成为了世界上最古老的神经外科学会——神经外科医师学会（the Society of Neurological Surgeons，图 36. 10）的荣誉成员，让法国加入到现代创新神经外科的大潮中，并吸引了诸多北美神经外科同道前来法国进修。1979 年，Guiot 被评为“年度神经外科医生”。

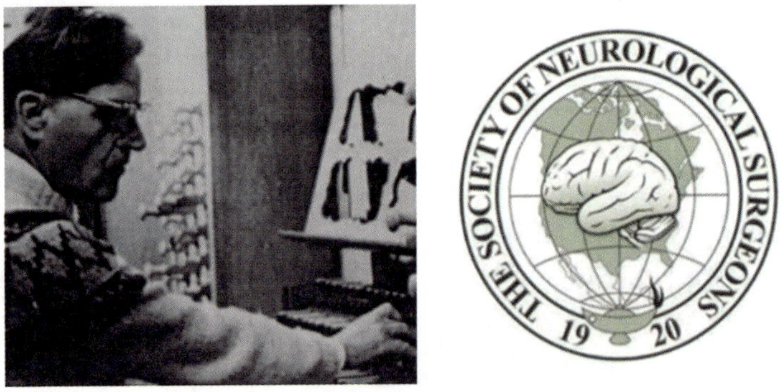

图 36. 10　Guiot 和神经外科医师学会标志

1987 年，Guiot 正式退休，11 年后（1998 年）与世长辞。终其一生，Guiot 除了对神经外科投入颇多兴趣以外，也对音乐和园艺有着执着的喜爱。无论是在医学这一专业领域，还是在生活的爱好上，Guiot 都展现出了令其高光不断的饱满活力，而这种永不退却的热情让他踏光而来又化作长明恒星，不断吸引着一代又一代后起之秀，共同缔造神经外科的美好星河。

第三十七章　愚人节与脑积水

4 月 1 日，不仅仅是让人"脑子进水"的愚人节，这个日子真真正正与脑积水有关。历史上的这一天，一位发明家诞生，他的发明成功挽救了成千上万脑积水患儿。

1916 年 4 月 1 日，美国发明家约翰・霍尔特(John Holter，1916—2003，图 37.1)出生，他发明了第一个用于脑积水引流的人工瓣，以挽救他的儿子。

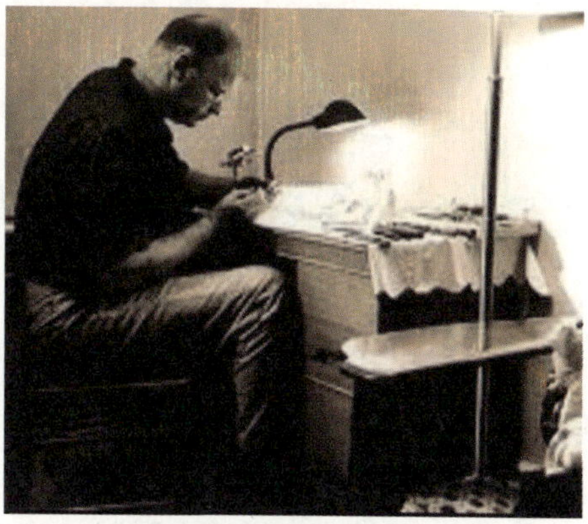

图 37.1　John Holter

John Holter 原本有一份很好的液压技术员工作，在 1955 年幸福的婚礼后，经过几年的等待，他的妻子怀孕了。然而，快乐很快戛然而止。新生儿 Casey Holter 出生时并不健康，立即被诊断出患有脊柱裂，这是一种导致脑积水的严重疾病。

脑积水(hydrocephalus)不是一种单一的疾病，多见于各种颅脑外伤或颅内肿物、脑脊液吸收障碍、循环受阻或分泌过多而致脑室系统进行性扩张或(和)蛛网膜下腔扩张(图 37.2)。

脑积水的典型症状为头痛、下肢无力、起步或步态站立不稳、尿失禁、共济失调、反应迟钝、进行性自主语言躯体活动减少，腰穿观察后可确诊。

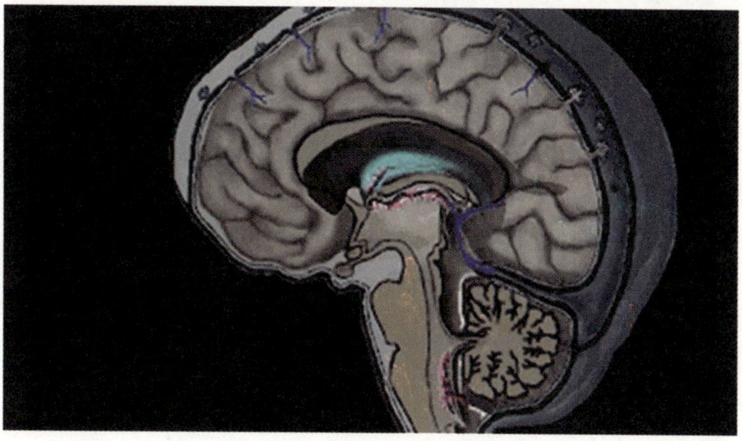

图 37.2　脑积水的发病基础

未经治疗的脑积水，也可因脑室系统进行性扩大，继发脑组织萎缩变性。虽有 20%可以停止发展，但是，约半数患儿在一年半内死亡。脑积水患者神经功能障碍程度与脑积水导致的脑萎缩严重程度正相关，应积极采取措施诊治。

在 20 世纪 50 年代，这种疾病的治疗方式是用针头刺穿头颅，然后用注射器从多余的脑脊液中取出一些，压力保持在可接受范围内，患者就能存活。Holter 的儿子必须每天穿刺两次。

Holter 从外科医生 Eugene Spitz 和 Frank Nulsen 那了解到，有一个合适的瓣膜可以排出大脑中的液体，保持正常的颅内压。新技术为 Holter 一家带来了希望。但医生在插入瓣膜，将脑脊液输送到血液中时，意外发生了，Holter 的儿子心脏出现了问题，使大脑严重受损。

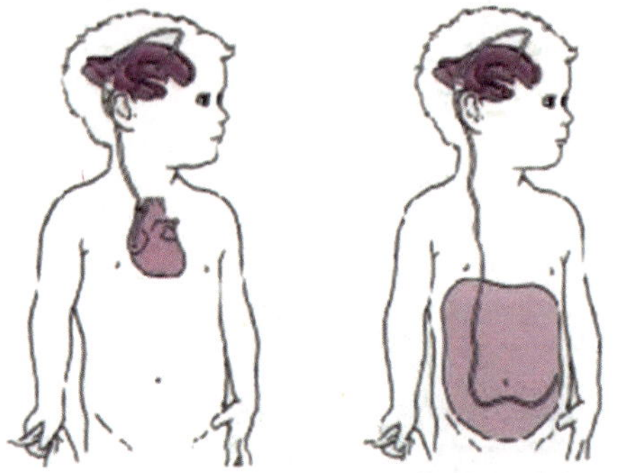

图 37.3　脑积水手术类型

在这一失败之后，为了救他的孩子，熟悉液压系统的 Holter 对干预中使用的装置进行研究。几个月后，Holter 发明了一种硅橡胶瓣膜，用合适的机制来模拟脑脊液安全排出的过程，并且不损伤组织，单向阀允许一部分脑脊液释放到心房(图 37.3)。

可遗憾的是，他的儿子仍未从上次手术中恢复，最终不幸在 5 年后去世。但是，这项发明得以在另一个孩子身上进行测试，并且干预成功，患者活了下来，该技术也因此获得专利。

最终，Spitz 和 Holter 成立了一家公司，用硅橡胶生产套管。随着硅橡胶的发展，腹膜远端分流术(以前被聚乙烯反应限制)于 1970 年开始实施。

自 20 世纪 50 年代末以来，Spitz-Holter 瓣膜已经帮助了世界各地的数百万人。Holter 也是其他医疗补充材料的创造者，包括透析泵、人造心脏瓣膜和手指肌腱。

虽然随着科技的进步，脑积水的治疗手段日新月异，但是我们仍然感谢这位伟大的发明家，也希望更多患者能从脑积水的疾病治疗中获益，这才是 Holter 和我们最大的心愿。

第三十八章　“敢为众人先”的神经外科先驱
Charles George Drake

1920年7月21日，加拿大著名神经外科医生查尔斯·乔治·德雷克（Charles George Drake，38.1）在加拿大安大略省温莎出生。这位幼年坎坷、饱经风霜却又坚忍如一的神经外科先驱，开创了包括后循环基底动脉瘤和巨大动脉瘤等在内的诸多神经外科疾病的手术方法，在脑动脉瘤的治疗中留下了浓墨重彩的篇章。

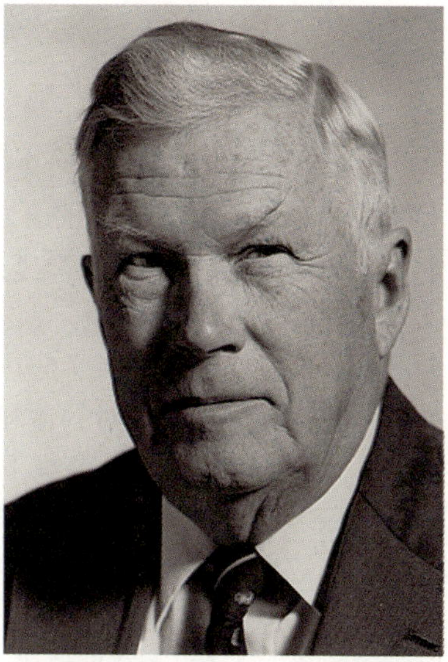

图38.1　Charles George Drake

与他璀璨的后半生截然不同，这位神经外科先驱的幼年时光总是伴随着坎坷和辛酸。他的父亲来自英国，曾经营着一家家具店，家庭富足美满。在Drake出生两个月前，正怀着无比期待的心情等待他降生的父亲因感染了西班牙流感骤然离世，还未出生的Drake从此成了没有父亲的孩子。Drake的母亲是来自芝加哥的英国裔美国人，原先是一家百货商店的店员，丈夫的离世无异于晴天霹雳，为这个家庭带来了难以言喻的伤痛和困难。为了抚养Drake，这位坚强的母亲饱尝艰辛，最终成功成为一家木材企业的经理。然而，上帝似乎着迷于跟这个摇摇欲坠的破碎家庭开恶劣的玩笑，正当他们开始过上宽裕的生活，美国的经济大萧条却无情地给予了他们当头一棒。这对母子在时代的汹涌洪流里被席卷沉浮着，小Drake的童年从来没有玩具，只有看不到尽头的贫苦和动荡。

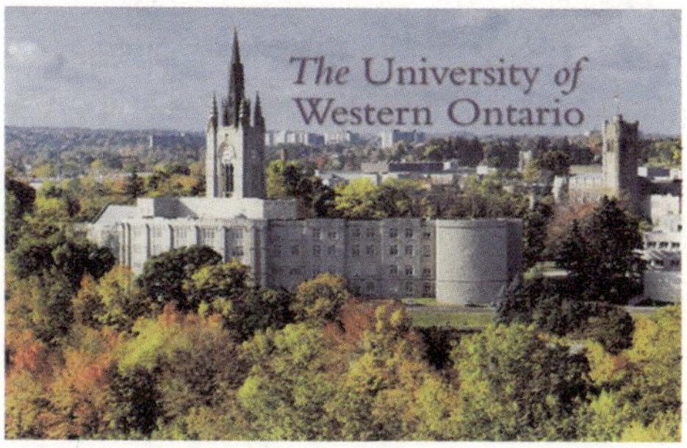

（University of Western Ontario，现已更名）

图38.2　西安大略大学

然而，或许真的是“天将降大任于是人也”，目睹了母亲的坚强和勇敢的Drake，从小就有着过人的志向。他的小学老师评价他是“自己见过的最有思想和决心的、智力超群的学生”。18岁时，Drake凭借不懈的努力，考入了世界著名学府、加拿大顶尖医学博士类公立大学西安大略大学（University of Western Ontario，图38.2，现已更名为韦仕敦大学——Western University）的医学院。自此，Drake的不同寻常的风采和智慧，开始真正地在这座“加拿大最美丽的大学”中扬帆起航。

Drake 入学时正值第二次世界大战时期，在战争的影响下，西安大略大学缩短了学生们的学年，Drake 也于 1944 年从西安大略大学医学院毕业，并在多伦多总医院（Toronto General Hospital）（图 38.3）开始了为期 9 个月的实习。由于学业结束得太仓促，他还未来得及仔细规划自己的职业生涯。起初，他打算从事内科临床工作，但在选择临床方向的关口上，正好有一名高级住院医师生病了，他也因此成为多伦多总医院神经外科中唯一的毕业生。这段机缘巧合的奇妙经历，改变了 Drake 一生的道路。

图 38.3　多伦多总医院标志

曾师从于“现代神经外科之父”哈维·库欣（Harvey Cushing）的多伦多总医院神经外科主任肯尼斯·麦肯齐（Kenneth G. McKenzie，加拿大第一位神经外科医生），以自己对神经生物学的独到见解、非凡的神经外科技术和独特的个人魅力，为 Drake 带来了无穷的启发。与 McKenzie 接触后，Drake 立刻被其渊博的知识和深不可测的智慧所吸引，将 McKenzie 视为自己一生的榜样。对医学的热忱也让他们有了共同的追求和深刻的友谊。这对忘年交有着很多的共同之处——对钓鱼和户外运动的热情、活跃的运动能力以及对待问题深思熟虑的决心。在 McKenzie 的影响下，Drake 开始了他在日益高深的神经生理学领域的钻研。McKenzie 认为，神经外科医生应该有强大的神经科学基础知识。因此，他把匆忙毕业的 Drake 再次送回西安大略大学，并帮助他在巴尔、米勒和斯塔瓦奇等诸多神经学家的指导下学习神经生理学。1947 年，Drake 获得了硕士学位，并于毕业后在耶鲁大学的约翰·富尔顿实验室工作了一年，充分地探索了运动系统生理学和小脑的功能性运动定位学。

1948 年，Drake 前往西安大略大学医院，在知名神经外科医生安格斯·麦克劳克林（Angus McLaughlin）处接受了一年的普通外科手术训练。1949 年，他再次回到多伦多总医院，在 McKenzie 和哈里·博特雷尔（Harry Botterel）两大著名神经外科专家手下担任神经外科住院医生与临床助理。得益于坚强的体魄，Drake 不仅没有在这种高强度的奔波和工作中倒下，更掌握了精深的神经外科技术。在 18 个月的神经外科训练之后，McKenzie 这位伯乐把年仅 24 岁的 Drake 拉到一边，告诉他在多伦多没有什么可学的了。作为加拿大神经外科领域中的佼佼者，McKenzie 和 Botterel 都认识到颅内动脉瘤和脑动静脉畸形（AVM）的外科治疗有着令人兴奋的广阔未来，他们鼓励这位天赋异禀的年轻人去寻求这些一直悬而未决的疑难杂症的解决方法，McKenzie 更是安排 Drake 去拜访英国、斯堪的纳维亚和欧洲的伟大外科医生，Drake 也在与大师们的会面中，学习到了如何以更加精准和全面的角度去探索神经外科领域的难题。1951 年秋天，Drake 回到多伦多总医院学习神经病理学，McKenzie 也有让 Drake 加入多伦多总医院神经外科的愿望，但在一时的欣喜过后，Drake 犹豫了——他还是想前往另一位导师 Angus McLaughlin 那里，在有着更大规模的生理学实验室和更丰富临床资料的西安大略大学医院中开展神经外科研究活动。令他没想到的是，McKenzie 同意了他的想法。于是，Drake 带着对如师如父的 McKenzie 的不舍，在 1952 年又回到母校西安大略大学，成为安大略省西南部第一位、也是唯一一位神经外科专职医生。

在西安大略大学医院以及 McLaughlin 教授的无私帮助下，Drake 凭借着超凡的天赋、良好的神经外科技术，很快成为一名被公认的优秀、勇敢且技术高超的神经外科医生。他在保证自己外科手术质量的基础上，多次为普通外科医生和骨科医生提供了系统培训（图 38.4），帮助医院完善对神经系统创伤患者的护理，避免了大量病例被不必要转移到神经外科的风险。他的做法不仅提高了医院的治疗管理水平，更提高了医院各科室的工作效率。

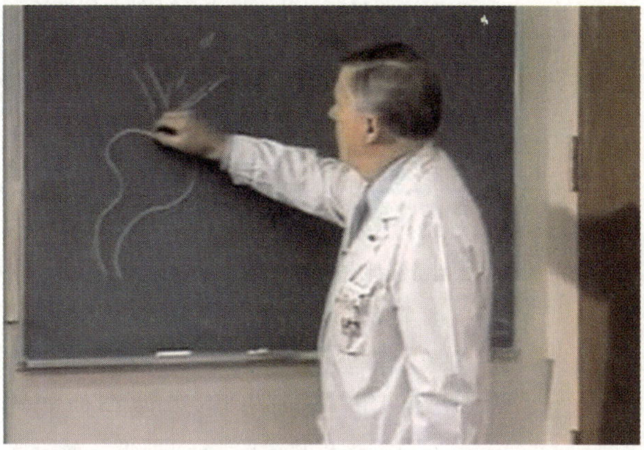

图 38.4 Drake 为普通外科医生和骨科医生提供系统培训

在与 McKenzie 分别后，Drake 从未停止过对颅内动脉瘤和脑动静脉畸形（AVM）的研究和探索。他突然意识到，与医院里源源不断的神经外科疾病患者相伴而来的，是这些患者身上蕴含的精进动脉瘤和 AVM 诊疗技术的无穷机遇，颅内动脉瘤和 AVM 开始成为他研究工作中的重中之重。他勤奋地研究新的治疗方法以及旧问题的新解决方案，并一丝不苟地完善他的技术，同时仔细记录他的结果。在之后的 25 年里，他为世界树立了治疗这些常见而致命的疾病的标准。通过对血管痉挛、早期手术事故、放大手术视野、术后血管造影的重要性以及深度低血压的安全性和局限性的敏锐观察，加深了神经外科领域对动脉瘤的理解，使脑动脉瘤的安全暴露和解剖成为可能。

截至 1978 年，Drake 为 1000 多个动脉瘤、600 多个基底的动脉瘤和 150 多个动静脉畸形患者进行了手术，并出版了 70 多种广泛涵盖神经外科领域诊疗技术的出版物。他在处理各种大小和各种部位的动脉瘤和动静脉畸形方面获得了无与伦比的成就，更重要的是，他公开分享了他在大型外科手术中摸索出的手术技术、手术失败的教训和成功的经验，从而帮助更多神经外科医生挽救了更多患者的生命。

1974—1984 年，Drake 接替 McLaughlin 教授，担任西安大略大学外科系主任。1986 年，Drake 与同事共同创立了罗伯茨研究所（Robarts Research Institute）（图 38.5）。时至今日，该研究所经过不断的扩展，已经成为在西安大略大学医院占地 10 万平方英尺的大规模研究实验室，更进一步扩展了脑血管疾病的研究规模。

图 38.5 罗伯茨研究所标志

纵观 Drake 波澜壮阔的一生，他不仅仅只是一名外科医生，而是一名“全面的”外科医生——他密切地参与到手术过程的方方面面，详细地研究手术发展史、疾病相关的外科解剖学、病理学、手术技术以及病例，并积极与转诊医生沟通，也亲自参与手术结果的发表和展示。学生们都评价他是一位富有同情心的医生，也是一位能够以自己独有的方式鼓舞人心的老师。Drake 永远将自己的职责摆在第一位，在他空闲的时候，也经常思考患者的问题；在患者术前，他也会仔细计划手术策略术，并反复征求神经放射学、麻醉学和神经外科的同事们的意见。

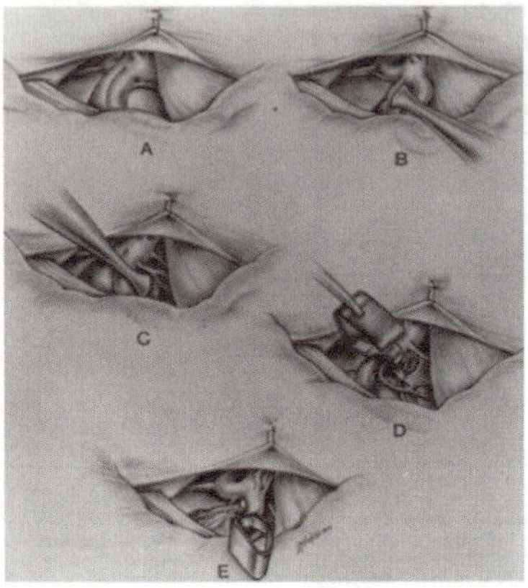

图 38.6　基底动脉分叉动脉瘤手术技术

不仅如此，他也有勇气对那些往往被认为是“当代外科手术无法企及”的疾病进行手术。他经常接待被其他人敬而远之的患者，以及那些总是手术失败的患者。最为人津津乐道的例子就是他最初欣然接受了被众多神经外科医生视为洪水猛兽的基底动脉分叉动脉瘤的挑战，并开创了基底动脉分叉动脉瘤的手术技术(图 38.6)，最终开拓出后循环动脉瘤的手术领域。

有幸观摩过他手术过程的人认为，他的手术本质上是“解剖性”的，有着一种精简而优雅的气质。他几乎没有采用复杂的步骤，这使得他能够争分夺秒地进行手术，将患者的风险降到最低。而他精湛的技术得益于他在术前一遍又一遍打磨出的详细计划。他也有着惊人的毅力和忍耐力，在离开手术室之前从不会表现出疲倦。在手术中，他的精神和他拿着手术刀的手一样坚如磐石，他也总会在最困难的病例上坚持下去，直到他的手术完成。有趣的是，Drake 在手术室中，时而谨慎小心，时而胆大包天，对一些突发情况，他会使用很少有人使用的技巧，但并不是为了好看，而是为了尽可能降低手术的风险。他曾经在一群来访的神经外科医生面前，无数次在动脉瘤颈部夹上夹下。这些来访的神经外科医生常常像新手一样被他在颅底游走的技术所震撼，他甚至能够轻而易举地辨别出因肿瘤或巨型动脉瘤而扭曲或者因血肿或大出血而结构模糊的大脑、神经和血管。最令他们难忘的是，他总是使用一种他所独创的被称为“我的小东西”的解剖器，这个“小东西”，就是后来以他的名字命名的 Drake 动脉瘤夹(Drake-clip)(图 38.7)。回头再看，Drake 的手术技术是建立在他数十年里所积累的外科原理以及外科解剖学和病理学的基础上的，在这些强悍的理论知识的支持下，他可以准确地预判一处解剖结构如何会被血肿、肿瘤或动脉瘤扭曲。

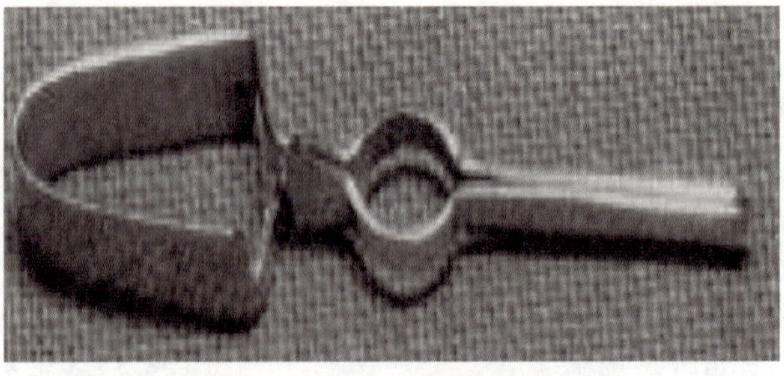
图 38.7　Drake 发明的动脉瘤夹

先驱往往是通过努力工作、创新和凭借强大实力来进行冒险以不懈追求卓越的，而这完全是Drake的真实写照。他不仅是多伦多第一个夹闭动脉瘤的人，也是第一个在动脉瘤治疗中使用深度低温的人，还是第一个在动脉瘤手术中使用近端临时动脉夹进行局部血管降压的人，更是第一个在大型听神经肿瘤手术中坚持保留患者面神经的人，这样的例子不胜枚举。

曾有来自世界各地的数十名神经外科医生在西安大略大学与他共度一段时光，在这期间，这些住院医师和研究员受邀进入Drake的手术室、他的病房、他的诊所和他的家，他们的生活永远为Drake不可抗拒的先驱的魅力而改变。外科医生们总会带着宝贵的医学知识和真挚的友谊离开，而Drake以自身为榜样，鼓励并激励他们不断地挑战自己、孜孜不倦地提高治疗标准、做得更多更好。他们也继承Drake挑战最令人畏惧的神经外科疾病的传统，最终帮助了无数绝望的患者。

逝者如斯夫，不舍昼夜。1998年9月15日，Drake因病逝世，享年78岁(图38.8)。在去世前，他已经饱受6个月的身体残疾的折磨，几乎丧失了行动能力，但他从未抱怨过。虽然他放弃了手术治疗，但他在还能活动的时候，仍然坚定地热衷于神经外科，继续完成他的学术著作，参加各种学术会议，并与世界各地的学生保持联系。就在他去世的前两天，他正在进行一场关于一氧化二氮和内皮素在血管痉挛发病机制中的关系的对话，而在他去世的前一天，他正在讨论手术治疗未破裂的颅内动脉瘤的作用。Drake在面对疑难杂症时的大无畏精神、诚实朴素的职业操守和他对事业的无私奉献，将永远地烙印在时代的丰碑中。

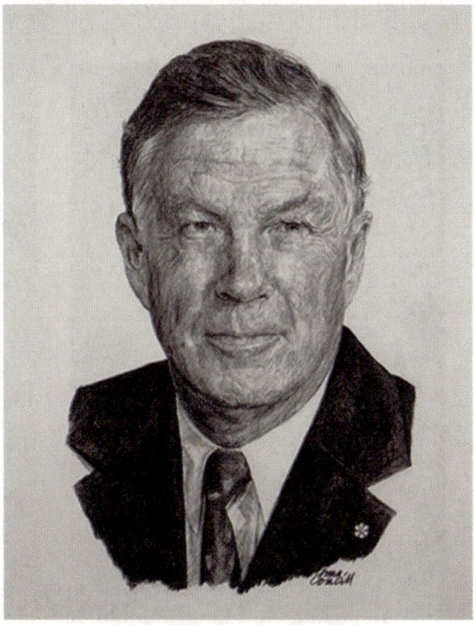

图38.8 Drake画像

第三十九章　介入放射学的黎明时分

在1963年6月19日的捷克斯洛伐克放射年会上，一位名叫查尔斯·西奥多·多特(Charles Theodore Dotter，图39.1)的血管造影师，做了题为"未来的心脏导管和动脉造影技术"(Cardiac Catheterization and Angiographic Techniques of the Future)的发言。这一刻，血管造影技术伴随着如雷掌声，摆脱了只能单纯被应用于检查和诊断，却在临床治疗中"袖手旁观"、毫无建树的至暗时代，迎来了真正能够为无数患者打开生门的黎明时刻。这种脱胎于血管造影技术、结合了临床治疗学原理、利用导管等器材对各种疾病进行诊断及治疗的一系列技术，也被称为介入放射学。今天故事的主人公——将自己的一生奉献给这一事业的Dotter，也被后来者尊为介入放射学的创始人和最重要的先驱。

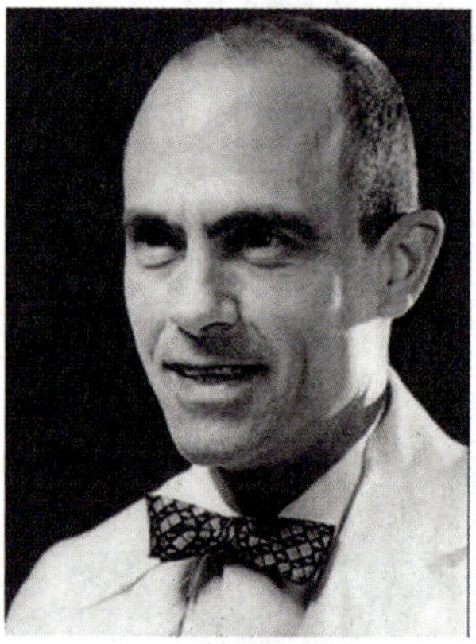

图39.1　Charles Theodore Dotter

1920年6月14日，Dotter出生于美国波士顿。他从小就对机械有着极重的好奇心，除了商店里摆着的，只要是他能碰到的机器，几乎没有没被他拆卸研究过的。到了少年时期，Dotter又展露出了非凡的钻研天分和求知精神。他曾就读的位于长岛自由港的文法学校，课业在当地是出了名的繁重和困难，而他却轻松跳了一级，还能分出精力来研究生活中各种机械的别样用途。

1941年，Dotter毕业于全美最优秀大学之一的杜克大学，之后又在常春藤盟校之一的康奈尔大学专研放射学，并于1944年以优异的成绩毕业。他的出众才能引起了静脉心血管造影的先驱伊斯雷尔·斯坦伯格博士的注意，在他毕业后，斯坦伯格博士邀请他留在康奈尔医学院一起进行合作研究。这段时间，Dotter深深地投入到对血管造影技术的研究中，并发表了诸多建设性的论文，可谓成果颇丰，也从此为Dotter接下去的荣耀之路拉开了序幕。

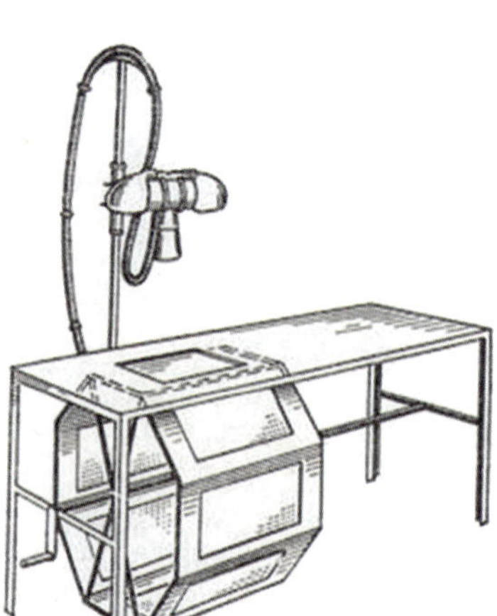

图39.2　自动X射线胶卷机

在Dotter刚成为一名住院医生时，血管造影还是一个稚嫩的技术领域。正值20世纪40年代，血管造影虽然有了完善的理论和技术流程，但它的发展还是受到了严重的技术限制。实时的血管造影只能一次拍摄一张X射线图像，而X射线技师需要为每一张新图像手动更换盒式磁带，以期能够在造影剂停留在冠状动脉内的短暂时间内尽可能获得更多的图像。即使是动作最快、最熟练的技术人员，连续拍摄出的图片之间也会存在几秒钟的间隔，这严重限制了对心脏即时成像的研究。幸运的是，1949年，单片式血管造影被自动换片机取代，快速的“剪片”技术得以问世。这之后不到一年，图像增强器就问世了。对于已经把研究机械新用途视为生命的多特，这些设备无疑成为了他快乐和灵感的源泉。经过连续几年如饥似渴的研究后，1950年，Dotter基于自动换片机和图像增强器，发明了一种自动X射线胶卷机（图39.2），这种机器能够以2张/秒的速度生成图像。与此同时，他也获得了康奈尔医学院全职教员的职位，这时的Dotter只有30岁。

从他的卓越发明来看，多特无疑是医生中最好的机械工程师，这位“身兼数职”的全才发明的自动X射线胶卷机十分经得起时间的考验，随着科技的发展，人们基于这种设备的技术原理，发明了现代栅控X射线管，让放射学事业更上一层楼。由于他对放射学的卓越贡献，2年后，32岁的多特成为了俄勒冈大学医学院有史以来最年轻的放射科教授兼主任。

多特对放射学的贡献并没有止步于X射线胶卷机，这位总有奇思妙想的医生摸索出的介入放射技术，才是让他在才人辈出的世界医学领域独领风骚的成就。

在“导管介入治疗”之前，所有的血管手术都是需要打开一片大面积创口的开放性手术。虽然手术组织可谓小之又小，却仍需要大费周章地进行全身麻醉、住院数日，还要对随之而来的并发症严阵以待。这种繁琐而痛苦的治疗模式引起了Dotter的注意，让他想要为改良血管手术做一些事情。他希望研究出一种神奇的技术，能够让医生不使用手术刀就可以治愈这些血管疾病患者，同时能够降低他们的发病率和死亡率，这个目标也始终贯穿于他的整个职业生涯。很快，他的机会就来了。

1963年，Dotter在对一名肾动脉狭窄的患者进行腹主动脉血管造影时，经皮导入的导管突然通过了患者闭塞的右髂动脉。他惊讶地发现，这根遭遇了“意外”的闭塞血管，竟然恢复了通畅。大喜过望的Dotter立刻记录下了这一案例的操作和影像等细节，并如痴如醉地围绕着这一血管再通事件进行了深入的思考和研究，最终总结出了初步的技术要点和器械构思。同年6月19日，Dotter在捷克斯洛伐克的放射学大会上报告了他的研究成果。他的报告获得了在场同道们的热烈追捧。得到支持和认可的Dotter大受鼓舞，他立即着手改进技术中的气囊、导管和支架等设备和相关的操作技术流程。

1964年1月16日，Dotter和他的学生梅尔文·朱金斯（Melvin Judkins）首次使用导管进行了首例经皮腔内血管成形术（PTA）。这位幸运的患者是一位名叫劳拉·肖（Laura Shaw）的82岁女性患者。她因左脚的剧烈疼痛住进了俄勒冈大学医院（University of Oregon Hospital）。由于这只脚有一个无法愈合的溃疡和数个已经发生了坏疽的脚趾，因此所有的医生都建议她截肢，但这位老妇人坚决不肯放弃她的左脚。当时，负责处理她血管病的是医院普外科医生威廉·克里帕尼（William Klippaehne），这位医生与Dotter关系甚笃，对这位棘手的患者，Klippeahne一时想不出什么好的方法，便请来常有奇思妙想的好友Dotter一起研究这个病例。Dotter发现，这位女士的股浅动脉有短节段狭窄，这正好是能够测试他新研发的经皮“扩张”导管的理想部位，与患者沟通后，他迅速对该病例开展了手术。手术进行得很顺利，术后短短几分钟，患者的脚就恢复了正常的血液循环。一周后，溃疡完全消失了，脚趾的坏疽也愈合了。Dotter在这位女士行介入治疗后的3周和6个月时进行了随访，血管造影检查均显示其血管通畅。大约3年后，这位患者因充血性心力衰竭去世(图39.3)，临终前，她幽默地打趣道："我还在用自己的双脚走路呢。"

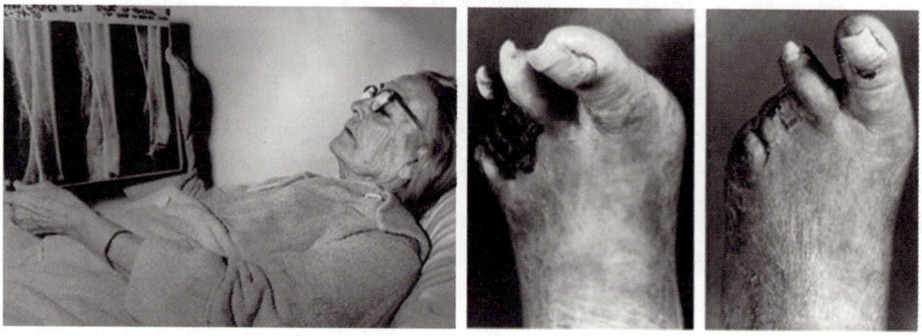

图39.3 Laura Shaw及她的双脚

这次世界首个经皮腔内血管成形术标志着周围动脉粥样硬化病变治疗的新纪元，早期只用于外周经皮腔内血管成形术的技术构成了之后的外周及冠状动脉经皮介入治疗的基础。作为第一个描述血流导向球囊导管、双腔球囊导管、安全导丝、经皮动脉支架置入术等的人，Dotter这位天才将他毕生精力都投入到了对更好的治疗方法的发展中。他对临床医学的研究贡献挽救了全世界数百万计的肢体和生命。

毫无疑问，多特发明的经皮腔内血管成形术(PTA)领先了他的时代20年(图39.4)。这项技术由于太过超前，在初期受到了许多外科医生的激烈反对，多特也一度被医学界称为"疯狂的查尔斯"。Dotter曾在采访中表示："我做的事情是值得的，但我有时也十分沮丧。在血管成形术的早期，我不得不接受很多诽谤，比如'他只是个疯子，你不能相信他疯狂的、糟糕的病例记录和治疗经验'，还有很多比这更糟糕的话。我很高兴自己'脸皮厚'，这让我能够坚持下去；更高兴的是我还有很多事可以做，还有这么多人在帮助我。"

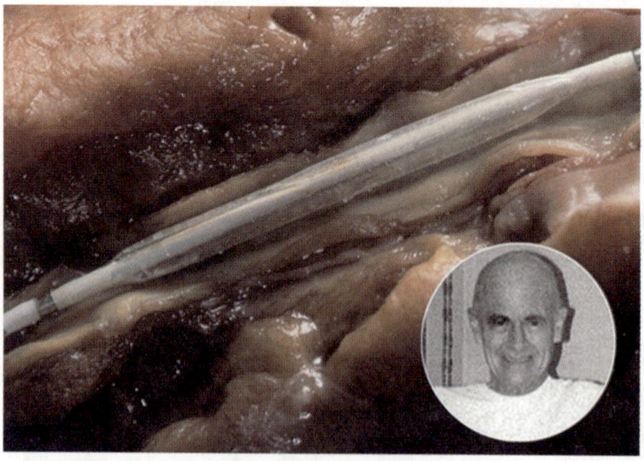

图39.4 Dotter发明的经皮腔内血管成形术

许多年后，血管外科领域才愿意将患者转至放射科进行介入手术，但有清晰可见的治疗效果的佐证，外科医生们最终深深爱上了这种手术方法，并将其称为"Dotter技术"。Dotter骄傲地为自己的辉煌设计了一个形状是交叉管道和扳手的"概念商标"(图39.5)，这个商标的设计理念不仅来源于他对机械的喜爱，更是因为这个标志意味着“管道工能对管道做疏通，那我们当然能对血管做”。

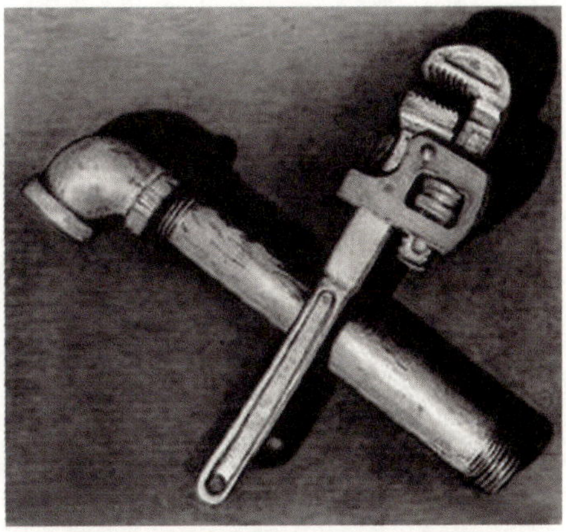

图 39.5　Dotter 设计的“概念商标”

正如 Dotter 所希望的那样，他所发明的介入治疗已经广泛取代了许多不必要的开放手术，并成为了精准外科手术的代表。近 60 年后的今天，内科、心内科、心胸外科、放射科、消化科、肾科、神经科、神经外科、妇科等临床科室都依靠介入技术来治疗患者。在 1964 年的文章中，Dotter 阐述了他的第一例介入治疗病例的相关细节，而文中提出的原则在今天仍然适用。在文章里，他云淡风轻地发出振聋发聩的声音：“我们似乎有理由期待，未来的血管再通技术的治疗范围将远远超过现在的外科手术的范围。”

在 32 岁成为俄勒冈大学医学院放射科教授兼主任后，Dotter 从未停止过钻研的脚步。他发表了 300 多篇论文，制作了 3 部科学训练片，发明了近 20 件医疗科技设备，将自己的光和热发挥到生命的最后一刻。同时，他也是包括北美放射学会(RSNA)和美国放射学会(ACR)等许多医学学会的会员和勋章获得者。基于他的杰出成就，1978 年，Dotter 获得了诺贝尔生理学或医学奖提名。1985 年，Dotter 因病逝世，享年 65 岁(图 39.6)。纵观 Dotter 的一生，正如他的好友、斯坦福大学放射科的赫伯特·亚当斯(Herbert Adams)所说：“如果有人嘲笑或怀疑他的创意，他绝不会被这些声音所吓倒。他只会耸耸肩，告诉我们‘时间会证明一切得与失’。”

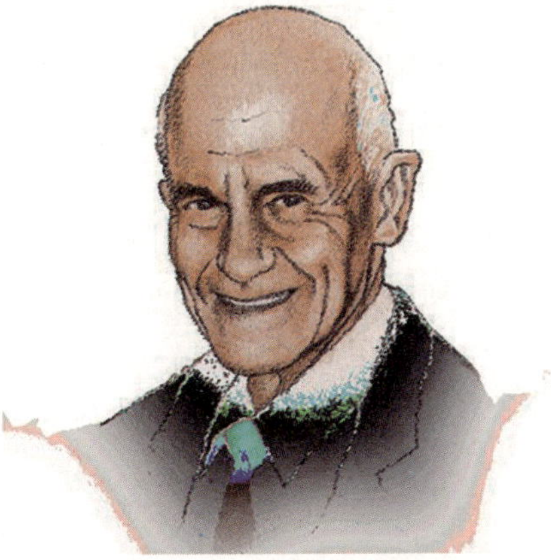

图 39.6　Dotter 画像

第四十章　显微神经外科时代开创者 Theodore Kurze

1922 年 5 月 18 日，划时代的神经外科医生西奥多·库尔策（Theodore Kurze，1922—2002，图 40.1）出生。在耳鼻喉显微外科手术的启发下，Kurze 将手术显微镜引入神经外科手术室，从根本上改变了神经外科的实践方式，就此开创显微神经外科时代。

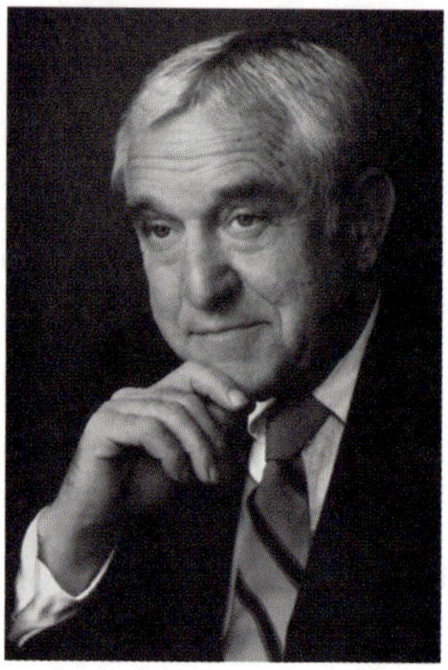

图 40.1　Theodore Kurze

Kurze 是众多文章、书籍、内容章节和受邀论文的作者，也是诸多机构的客座教授。他曾加入美国外科医师学会（American College of Surgeons）、美国神经外科学会（American Academy of Neurological Surgery）、神经外科医师大会（Congress of Neurological Surgeons）、神经外科医师协会（the Society of Neurological Surgeons）和 H. L. Mencken 协会，并担任洛杉矶神经病学和精神病学学会（Los Angeles Society of Neurology and Psychiatry）以及南加州神经外科学会（Southern California Neurosurgical Society）的主席。

一、Theodore Kurze 的学习历程

1922 年 5 月 18 日，Theodore Kurze 出生于美国纽约布鲁克林。他曾在华盛顿学院（Washington College）和长岛医学院（Long Island Medical College）接受教育，随后在亚利桑那州的圣莫尼卡医院（St. Monica's Hospital）完成轮岗实习，并在洛杉矶开始进行神经外科研究，期间因服兵役中断 2 年。回国后，Kurze 在洛杉矶郡县综合医院（Los Angeles County General Hospital）完成了普通外科和神经外科培训。

1959—1987 年间，Kurze 在美国南加州大学（University of South California）医学院任教；1963—1979 年担任南加州大学神经外科教授兼系主任，期间培养了一批出色的神经外科医师。从南加州大学神经外科学系主任之位退休后，他在加利福尼亚州帕萨迪纳市短暂地工作了一段时间，后前往纽约贝斯以色列医院（Beth Israel Hospital）担任纽约健康保险计划（Health Insurance Plan of New York）的神经外科主任。随后，Kurze 在匹兹堡工作了 2 年，与 Michael Groff 共同研究用于神经外科教学的虚拟现实系统技术。此外，他在母校华盛顿学院教授哲学，并获得了理学博士荣誉学位。

二、开启显微神经外科时代

1957 年 8 月 1 日，Theodore Kurze 成为了第一位在手术室使用显微镜(图 40.2)的神经外科医生，并成功切除了一名 5 岁患者的面神经鞘瘤。这一创新操作大大降低了后来神经外科手术的死亡率和并发症发生率。20 世纪 60 年代初期，Kurze 在一位三叉神经痛患者的慷慨资助下，建立了世界上第一个颅底显微神经外科实验室。

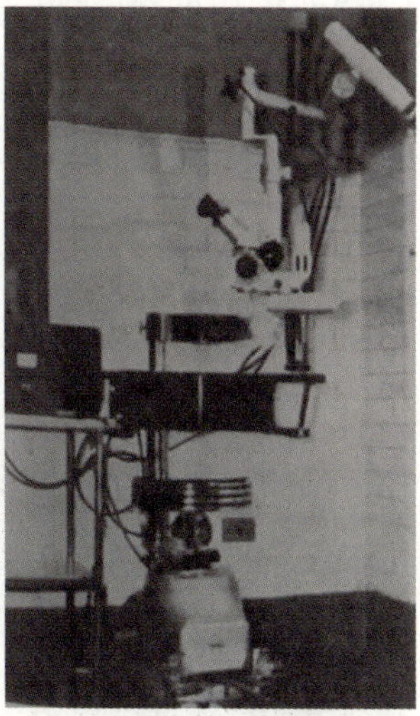

图 40.2　第一台电子/液压控制的外科手术显微镜

"在应用显微镜之前，你不得不承认人们的手术做得并不好，医生们在试图帮助人们的同时，却带来了残疾和伤害。"Kurze 的同事 Peter J. Jannetta(1932—2016，微血管减压术(MVD)之父)曾这样表示。Kurze 将显微镜引入神经外科手术室的想法来源于耳外科医生 William House(1923—2012，"现代耳神经学之父")的显微镫骨耳部精细手术影像。在 House 医生将显微镜引入耳鼻喉手术前，Kurze 曾在他的实验室进行了一年的显微镜下切除手术练习。后来，秉承着开拓精神的 Kurze 用卡车运送手术显微镜在不同医院间来回，不断进行着显微手术实践。

使用原始神经外科显微镜时的无菌覆盖(sterile draping)为 Kurze 的实践带来了艰难的挑战。经过一系列繁琐的探索和尝试后，他最终找到了覆盖适当的显微手术系统方式。Kurze 设计的第一种无菌覆盖布被称为"单臂侠"衫("one-armed bandit"undershirt，图 40.3)，他在超市找到装火鸡的袋子，并用橡皮筋固定以适应显微镜操作把手的形状。这一覆盖方式的效果"还算令人满意，因为在操作过程中没有出现分崩离析的情况"。然而，显微镜的亮光在火鸡袋内产生了强烈的热量，因此造成了手术的诸多不便，甚至"在一台手术中出现了冒烟的情况"。Kurze 后来还尝试使用福尔马林结晶等物质进行手术无菌化处理，最终选用了乙烯氧化物气体进行消毒，这是美国国家航空航天局(NASA)对太空返回地球的飞船和其他高精尖仪器采用的消毒技术。

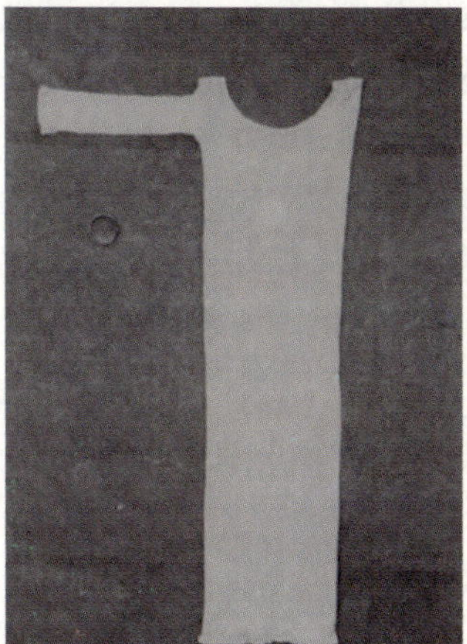

图 40.3　Theodore Kurze 初次设计的无菌盖布——"单臂侠"衫

事实上，无菌覆盖的难题在 Kurze 的第一台显微神经外科手术时便已出现，当时他需要为一名 5 岁患者进行面神经鞘瘤切除手术。在该患者的二次手术中，他计划使用显微镜对其第七对颅神经残端和舌下神经进行吻合，因此 Kurze 再次用卡车将他的显微镜运回了儿童医院。但不巧的是，Kurze 在手术前发现手术室工作人员并未及时对显微镜盖布进行消毒，于是 Kurze 便直接采用了传统的无显微镜方式完成了第Ⅶ至Ⅻ颅神经吻合术。当他对神经进行最后缝合时，护士告诉他显微镜无菌盖布已经准备好了，此时 Kurze 决定在最后一步使用显微镜来检查神经移植情况。透过显微镜，Kurze 大为惊讶，因为他发现自己的吻合术做得"很是糟糕"，于是他便在显微镜的辅助下重新对患者进行神经吻合。术后，患者表现良好，Kurze 也因此将显微镜手术的方法介绍给许多神经外科医生，包括后来在显微神经外科实践中获得出色成果的 Robert Rand、Lawrence Pool 以及 Charles Drake 等医生。

显微神经外科的里程碑式发展出现在 20 世纪 60 年代。1960 年，美国伯灵顿的 Julius Jacobson 和 Ernesto Suarez 医生发表了他们的经典显微外科论文，展示了其令人印象深刻的显微镜下改善小血管吻合手术的能力，并点燃了当时显微外科手术的焰火。同样在 1960 年，R. M. P. Donaghy 医生首次使用显微镜进行了第一次大脑中动脉血栓切除术，这是首次发表的人类患者微神经血管手术病例。1961 年，加拿大医生 Lougheed 和 Tom 发表了一篇描述蛛网膜下腔出血动物模型的论文，过程中他们使用了蔡司(Zeiss)解剖显微镜，其研究工作是显微镜最早用于中枢神经系统疾病治疗的代表之一。1962 年，Kurze 发表了第一个显微神经外科病例系列，在当中呈现了超过 40 例使用显微镜探索中颅窝的病例。1965 年，纽约神经病学研究所(Neurological Institute of New York)的 J. Lawrence Pool 率先发表了使用显微镜进行颅内动脉瘤手术的报告，在论文中展示了自己的病例系列。次年，Robert Rand 和 Peter Jannetta 医生便发表了他们显微镜下进行后循环动脉瘤手术的成功经验。1967 年 10 月，M. G. Yaşargil 在瑞士成功进行了世界上首台人类颞浅动脉-大脑中动脉搭桥手术，且 24 小时内，Donaghy 也在美国进行了其在此类手术的首次实践。

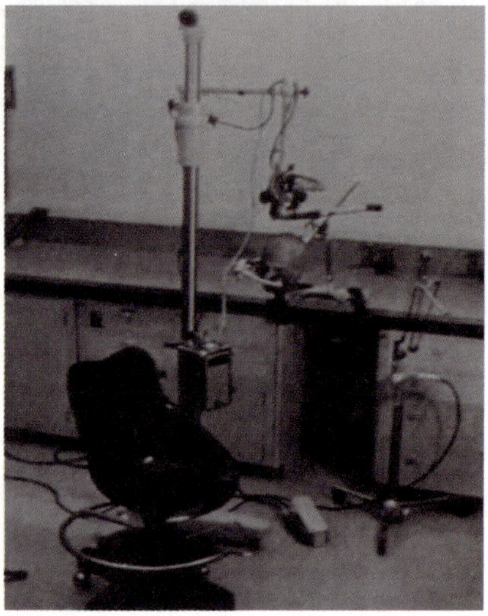

图 40.4　Theodore Kurze 建立的史上第一个颅底显微神经外科实验室

与此同时，神经外科医生也在 20 世纪 60 年代开始正式教授和传播显微手术的技术(图 40.4)。1966 年 10 月，Donaghy 和 Yaşargil 组织了第一次微血管研讨会。1968 年春天，Kurze、Robert Rand 和 Peter Jannetta 在加州大学洛杉矶分校医学院举办了第一次显微神经外科研讨会，此次研讨会的成果包括 Rand 于 1969 年出版的第一本关于显微神经外科的书籍以及 Yaşargil 于 5 个月后发表的同一主题文章。

Jannetta 在对 Kurze 的评论中写道："Kurze 教授身材中等，头发时常凌乱，鼻子高挺，还有着 30—40 年代电影明星一般的独特声音。"Kurze 是一个健谈合群、直言不讳的人，在其 1981 年接受的《泰晤士报》(*The Times*)采访中，他将开展一台 10～12 个小时的手术描述成是"类似于将鳄梨汤和墨西哥煎蛋这样喜欢的事物结合在一起"的感觉；其热爱烹饪，且也如做手术一般，需提前精心摆好餐具和食材，如同处理手术器械。Kurze 医生在显微神经外科方面的工作让许多医生看到这种工具的应用潜力，并为后来的患者带来了巨大的福音。后世的显微神经外科之火得以燎原，永远也离不开 Kurze 在最初点燃的那一颗火种。

第四十一章 “万颅之魂”王忠诚院士

1925年12月20日，王忠诚出生在山东烟台一个贫寒家庭，在九个兄弟姐妹中排行第六，父母靠着摆地摊、卖杂货艰辛度日，家里的女孩都未能上学，男孩最多上到初中。但在王忠诚的坚决要求下，他靠着自己半工半读，成为全家唯一的大学生。

目睹过旧社会的腐败，亲历过日本侵占时期的悲惨，他原本的理想是学工科，希望以此强国，但考虑到经济状况，他最终选择了免学费的医学院。1949年，从北平医学院（今北京大学医学院）毕业后（图41.1），24岁的王忠诚成为天津市立总医院（今天津医科大学总医院）的一名外科大夫。

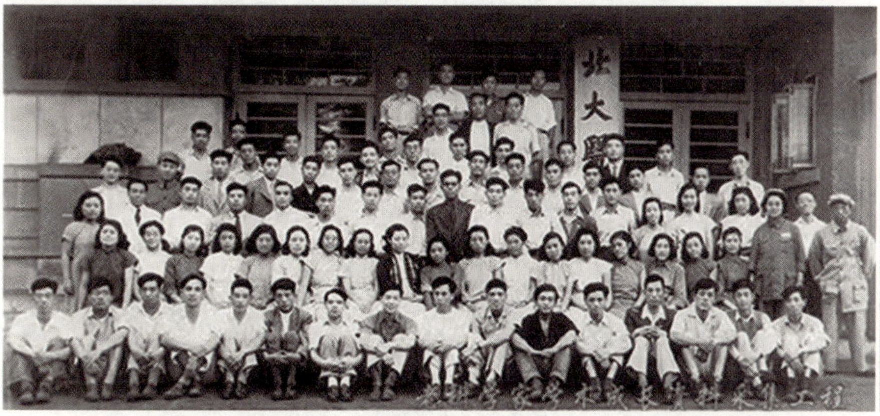

图41.1 北京大学医学院一九五〇级毕业同学全体合影（摄于1949年6月）

2年后，作为业务骨干，王忠诚随抗美援朝医疗队（图41.2）来到鸭绿江边，在一片荒林雪野里，他们搭起土坯，不分昼夜地抢救志愿军伤员。

1952年，王忠诚从朝鲜战场回到天津，申请加入原卫生部在天津筹建的神经外科培训班（图41.3），成为新中国第一批神经外科医生。

1954年，北京医学院附属医院成立神经外科，赵以成教授受聘担任科主任，苏联基辅神经外科研究所所长 A. N. Арутюнов 任专家，王忠诚随之从天津市立总医院调至北京，蒋大介也由上海第一医学院调至北京。1955年该科迁至北京同仁医院，设病床60张。1958年该科又迁至北京宣武医院，病床数量扩大到110张。

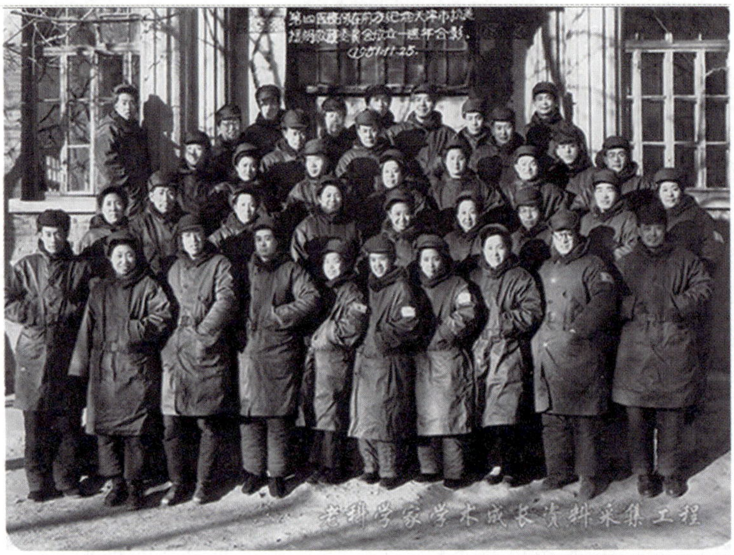

图 41.2　天津抗美援朝医疗队到达吉林洮南(摄于 1951 年冬),王忠诚(三排右二)为第三组组长

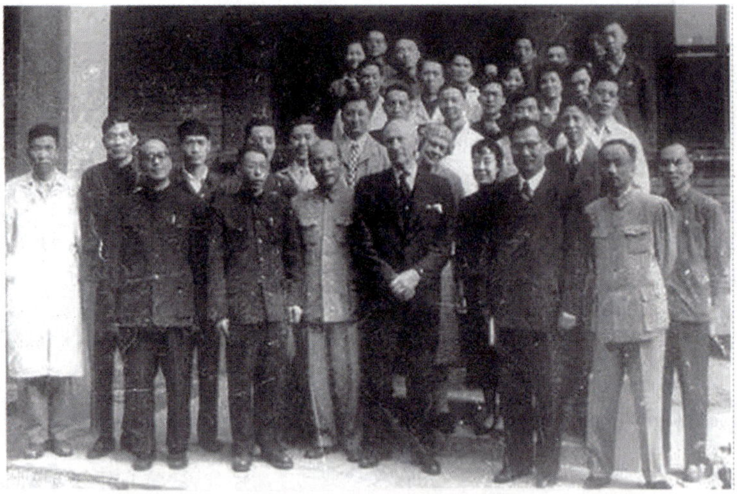

图 41.3　新中国第一届神经外科学习班(摄于 1953 年)

1960 年 3 月,宣武医院建立了我国第一个神经外科研究机构——北京市神经外科研究所,从此展开了神经外科临床与基础研究相结合的新时期。当时,赵以成教授任所长,王忠诚教授任副所长。赵以成教授生病后,宣武医院神经外科的组织结构被打乱,虽无院里正式任命,实际由王忠诚教授主管宣武医院神经外科的工作和兼任北京市神经外科研究所所长。

20 世纪 50 年代,在 CT 技术还没有问世前,为了掌握脑血管造影技术,王忠诚教授在缺少防护的情况下,无数次暴露在放射线中做实验。据王忠诚教授最早的弟子罗世琪教授回忆,他的“白血球降到 2000 多,只有正常人的一半,一辈子都没有恢复”。他用自己的健康换来了 2500 份脑血管造影资料,并在 1965 年出版了中国首部《脑血管造影术》专著(此书于 1978 年获得了“全国科技大会奖”,至今仍是一部神经外科的重要学术专著,图 41.4),缩短了中国神经外科诊断水平缩短了与西方发达国家之间原来长达30年的差距。

20世纪60年代，王忠诚教授潜心研究颅脑手术入路及病变摘除技巧，施行逾千例动脉瘤手术，使该病死亡率由10%下降到2%以下。70年代，他率先在国内开展并推广颅脑显微手术，使手术成功率、精确度及治疗效果得到空前提高。1976年，他第一次利用显微外科技术完全切除垂体腺瘤并保留了患者的正常垂体功能。

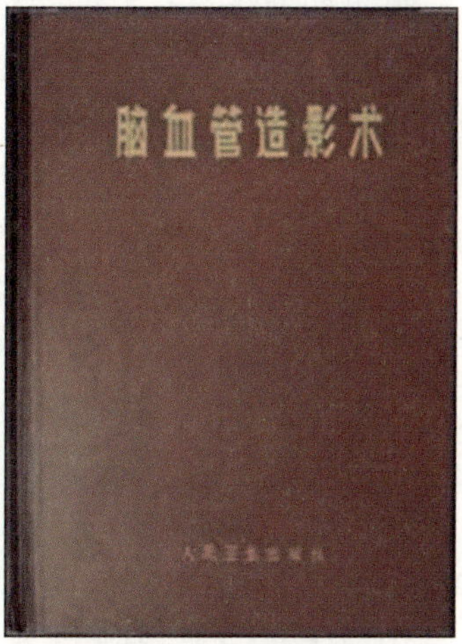

图 41.4 《脑血管造影术》

王忠诚教授在脑血管病的外科治疗领域，尤其是脑血管吻合术治疗缺血性脑血管病、巨大动脉瘤及多发动脉瘤的手术切除、脑血管畸形的综合治疗等方面均有新建树。20世纪80年代他摘除了直径为9厘米的巨大动脉瘤，至今仍为世界之最，引起了国内外同行的极大关注。为此，“脑动脉瘤显微手术”荣获了1985年国家科学技术进步二等奖，其后续研究“颅内动脉瘤的外科治疗及其形成和破裂的基础研究”，又荣获了2003年国家科学技术进步二等奖。

王忠诚教授是世界上唯一一位完成超过万例开颅手术的医生，也被人们誉为“万颅之魂”。通过认真总结9313例颅脑外伤、4059例颅内肿瘤和1500余例脊髓病变的诊治经验，王忠诚教授融会贯通地主编了一套《神经外科学》丛书(图41.5)，第1卷于1974年出版，第2、3卷分别出版于1979年和1983年，该丛书成为广大神经外科工作者学习取经的一套宝贵的经典范本，从而也推动了我国神经外科的普及、规范与提高。

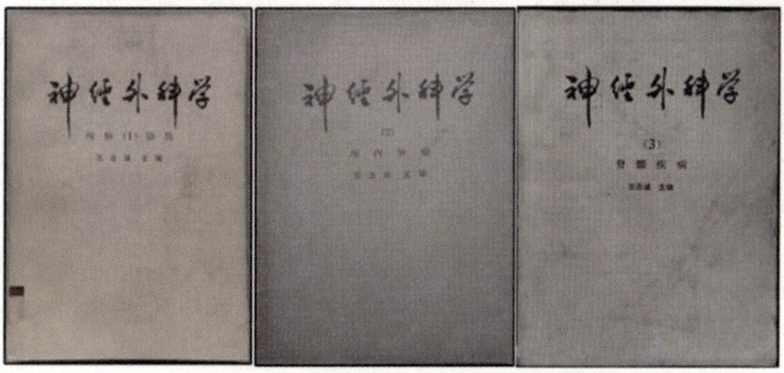

图 41.5 王忠诚主编的《神经外科学》

王忠诚教授不仅在临床技术方面作出了巨大贡献，还在医学理论方面作了很多创新。比如，他率先提出了“脑干和脊髓具有可塑性”的观点，这对脑干和脊髓等手术“禁区”的突破起了决定性作用。

脑干是生命中枢，由延髓、脑桥和中脑三部分组成，其主要功能有维持个体生命体征与功能，包括心跳、呼吸、消化、体温、睡眠等。在延髓和脑桥里有调节心血管运动呼吸吞咽、呕吐等重要生理活动的反射中枢，如果这些中枢受损伤，将引起心脏搏动-血压的严重障碍，严重时可危及生命。正是由于脑干位置深且功能重要，脑干肿瘤一直被医学界称为“禁区”。

20 世纪 80 年代，王忠诚教授潜心研究脑干的结构与功能，发现并提出“脑干具有可塑性”的学术观点——脑干的结构和功能有一定的代偿和修复能力，其要点包括：脑干对急性损伤代偿和修复能力极差；脑干对慢性损伤具有高度代偿性，但各功能中枢以呼吸中枢代偿能力最差；一切有助于减轻急性损伤程度的措施，均有助于脑干的功能恢复；影响脑干功能的三因素有：病变范围、病损速度及手术技术。

王忠诚教授总结出一套对不同脑干肿瘤采取不同手术入路的理论和方法，为打开脑干手术“禁区”起到至关重要的作用。在这一理论指导下，从 1980 年至 2008 年，王忠诚教授及其团队施行脑干肿瘤手术 1100 余例，手术死亡率低于 1%，此项研究工作还荣获了 1995 年国家科学技术进步二等奖。

脊髓是中枢神经的一部分，是周围神经与脑之间的通路，也是许多简单反射活动的低级中枢，其活动受脑的控制，具有反射功能和传导功能。

20 世纪 90 年代，在脑干肿瘤突破的基础上，王忠诚教授悉心研究脊髓结构及功能，并通过大量动物实验和临床实践，得出“脊髓对于慢性的肿瘤压迫也同样具有可塑性”的结论。

1995 年，王忠诚教授为江苏一位患者成功切除一侧自脑干至胸髓长达 22 厘米的巨大室管膜瘤，术后患者肢体功能恢复正常。这是当时世界上成功切除的最大一例髓内肿瘤，该手术赢得了国内外神经外科学界的赞誉。截至 2008 年，他带领团队施行髓内肿瘤手术 2500 余例，无一例死亡和手术致残，相关研究工作荣获了 1999 年国家科学技术进步二等奖。

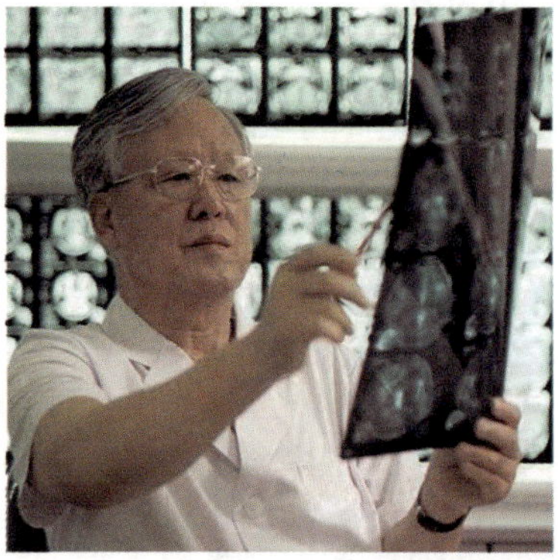

图 41.6　王忠诚，神经外科专家，中国神经外科事业的开拓者和创始人之一，中国工程院院士

王忠诚教授率先提出了“血管母细胞瘤正常灌注压突破”的观点，为降低术后死亡率，提供了重要理论依据（图 41.6）。

大型延髓血管母细胞瘤的手术死亡率高，国际综合组报道为 24%。之所以令国际同行望而生畏，是因为这里的“母”字意味着肿瘤血管的异常丰富，术中一旦出血，异常凶险，极难控制，可随时导致患者出现心搏骤停。王忠诚教授领导的科研小组经过细心的临床观察及相应的动物试验，找出了术后死亡的原因。这种原因并非手术对延髓的直接创伤，而是摘除肿瘤后，延髓已不能接受恢复正常的血流供给，从而造成延髓的水肿，甚至出血，临床表现出相应的恶性症状，危及患者生命。发现了这一特点，他利用术前供瘤血管栓塞、术中亚低温等措施，有效地预防了“正常灌注现象”的发生，使手术死亡率降至 4.3%。

王忠诚教授还率先提出了“脊髓缺血预适应”的观点，对防止脊髓内肿瘤术后瘫痪起到了关键性作用。

脊髓缺血预适应是神经细胞对抗缺血刺激产生的一种内源性保护机制，即通过事先适度的缺血预刺激处理后，脊髓组织对随后的致死性缺血具有一定的防御和保护效应。既往脊髓内肿瘤手术效果不佳，致残率高，就是由于该现象未被发现和认识。为了解决这个问题，王忠诚教授做了大量研究工作，发现缺血预适应后，脊髓组织内去甲肾上腺素的轻度增高可增加脊髓血流，并通过环腺苷酸介导多种细胞内的生理过程，增加不可逆缺血后脊髓的血流，对脊髓功能有保护作用。采用的办法是在脊髓不可逆缺血之前（急性缺血 30 秒），给其一个短时缺血(5～10 秒),可以帮助脊髓耐受缺血。采取这种方法指导髓内肿瘤的切除,最大限度地避免了手术致残,提高了治愈率。

1982 年,王忠诚教授率领神经外科团队和北京市神经外科研究所一起加入北京天坛医院,建成了不仅是世界三大神经外科研究中心之一,也是亚洲最大的神经外科临床、科研、教学基地。如今,北京天坛医院神经外科已经作为世界卫生组织在中国的神经科学培训中心和科研合作中心以及中国卫生部指定的全国神经外科培训基地,这里每年都有大批来自全国各地的进修医师接受系统规范的专科培训,为全国神经外科学科建设专业化、队伍培养规范化打下了坚实的基础。

随着神经外科事业的日渐发展与学术交流范围的不断扩大,王忠诚教授牵头组建了“中华医学会神经外科学分会”(图 41.7),创办了《中华神经外科杂志》(图 41.8),统一了全国神经外科病例和疾病诊断标准,促成了我国神经外科网络的形成,建立了神经外科学术阵地。

1994 年,王忠诚教授当选为中国工程院院士。2008 年,王忠诚院士获得国家最高科学技术奖(图 41.9)。

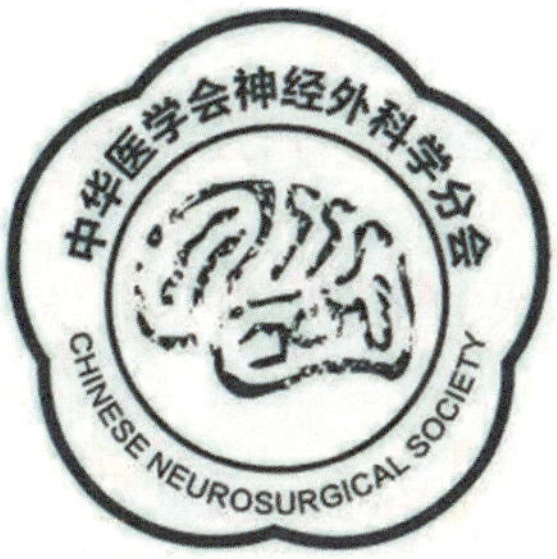

图 41.7 中华医学会神经外科学分会标志

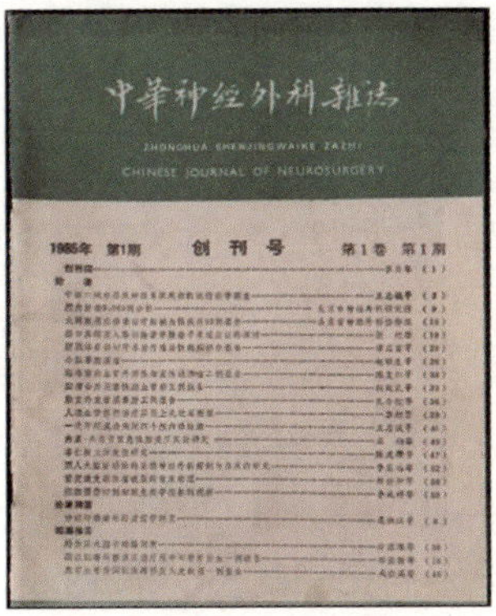

图 41.8 《中华神经外科杂志》

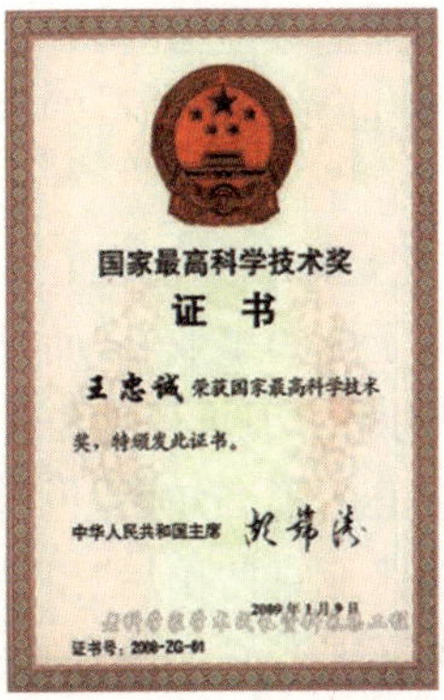

图 41.9 王忠诚院士获国家最高科学技术奖证书

王忠诚院士还积极和国外神经外科专家沟通交流,让世界神经外科发展史上刻下中国的名字。早在 1977 年,我国第一个神经外科代表团出席国际神经外科学术会议就是王忠诚院士带队的。2001 年,在悉尼第十二届世界神经外科大会上,王忠诚院士荣获世界神经外科学会联合会颁发的世界神经外科“最高荣誉奖章”(图 41.10、图 41.11),是迄今唯一获此殊荣的中国人。2002 年,他创立了“世界华人神经外科协会”,召开的世界华人神经外科学术会议延续至今。2006 年,在“亚太颅底神经外科大会”上,他又荣获“领导促进颅底外科贡献奖”。

作为中国神经外科的学科带头人,王忠诚院士带领我国几代神经外科医生克服了重重困难,并把自己的全部知识和经验无私地传授给后人,为神经外科的学科建设、学术水平的提高及人才队伍的培养倾注了毕生的心血。全国上万的神经外科医生中,有近三分之一是在王忠诚院士的指导下成长起来的,其中许多人已成为当地的学术带头人和著名专家,形成了高水平的学科梯队。仅他亲自培养的硕士、博士和博士后研究人员,就达到 70 余名。

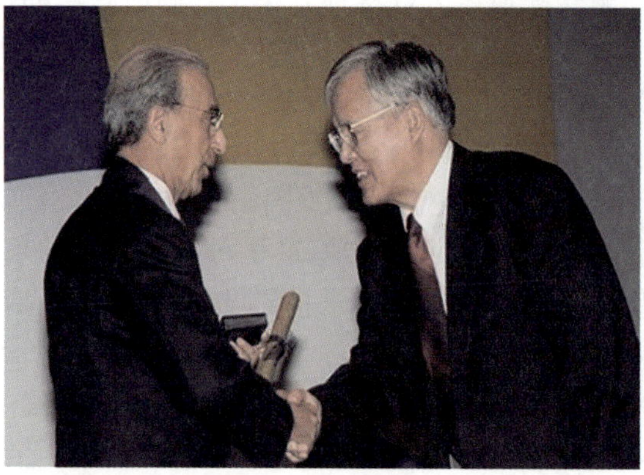

图 41.10　世界神经外科联合会主席 Samii 教授为王忠诚院士颁发“最高荣誉奖”证书

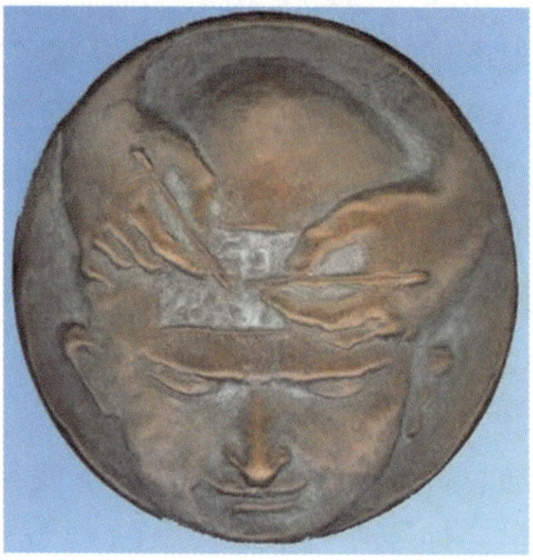

图 41.11　世界神经外科联合会为王忠诚院士颁发的奖章

张亚卓教授是王忠诚院士培养的第一个博士后，“导师三句话，受用我一生。”他回忆说，王忠诚院士交给他的第一个课题就是当今世界神经外科的前沿课题。“我渴望你们拿起手术刀，在世界神经外科的状元榜上，不断刻上‘中国’这两个字。”王忠诚院士这样勉励张亚卓教授。

“这是让我铭记在心的第一句话。”张亚卓教授说，“我不断地想起王老师的这句话，它不仅激发了我的事业心，而且激发了一个中国医生的使命感。”

“用手术刀不停地去掉病人身上的痛苦，千万不要去割断与人民的感情。”这是让张亚卓铭记在心的第二句话，也时刻提醒着他身为医者的道义与良心。

在张亚卓博士后“出站”的时候，王忠诚院士把他叫到身边嘱咐：“今天，你是我的学生，以后你还要当别人的老师。我盼望你们把祖国和人民给予的手术刀传下去，做一个把神经外科事业推向更高峰的接力人。”这是让张亚卓教授铭记在心的第三句话。

这三句话，不仅仅道出了王忠诚院士对学生个人的期待，更寄托着王忠诚院士对中国神经外科事业更上一层楼的期盼。为了培养出更多的人才，王忠诚院士甘愿做一架负重的“人梯”。

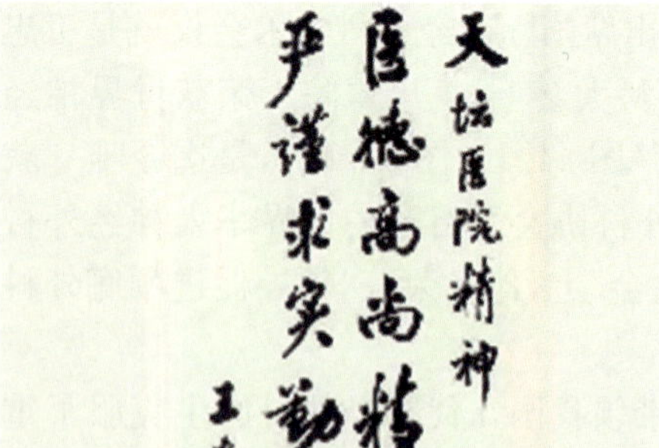

图 41.12　王忠诚院士的勉励

王锐是王忠诚院士的“特殊学生”。她是王忠诚的女儿，也是王忠诚“精益求精、严谨求实、勤俭廉洁”作风言传身教的受益者(图 41.12)。

王锐也从事医疗卫生研究工作。选择这个职业，正是受了父亲的影响，希望以执着严谨的态度探索医学的未知领域。王锐说，曾经家里人都不理解父亲对事业的执着。

王锐姐弟三人出生，王忠诚院士都因为工作没有在旁陪护；王锐的母亲退休后，已高龄的王忠诚院士依然每天准时上下班，不能陪伴，母亲只能在老年大学学习画画打发时光；定居外地的子女们好不容易回家一趟，要求父亲请假一天与家人好好团聚，王忠诚院士却说“还有病人等着我”。

“有过抱怨，但慢慢地我们理解了，神经外科事业倾注了父亲多年的心血，也是他毕生的追求。”王锐说，“他可能不是家里的好父亲，却是中国神经外科领域的‘好家长’。”(图 41.13)

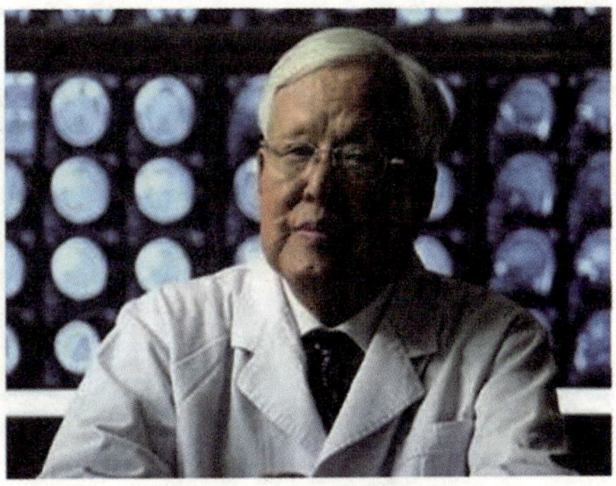
图 41.13 王忠诚院士对祖国的奉献

王忠诚院士主张大力开展技术支援和技术协作，辐射带动了全国特别是欠发达地区神经外科事业的发展。对于神经外科事业的发展，王院士有着自己的思考和安排。在他的倡导下，北京天坛医院已累计与全国 450 余家医院建立了神经外科技术协作中心，长期帮助这些地区提高神经外科诊疗水平，以使全国各地脑病患者能够就近得到有效的治疗，他自己也时常深入欠发达地区指导神经外科医生，救治当地患者，此举受到当地广大患者及家属的高度赞扬。

王忠诚院士创办了“北京神经外科学院”和“首都医科大学神经外科学院”，在我国神经外科人才培养史上具有开创性意义。其创办目的是参照国际神经外科培训规范，结合我国专业现状，整合神经外科专业资源，完善和规范神经外科专科人才的培养模式，制定出科学合理、切实可行的神经外科专科医科培训和评估标准，为国家制定有关政策提供依据，为建立我国神经外科专科医师准入制度奠定基础，为我国科学、规范地培养神经外科专科医生开辟出一条新路。

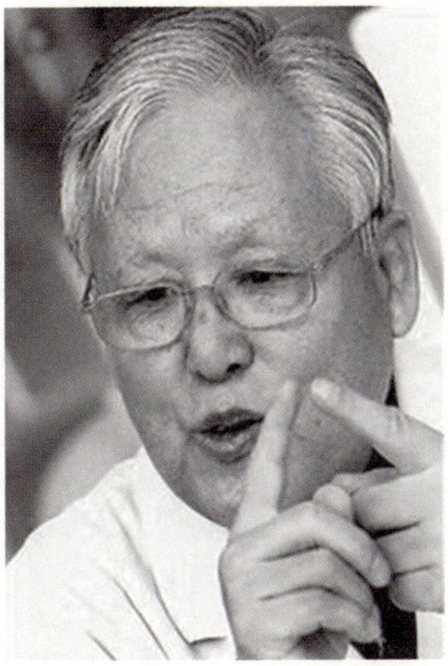
图 41.14 中国神经外科的开拓者

王忠诚院士把自己获得的各种奖励奖金拿出来，设立了“王忠诚医学优秀人才奖”和“王忠诚医学基金会”，鼓励并奖励在医学领域特别是神经外科领域的优秀人才，资助贫困地区的神经外科青年医生进修深造，以培养更多高水平的神经外科专业人才。2005 年，为表彰对中国神经外科事业发展做出突出贡献的神经外科医师，中国医师协会神经外科医师分会和北京市“王忠诚医学基金会”共同创立了“王忠诚中国神经外科医师年度奖”，这是目前中国神经外科领域最高级别的个人荣誉奖。

王忠诚院士不仅是神经外科事业的开拓者、创立者和奋斗者，更是新中国医学事业的亲历者、见证者和拼搏者(图 41.14)，他的学术思想、医学实践以及他所倡导和体现的创新风格，都是医学界宝贵的财富。作为新中国自己培养的第一代医学科学家，王忠诚院士为中国的神经外科事业发展壮大、走向世界作出了卓越的贡献。

2011 年 12 月 10 日，国际天文学联合会小天体命名委员会发布第 77502 号公报，批准将中国科学院国家天文台施密特 CCD 小行星项目组发现的编号第 18593 号小行星永久命名为“王忠诚星”(图 41.15)。让我们一起,深切缅怀那颗闪耀在神经外科领域的永恒的星——王忠诚院士。

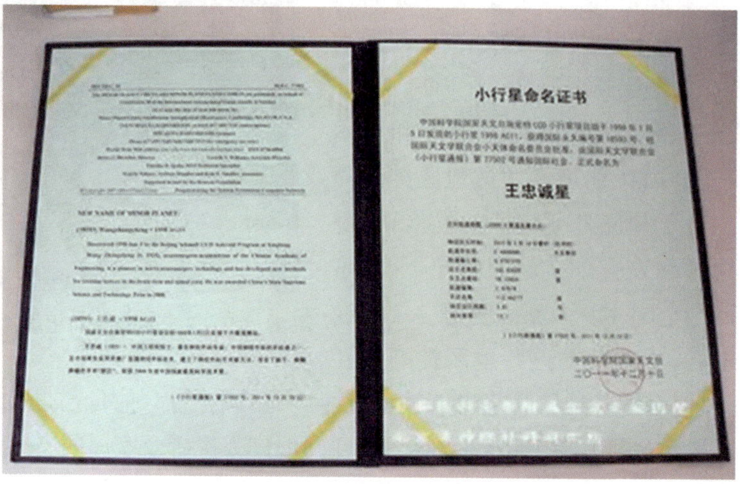

图 41.15　编号第 18593 号小行星被永久命名为“王忠诚星”

第四十二章　世界显微神经外科之父 Yaşargil 的“牵线搭桥”

1967 年 10 月 30 日，被誉为“世界显微神经外科之父”的著名神经外科医师亚萨吉尔(Mahmut Gazi Yaşargil，图 42.1)进行了人类历史上第一例颞浅动脉-大脑中动脉分支吻合术，也称为 STA-MCA 搭桥术。他在术中运用了显微外科技术，极大地改善了脑血管病患者的预后。时至今日，这一为两条动脉“牵线搭桥”的手术仍然深刻地影响着世界神经外科医师，STA-MCA 搭桥术也为无数脑血管病患者的大脑搭建了血供的“桥梁”。

1925 年

1925 年 7 月 6 日，Yaşargil 出生于土耳其东南部地区的一个小镇，他的父亲是小镇的镇长。Yaşargil 还未出生时，他的家人就被叛军绑架，数个星期后才被土耳其军方营救出来。因为这段惊心动魄的经历，他的父亲在小 Yaşargil 出生后为他取名为“Gazi”，意为“战争幸存者”。3 个月大的时候，Yaşargil 随家人搬到了土耳其的安卡拉。在他的童年时期，他的兄弟伊桑死于斑疹伤寒，而全家人都束手无策。经历了手足的悲惨死亡后，他和他的兄弟们从此立志要走上医学道路，让更多的人免于病痛的折磨。

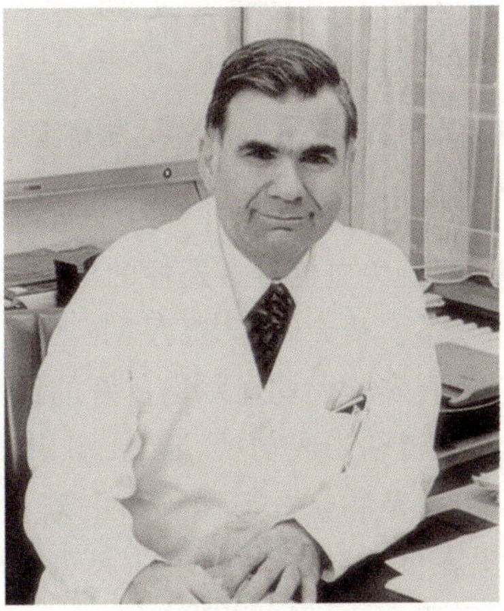

图 42.1　著名神经外科医师 Yaşargil，被誉为“世界显微神经外科之父”

1943 年

1943 年冬天，Yaşargil 来到德国古城瑙姆堡，在那里做了 6 个月的护理工作，然后开始了他的学医之路。1944 年，他开始在耶拿的弗里德里希·冯·席勒大学(Friedrich von Schiller University)医学系就读。但到了 1945 年 4 月时，第二次世界大战结束，Yaşargil 的学习不得已中止，并被迫离开耶拿。不久，他又被瑞士历史最悠久的巴塞尔大学录取，在那里，Yaşargil 第一次接触到显微外科手术；历经重重磨难，他终于叩开了一扇前途无限的医学之门。在巴塞尔大学就读期间，Yaşargil 就对青蛙的脑垂体进行了经颅探查研究。1953 年 1 月 4 日，Yaşargil 师从著名神经外科学家雨果·克莱恩伯德(Hugo Krayenbül)教授，开始在瑞士苏黎世接受神经外科培训。这期间，Yaşargil 再次深研了神经解剖学，并广泛了解了立体定向技术和癫痫的治疗方法，为他之后开发出更多神经外科技术夯实了基础。

1965 年

1965 年 10 月，Yaşargil 开始在美国伯灵顿接受血管显微外科培训。当时他 40 岁，在神经外科手术方面已经有 13 年的经验，对神经外科手术的种种方法如数家珍。同年，他前往美国佛蒙特大学神经外科工作，并与加拿大著名神经外科医师雷蒙德・M. 皮尔登・多纳吉(Raymond M. Peardon Donaghy)一起在微血管实验室进行研究。早在 1958 年，Donaghy 就开始进行小动物的脑血管重建的显微手术，在脑血管疾病手术中颇有建树。在 Donaghy 的启发下，本就对显微外科手术有着极大热情的 Yaşargil 学习了小动物的显微血管手术操作和显微器械的使用，还应用并改进了血管造影等新兴技术来充实显微外科。Yaşargil 不仅是一位优秀的神经外科医师，还是一位出类拔萃的“发明家”，他创造了浮动显微镜、自持式可调牵引器、显微外科器械以及符合人体工程学的动脉瘤夹子等，让显微外科手术有了更精细、更便易的选择。随后，在 Donaghy 的鼓励下，他萌生了创造新的颅内外动脉搭桥手术的想法。

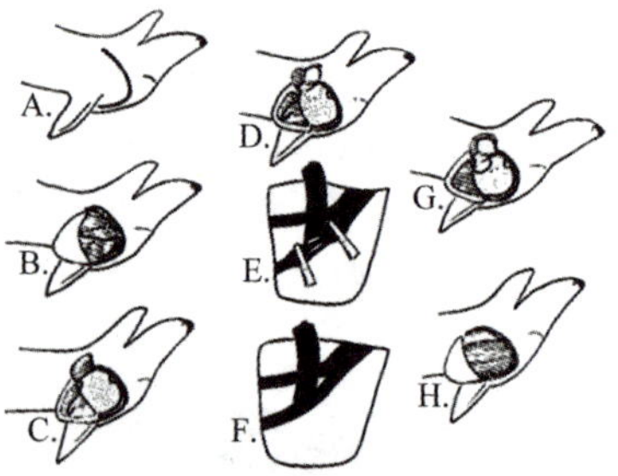

图 42.2　Yaşargil STA-MCA 搭桥实验

Yaşargil 的尝试，源于对实验犬的大脑中动脉和基底动脉的研究。他先是选择了股动脉作为颈总动脉与大脑中动脉的搭桥供体，但是术后很快有血栓形成，这一尝试以失败告终。随后，Yaşargil 吸取经验教训，再次研究大脑血管分布后，选择了距离大脑中动脉很近的颞浅动脉作为供体，并开发了通过端侧吻合将颞浅动脉移植到大脑中动脉的技术。为了尽可能的避免血栓等并发症的出现，他额外研究了双极凝血机制。到 1966 年底，Yaşargil 共计为 30 条实验犬做了 STA-MCA 搭桥实验，由于他前期积累的丰富理论资料与周全的术前准备，所有实验犬均显示出良好的预后。

取得初步成功后，Yaşargil 开始在美国各地进行宣讲，以普及和整合显微外科的新技术，并在接下来的几年里在世界各地举办了一系列的显微神经外科课程。1967 年，Yaşargil 回到苏黎世，并于 10 月 30 日为一个大脑中动脉完全阻塞的马凡氏综合征患者做了第一例 STA-MCA 搭桥显微手术(图 42.3)。

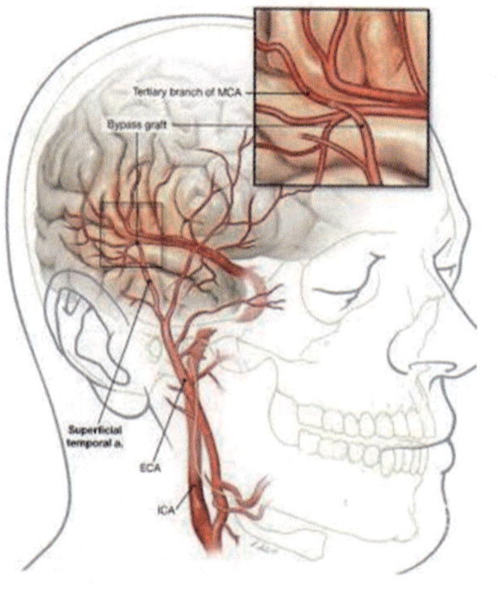

图 42.3　STA-MCA 搭桥显微手术示意图

1972 年

1972 年，Yaşargil 将自己的手术经验编纂成文，发表了题为“颅底显微外科”的论文。① 文中，Yaşargil 热切地展望了显微外科技术与 STA-MCA 搭桥紧密结合后的未来。他首先介绍了显微外科技术的独特优势：“当应用于神经外科手术时，显微技术并不局限于双目

① Yaşargil M G. Intracranial microsurgery[J]. Proc R Soc Med, 1972, 65(1): 15-16.

显微镜这一工具的使用，还包括显微仪器、微缝合、微钻孔、显微双极凝固的应用和精细的组织修复，这些要素的结合使神经外科的‘突破’成为可能。……改进经典的手术技术，并引入了经蝶窦、经蝶骨、经乳突、经迷路、经斜坡等新的手术入路。此外，显微技术还为闭塞性脑血管病开辟了取栓术、脑血管取栓术、侧支循环创建术等新的手术途径，尽可能改善脑部循环。”

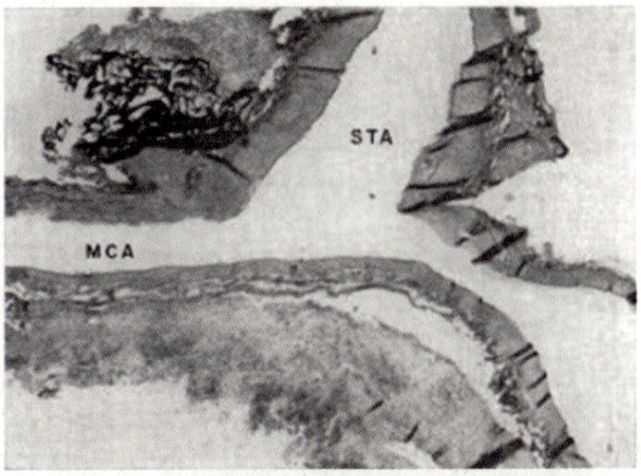

图 42.4 STA-MCA 搭桥显微手术示意图

Yaşargil 进一步解释了 STA-MCA 搭桥手术的结果(图 42.4)，并为 STA-MCA 搭桥手术规划了一副美好蓝图：“……由于大脑中动脉闭塞的手术指征尚未明确，血管造影上可见的血管形态学改变与神经学症状之间的关系存在差距，因此手术进行时存在很大的担忧。随访研究提出了术后三种可能的血管形态模式：无改变、损伤或再通。每一组的临床症状均可显示三种可能的结果：神经功能缺损不变、功能缺损加重或功能改善。……当然，我们对少数病例的经验没有统计学意义。我们当然不认为血流恢复和随后的神经改善有任何因果关系。外科治疗的目的是增加正常的血流通道，而通过侧向系统的逆行供血可能在解剖学上或功能上存在不足。而正如血管造影研究所证明的那样，闭塞性血管疾病的患者的大脑循环正试图向这些血液供应不足的部位发展分支，为什么不在那些供血不足而分支也无能为力的情况下创建新的通道呢？”

1973 年

1973 年，Yaşargil 再次发表“犬颞浅动脉与大脑中动脉的末端吻合”一文①，这篇文章虽然是发表在一本名为 *Neurochirugia* 的名不见经传的小杂志上，但却并不能掩盖这一文章所蕴含的巨大的学术价值。文中，Yaşargil 详细地阐述了在犬类大脑中进行 STA-MCA 搭桥手术后的技术要点和发现。

“……所述技术的成功应用取决于几个因素。在解剖 STA 节段时，显然应当尽可能地分离肌肉与血管。当 STA 上只留下了一层薄薄的外膜时，解剖进行得很快，血管情况也仍然良好。由于载瘤血管有血栓形成的可能性，结扎大的分支血管比双极凝固更可取。切除颧骨、张开患者下颌以使下颌骨冠突向下移动和头部倚靠位置，对充分暴露大脑中动脉及其一级分支有相当大的帮助。对大脑中动脉分支血管的锐性分离，可最大限度地减少对血管的损伤；对其小侧支进行显微凝固，可消除不必要的出血。斜面上的端侧吻合在两条构成血管之间产生尽可能宽的孔径，并可能减少血栓形成的机会。间断缝合技术提供了最高的缝合位置准确性，并能够扩大吻合口。但其他试验表明，有经验的术者可以在这种情况下使用连续缝合技术。对大脑中动脉分支使用细小硅胶管夹板对于吻合术是有效的，但不是绝对必要的。术中也需要非常小心，以确保搭桥过程不会因扭结、缠绕或外部压缩而受阻。第二组通畅率的提高表明，应用显微外科技术可以提高 STA-MCA 分支端侧吻合的成功率。

---

① Crowell R M, Yaşargil M G. End-to-side anastomosis of superficial temporal artery to middle cerebral artery branch in the dog[J]. Neurochirurgia (Stuttg), 1973, 16(3): 73-77.

血流研究表明，在零阻力的情况下，犬类大脑 STA 可以提供大量的血液流动。然而，需要进行电磁血流探头研究，以确定 STA-MCA 分支分流术是否确实提供了足够的血流量来维持大脑半球。犬类 STA-MCA 分支端侧吻合术为颅外-颅内血管搭桥术提供了一种实验模型。”

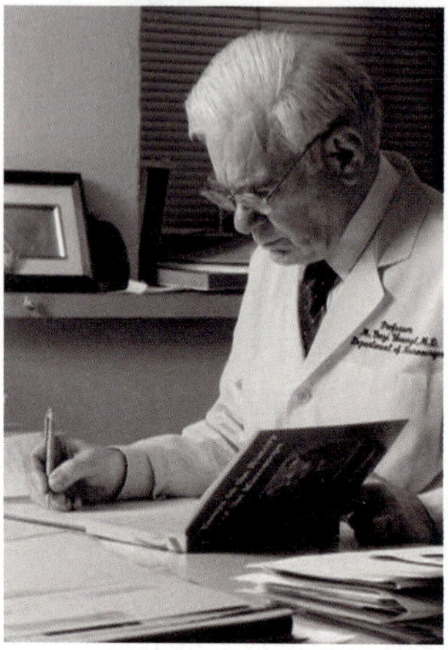

图 42.5　Yaşargil

在 STA-MCA 搭桥手术出现前，脑血管疾病的患者常因为供血不足面临各种各样脑血管事件的风险，而 Yaşargil 的发现无疑为这一困境提供了一条强力的解决方法。Yaşargil 于 1972 年至 1973 年间发表的论文不仅在世界神经外科掀起了 STA-MCA 搭桥术的浪潮(图 42.5)，让众多脑血管病患者的神经功能得到了良好改善，也使苏黎世这一城市成为了世界神经外科中心。“既滋兰之九畹兮，又树蕙之百亩。”Yaşargil 在苏黎世大学创建了自己的神经外科实验室，教授了数以千计的神经外科医生。Yaşargil 也因其卓越成就，被誉为“世界显微神经外科之父”，并与发现“Cushing 综合征”的 Harvey Cushing(Harvey Williams Cushing)一起被誉为 20 世纪最重要的神经外科医生。直到今天，STA-MCA 搭桥手术仍在为烟雾病(MMD)等脑血管疾病的患者带来新的生机。

从小镇里亲眼目睹兄弟患病而亡却束手无策的孩子，再到世界神经外科手术领军人，被起名为“战争幸存者”的 Yaşargil 已成为享誉全球的神经外科医生。通过钻研和开发用于脑血管神经外科的显微外科技术，Yaşargil 凭借天赋和努力，改变了以前无法手术的患者的结果，他也实现了童年时的心愿，使无数患者免遭死神的威胁。世界显微神经外科之父为人类大脑血管所创造出的“牵线搭桥”的方法，将会继续激励世界神经外科医师不断创新。

第四十三章　神经科学史上最重要的患者 Henry Gustav Molaison

1953年9月1日，神经科学史上最重要的患者亨利·古斯塔·莫莱森(Henry Gustav Molaison，H. M.，图43.1)接受了双侧颞叶内侧叶切除术。手术成功地控制了长期困扰他的顽固性癫痫，然而，术后的Molaison无法再形成新的记忆，而这个案例在解释大脑功能和特定心理过程间联系的理论发展中发挥了重要作用，Molaison也因此成为人们触及大脑记忆功能奥秘的重要契机。对Molaison的研究，彻底改变了人们对人类大脑中记忆区域的理解，更为人们摒弃大脑记忆功能研究中错误的旧理论、形成认知神经心理学的新理论以及研究关于人类记忆的过程和潜在的神经结构提供了可靠的依据。

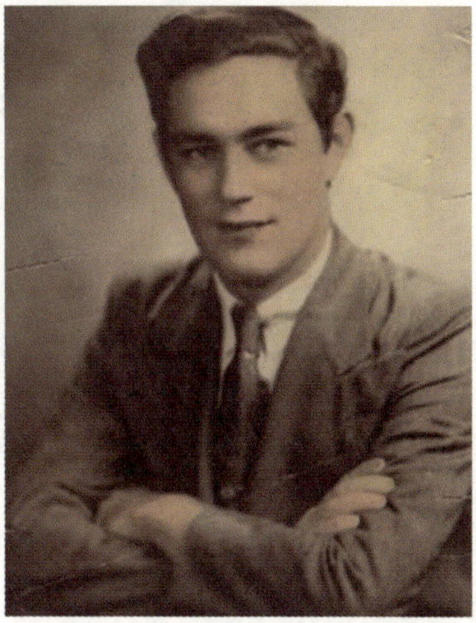
图43.1　Henry Gustav Molaison

一、Molaison书写神经科学史上的新篇章

1926年2月26日，Molaison出生于美国康涅狄格州曼彻斯特。7岁时，他发生了一次自行车事故，事故中Molaison伤及头部，并因此患上了顽固性癫痫，从此他便与疾病进行着艰苦的斗争。在他16岁前，癫痫仅仅是轻微的部分发作，然而16岁以后，他开始出现严重或强直阵挛癫痫发作。直到他27岁时，尽管已经服用了大量的抗癫痫药物，但他仍然因为频繁的癫痫发作失去了工作能力，更是与正常的生活无缘，饱受癫痫折磨的Molaison四处求医，只为逃离病魔的掌心。

1953年，Molaison被转介给美国哈特福德医院的神经外科医生威廉·比彻·斯科维尔(William Beecher Scoville)。经过检查，Scoville将他的致痫灶定位于左右颞叶内侧，并建议他接受致痫灶的切除手术。1953年9月1日，Scoville切除了Molaison双侧颞叶内侧叶，包括海马体的前三分之二、海马旁皮质、内嗅觉皮质、梨状皮质和杏仁核(图43.2)。

这次手术后，Molaison的癫痫发作次数肉眼可见地减少了，从他最初对治愈癫痫的强烈渴望来看，这场手术不可谓不成功。然而令人意想不到的事情发生了——切除了这些在术前评估中似乎完全没有功能的组织后，Molaison出现了严重的顺行性健忘症：他对于术前的生活和工作经历的记忆完好无损，但他却无法记住自己在术后新发生的事情。Molaison的症状引起了许多神经学领域学者的注意。1955年，一位名叫布伦达·米尔纳(Brenda

Milner)的研究人员的出现，真正借由 Molaison 书写了神经科学史上的新篇章。

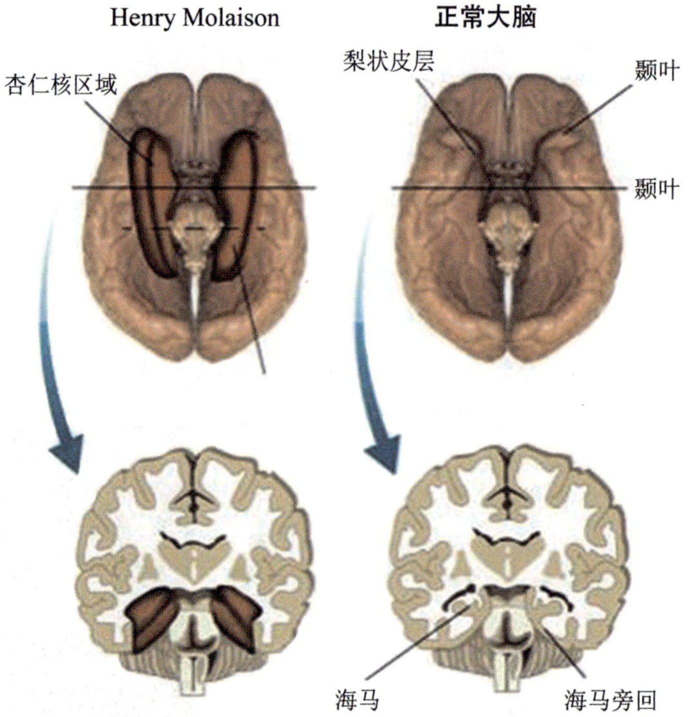

图 43.2　接受手术后 Molaison 的大脑与正常人大脑的比较

二、Brenda Milner

Brenda Milner 博士是加拿大杰出的神经心理学家，是人类大脑研究的先驱，同时也是临床神经心理学和认知神经科学领域的创始人，为彻底改变人们对大脑结构如何控制不同的学习、记忆和语言功能的理解作出了巨大贡献，这在很大程度上要归功于她对 Molaison 所进行的全面而有条不紊的长期研究。

早在 1950 年，在加拿大著名神经学专家唐纳德・赫布（Donald Hebb）博士的指导下，Milner 就针对颞叶损伤对人类智力的影响展开了深入研究，对颞叶结构和功能有着丰富的理论知识，并于 1952 年获得了博士学位。Milner 对神经心理学有着无穷的热忱，尽管恩师 Hebb 曾警告过她，心理学家在神经学研究所待不了很长时间，但 Milner 仍然坚定地选择了这条不被众人看好的道路。在她的努力下，人们逐渐认可了神经心理学的重要性，Milner 也因此在 1955 年被 Molaison 的主治医生 Scoville 邀请到哈特福德医院，为这位在双侧颞叶切除术后发生健忘症的患者进行评估和研究。

针对 Molaison 的病例研究对人们理解人类记忆的另一个贡献，涉及记忆巩固过程的神经结构——它负责形成稳定的长期记忆。在 Molaison 开始参与研究后，他逐渐表现出一种有着时间分级的逆行性健忘症，他“仍然可以回忆起童年的记忆，但他很难回忆起手术前几年发生的事情”。他的旧记忆没有受到损害，而与手术时间相对较近的记忆则受到了损害。

这是较久远的童年记忆不依赖于内侧颞叶，而近期事件的长期记忆似乎依赖于内侧颞叶的有力证据。他也无法对新的事件产生长期记忆。当他的注意力一转移，他就记不起想要记住的事情了。就像 Milner 与他共事了 30 多年，但 Molaison 从未记得她的名字一样。Milner 假设，在手术中被移除的内侧颞叶结构参与了记忆的巩固，其方式是“内侧颞叶和各种外侧皮质区域之间相互作用，通过缓慢地在皮质表面之间形成直接联系来存储内侧颞叶之外的记忆”。

Milner 博士对 Molaison 的专注研究是认知神经科学研究的早期范例，而当时该领域还是一片荒芜。认知神经科学的一个重要目标是将大脑结构与功能联系起来，而 Milner 博士通过证明大脑颞叶在记忆中起到关键作用，便已经为认知神经科学的建立打下了坚实基础。1957 年，Milner 与 Scoville 联合发表了相关研究文章（图 43.3），其中将经典病例 Molaison 化名为“H. M.”，并阐述了他们对记忆功能的研究成果。这篇文章轰动了神经科学领域，并在之后被众多学者广泛引用。

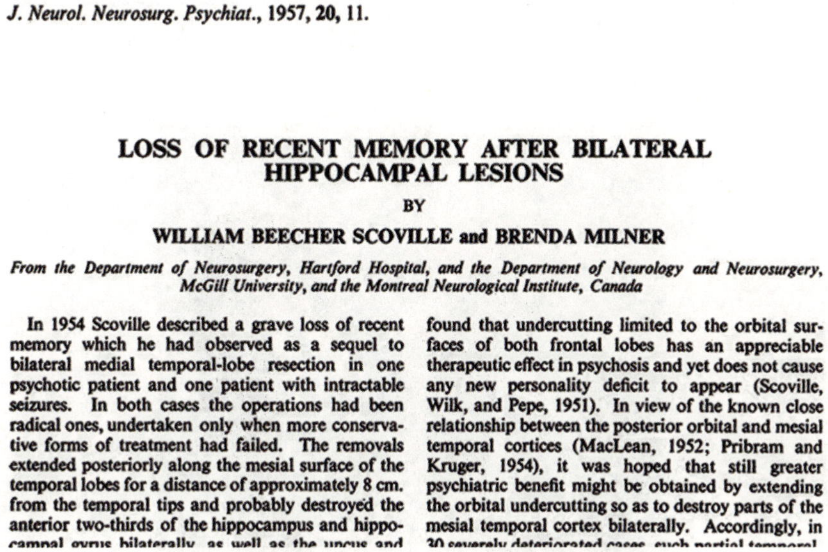

J. Neurol. Neurosurg. Psychiat., 1957, 20, 11.

LOSS OF RECENT MEMORY AFTER BILATERAL HIPPOCAMPAL LESIONS

BY

WILLIAM BEECHER SCOVILLE and BRENDA MILNER

From the Department of Neurosurgery, Hartford Hospital, and the Department of Neurology and Neurosurgery, McGill University, and the Montreal Neurological Institute, Canada

In 1954 Scoville described a grave loss of recent memory which he had observed as a sequel to bilateral medial temporal-lobe resection in one psychotic patient and one patient with intractable seizures. In both cases the operations had been radical ones, undertaken only when more conservative forms of treatment had failed. The removals extended posteriorly along the mesial surface of the temporal lobes for a distance of approximately 8 cm. from the temporal tips and probably destroyed the anterior two-thirds of the hippocampus and hippocampal gyrus bilaterally, as well as the uncus and found that undercutting limited to the orbital surfaces of both frontal lobes has an appreciable therapeutic effect in psychosis and yet does not cause any new personality deficit to appear (Scoville, Wilk, and Pepe, 1951). In view of the known close relationship between the posterior orbital and mesial temporal cortices (MacLean, 1952; Pribram and Kruger, 1954), it was hoped that still greater psychiatric benefit might be obtained by extending the orbital undercutting so as to destroy parts of the mesial temporal cortex bilaterally. Accordingly, in 30 severely deteriorated cases, such partial temporal

图 43.3　Milner 与 Scoville 联合发表的研究文章

此外，Milner 指出，内侧颞叶健忘症的特征是无法获得新的记忆，而来自更遥远过去的记忆以及早期获得的其他认知能力，例如语言、感知和推理能力等，都可以完好无损。为了证明这一点，Milner 曾花了三天时间与 Molaison 一起完成一项新的感知觉-运动任务，以确定他的哪种类型的学习和记忆是完好无损的。这项任务包括照着镜子画五角星，在这三天里，他对发生的任何事情都完全没有记忆，然而他画出的五角星越来越趋于完美（图 43.4）。这表明，Molaison 的运动

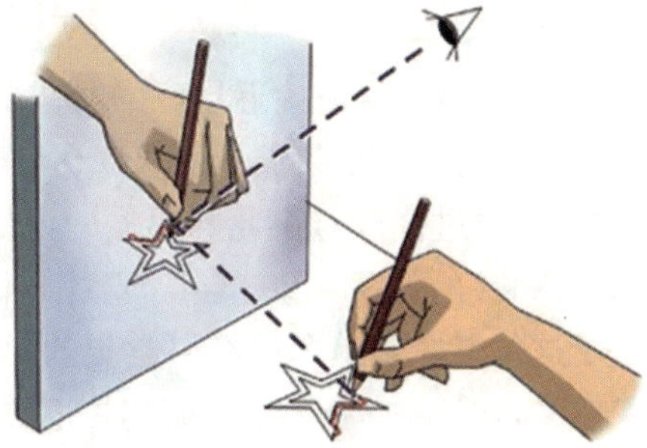

图 43.4　Molaison 接受的对镜画五角星练习

记忆是良好的，虽然他不记得学习过特定的任务，但当他再次尝试完成这些任务时，结果会一次比一次更好。Milner 说："看到 Molaison 完美地学会了这项任务，但他却完全没有意识到他以前做过，这是一种令人惊叹的现象。如果你想知道我生命中最激动人心的时刻是什么，这就是其中之一。"经此研究，Milner 提出了多重记忆系统的概念，这在当时是开创性的理论，随后更引发了大量的相关国际研究。

进一步的，Milner 从 Molaison 和其他案例研究中发现，"只要切除足够深入，使得前海马和海马回受损，接受双侧内侧颞叶切除术后的患者就会发生近期记忆的持续性损害"。基于此，Milner 推测人类的学习和记忆有着不同类型，而每一种类型都依赖于大脑的不同区域的独立系统。她指出，在这种综合征的患者中，可以通过学习某些运动技能保持正常生活。Milner 博士对大脑颞叶在情绪反应、听力、记忆和语言等方面关键作用的开创性研究，为后期人们对人类记忆和大脑颞叶的研究提供了许多里程碑式的发现。海马主要负责存储信息，是人学习和记忆的关键部位，不过却是一个暂存系统，当一种信息接触到以后，便被存于海马组织，然后大脑会定期地检查这个信息，有没有被再次使用，如果在某一个时期内这个信息被连续多次使用，那么便判定这个信息是有用的，然后把他转存到大脑另一个地方，以固化的形式做永久的保存，在阿尔茨海默病中，海马体(图 43.5)是首先受到损伤的区域：表现症状为记忆力衰退以及方向知觉的丧失。

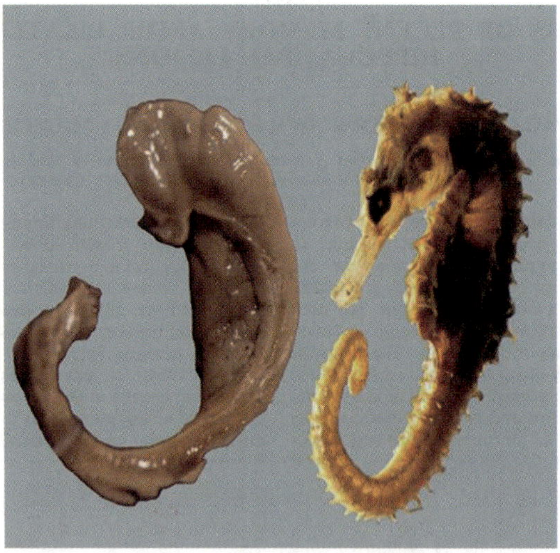

图 43.5　海马体及海马图示

在 Molaison 生命接近尾声的时候，他爱上了填字游戏。Molaison 能够根据 1953 年前的知识来填写线索的答案；而对于 1953 年后的信息，他则能够用新的信息修改旧记忆。例如，他可以通过修改对小儿麻痹症的记忆来增加对脊髓灰质炎疫苗发明者乔纳斯·索尔克(Jonas Salk)的记忆。2008 年 12 月 2 日，Molaison 去世，享年 82 岁。在他去世后，Milner 公布了这位震撼了整个神经科学史的、意外发生健忘症的、"平凡"的癫痫患者的真实姓名。回首望去，在这一神经科学史的巨大成就中，在平凡又不平凡的漫长征途中，Milner 和 Molaison 共同留下了浓墨重彩的一笔。

第四十四章　Ommaya 囊的发明者

1930 年 4 月 14 日，神经外科医生和脑损伤权威阿尤布・汗・奥马亚（Ayub Khan Ommaya，图 44.1）出生。Ommaya 是美国国立卫生研究院神经病学与卒中研究所（NINDS，NIH）的神经外科主任和华盛顿特区乔治华盛顿大学（The George Washington University）的神经外科临床教授，也是著名的 Ommaya 囊的发明者。在他的职业生涯中，他不断大力开展研究，以更好地了解和开发脑肿瘤、创伤性脑损伤和糖尿病的治疗方法。

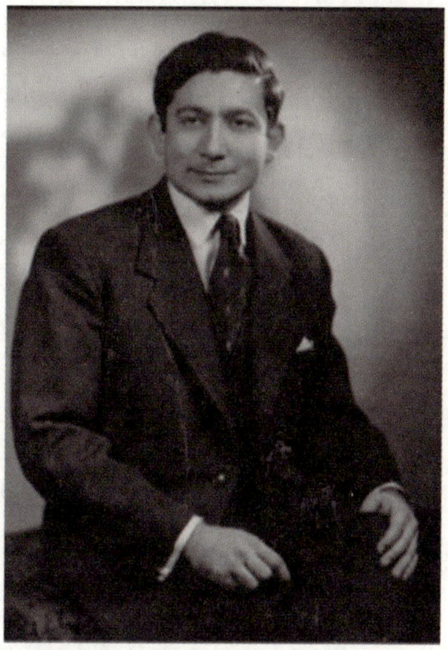

图 44.1　Ayub Khan Ommaya

1930 年 4 月 14 日，Ommaya 出生于现巴基斯坦的 Mian Channu，是家中最小的孩子。他从小就是一个狂热的读书爱好者，在儿时甚至会悄悄"借"走学校图书馆顶层书架的书籍，因为这是图书馆锁门时 Ommaya 唯一可以触碰到的书架。

在一次《世界与我》（*World and I*）杂志的采访中，Ommaya 曾提及过他对神经外科产生兴趣的故事："14 岁那年，我在杂志上看到一篇关于怀尔德・格雷夫斯・潘菲尔德（Wilder Graves Penfield，1891—1976）博士实验的文章，他开创了用电流刺激癫痫患者大脑的技术。他的成就展现出不同感官体验与人脑部位之间的联系有多么大的差异，让我心中关于思维和大脑的问题在那瞬间就像火焰一样开始燃烧。在同我的哥哥讨论之后，我决定要成为一名神经外科医生和神经科学家——然后我就开始做相关的职业规划，也有幸能够实现我的梦想。"

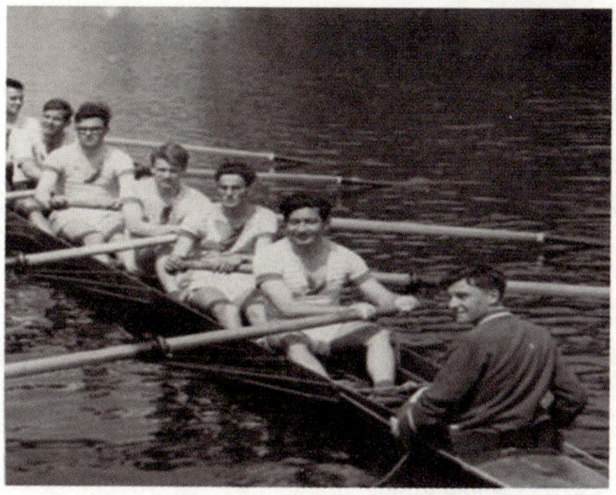

图 44.2　Ommaya 在牛津大学加入划船队（右二）

1947 年，Ommaya 在巴基斯坦拉瓦尔品第的戈登学院（Gordon College，Rawalpindl）完成了他的医学预科学习。1953 年，他在巴基斯坦拉合尔的爱德华国王医学院（King Edward Medical College，Lahore）获得学位，并荣获"学术成就金奖"。同年，Ommaya 获得"罗德（Rhodes）奖学金"，随后于 1954 年进入牛津大学贝列尔学院（Balliol College）主修生理学(图 44.2)。1956 年,Ommaya 开始在牛津拉德克里夫医院(Radcliffe Infirmary)的彭尼巴克(Joseph Buford Pennybacker,1907—1983)医生手下接受神经外科培训,Pennybacker 以培养神外医生而闻名,其"行动的经济适用性"和"不紧不慢的速度"与 Harvey Cushing(Harvey Cushing,1869—1939)的"慢节奏"形成鲜明对比,并成为了"牛津培训生的标志"。

1959—1961 年,Ommaya 转至威尔士的莫里斯顿医院(Morriston Hospital)接受脊柱外科培训。培训结束后,他继续留在牛津大学攻读临床生物化学博士学位。1964 年,皇家外科学院(Royal College of Surgeons)任命 Ommaya 为"Hunterian 外科教授",这一盛誉正是以近代实验室外科学和解剖学的奠基人之一约翰·Hunter(John Hunter,1728—1793)的名字命名的。

对于进行脑脊液化疗的人来说,Ommaya 这个名字将与另一个词紧密关联:"储液囊(reservoir)",这是 Ommaya 在神外历史上最广为人知的发明,目前已被肿瘤和传染病医生广泛用于患者的鞘内治疗。20 世纪 60 年代之前,因为血脑屏障的缘故,世人一直无法有效地为脑肿瘤患者提供化疗帮助,而 Ommaya 囊可通过注射装满药物,并促使药物进入脑脊液,从而治疗侵袭性脑肿瘤,该装置同时也是现在输液港(medical ports)的雏形。

1963 年,Ommaya 发明了现在我们所称的"Ommaya 囊",目的是给脑感染和癌症患者提供更好的脑室内治疗通道,使患者免于连续腰椎穿刺引起的较高发病率和不适感。Ommaya 囊包括一个蘑菇形的自密封储液囊和一根引流管,导管可通过颅骨的小孔到达侧脑室,储液囊的圆顶由特别加厚的硅胶制成,可以用来进行多次自密封穿刺(图 44.3)。1965 年,Ommaya 使用储液囊经皮下穿刺向脑室内注射两性霉素 B 治疗 4 名真菌性脑膜炎患者(3 例新型隐球菌和 1 例免疫球孢子菌),证实了这种储液囊的效用。随后,Ommaya 对 1962—1968 年间 60 名接受储液囊放置的患者进行了储液囊相关有效性和发病率的评估。分析表明,Ommaya 囊最常用于鞘内化疗治疗多形性胶质母细胞瘤,其次是鞘内抗真菌治疗真菌性脑膜炎,其他可治疗的疾病包括颅咽管瘤、白血病和弓形虫病;总体并发症发生率为 28%,最常见原因是引流管堵塞、放置错误或储液囊与引流管连接不充分导致 Ommaya 囊

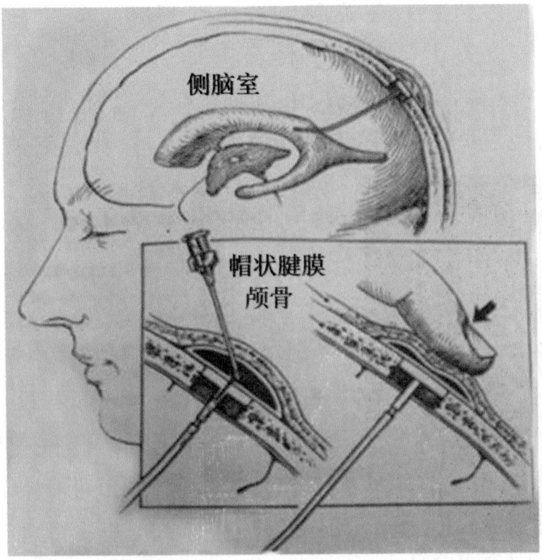

图 44.3　Ommaya 囊

无效。此外，Ommaya补充表示，随着使用这种装置的经验不断增加，放置相关的并发症已得到有效减少。虽然Ommaya最初发明储液囊装置的设想是希望将抗真菌药物输送到脑脊液，但现如今Ommaya囊常用于中枢神经系统化疗给药以及脑脊液采样。正如Ommaya的设计初心，这种装置可在未进行腰椎穿刺的情况下重复施用化疗药物，允许脑脊液取样操作从而进行剂量滴定，并确定相应的鞘内药物浓度。

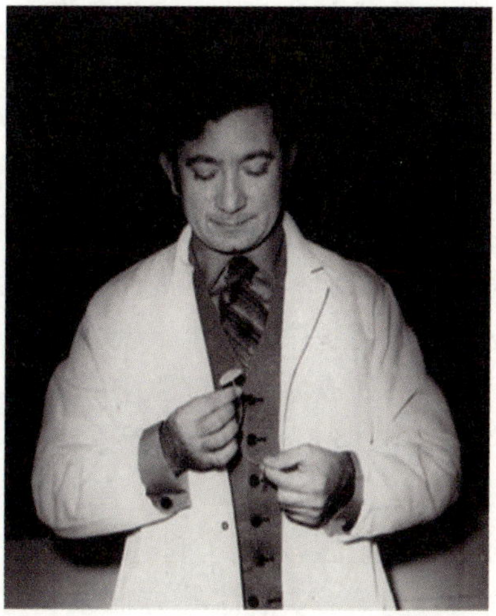
图44.4 Ommaya手持“储液囊装置”

几十年来，放置Ommaya囊一直是徒手操作（图44.4），医生通常很难一次性准确放置，并会导致诸如颅内感染、卒中发作等并发症。然而，随着高分辨率成像技术和神经导航技术的进步，Ommaya囊的使用在“保持初心”的同时，其治疗有效性也随着新时代的发展得到不断提高。

除了大家熟知的Ommaya囊外，Ommaya本人在创伤性脑损伤领域也颇有建树。20世纪60年代末，Ommaya在美国国立卫生研究院期间研究了亚人类灵长动物模型的创伤性脑损伤（TBI），并将研究重点放在了解脑震荡的机制上。颈部过伸损伤（whiplash injuries）是由头部快速加速、减速的追尾碰撞造成的，无任何直接性损伤。在实验中，Ommaya注意到，使用项圈后恒河猴的实验性脑震荡能量阈值提高了50%，这表明项圈不影响颈部的伸展或头部的线性加速度，但可显著减少头部和颈部的旋转位移。除此之外，Ommaya还进行了一项具有里程碑意义的研究，通过将恒河猴置于颈椎过伸装置中模拟追尾碰撞，该装置能够在不造成任何直接创伤的情况下限制头部移动，并记录冲击力和旋转加速度。在实验后的身体检查中，恒河猴出现意识改变或反射丧失的现象。

1973年11月，Ommaya和其实验室的学生在阿姆斯特丹国际生物力学影响研究委员会（International Research Committee on the Biokinetics of Impact）的第一次会议上提出了他们的脑震荡假设。他们将脑震荡定义为一组临床综合征，由大脑的向心机械力产生不同程度的意识改变而引起，并导致大脑功能和结构破坏。他们进一步把定义了一个6分的脑震荡分级系统，并提出脑损伤在轻度病例中总是从大脑浅表开始、在最严重的创伤水平下向内延伸，从而影响“间脑-中脑”核心；脑震荡后脑损伤的位置可以通过症状的严重程度来预测，且脑干不一定是所有脑震荡损伤的通用结构。1974年，Ommaya师徒二人在《大脑》（*Brain*）杂志上发表了包含详细试验和临床观察的结果，进一步支持他们关于脑震荡的假设。

Ommaya发展的创伤性脑损伤的“向心理论”对力的作用及其对大脑损伤的结果进行了科学理解和建模。1980—1985年间，Ommaya担任美国国家公路安全管理局（US National Highway Safety Administration）的首席医疗顾问，其间他受委托撰写了一份题为“美国损伤情况”（*Injury in America*）的报告，强调了道路交通事故的后果。该报告引起了国家对TBI的政治关注，并推动建立国家损伤防控中心（National Center for Injury Prevention and Control）。

事实上，Ommaya在脊髓血管畸形、脊髓动脉造影和非创伤性脑脊液漏分类、脊髓液驱动的人造器官上也作出了很大贡献。例如，Ommaya 及其同事在 1964 年描述了肋间、锁骨下和腰椎血管经皮选择性导管插入，以识别脊髓动静脉畸形(AVM)的血管解剖结构，后来又发明了一种经皮栓塞供血动脉至脊髓 AVM 的技术以克服部分 AVM 的手术限制。1968 年，Ommaya 将所谓的“自发性脑脊液漏”类别根据病因重新表述为“非创伤性”鼻漏，并进一步将其分类为前颅底股缺损引起的正常压力鼻漏(包括筛状板先天性异常和蛛网膜疝)以及继发于脑积水和肿瘤的高压鼻漏。此外，由于 Ommaya 的两个孩子患有 1 型糖尿病，他在职业生涯后期还探索了小鼠胰岛细胞移植到美洲驼脑脊液的研究，后来，Ommaya 以此为基础发明了一种成为脊髓液驱动的人造器官设备，可置于腹部皮下，注射异种或同种异体移植的胰岛细胞，但 Ommaya 最后未完成该主题研究。

在实践中，Ommaya 一直被称为领先的创新型神经外科医生，他拥有卓有成效的临床和科学职业生涯，发表了超过 150 篇广受同行评议的文章，在推进 Ommaya 囊、脑震荡“向心理论”、脊髓 AVM 治疗等方面发挥了重要作用。然而，对于更多的朋友、患者和同事来说，Ommaya 只是一位才华横溢的神经外科医生，他会抓住任何机会，在餐桌对面或在手术室里唱出歌剧咏叹调。Ommaya 深受患者喜爱，也总是有时间为需要帮助的人服务。他永远是大家心目中那位“会唱歌的神经外科医生”，也将永远被深深怀念。

第四十五章　一代颅底大师 Ugo Fisch 教授

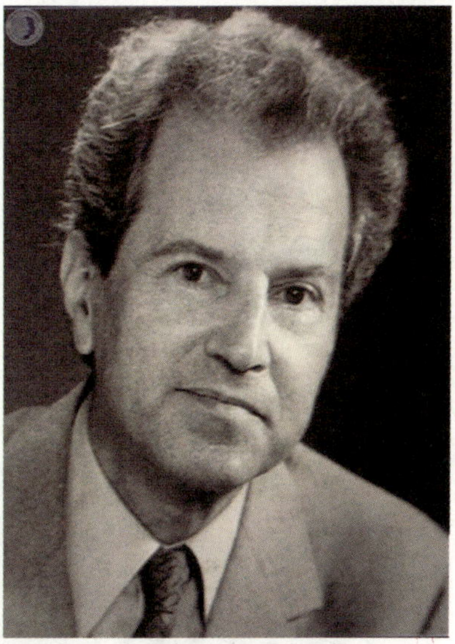

图 45.1　国际耳-颅底显微外科先驱和主要创始人、欧洲耳-耳神经外科协会主席、*Skull Base Surgery* 杂志创刊人 Ugo Fisch 征服颅底珠穆朗玛峰的神情

1931 年 3 月 3 日，是国际耳-颅底显微外科先驱乌戈·菲施(Ugo Fisch)的诞辰。这位被国际公认为“现代耳外科奠基人”“侧颅底外科之父”“欧洲颅底外科鼻祖”的大师(图 45.1)付出了巨大的努力，将耳-颅底显微外科纳入耳鼻喉科学(Otorhinolaryngology，ORL)领域，使其蓬勃发展。他躬行践履、著作等身，共计发表了 300 多篇论文和 3 本专著，均被翻译成多国语言，流传全球，其中《颅底显微外科学》(*Microsurgery of the Skull Base*)被后世誉为颅底外科领域的“圣经”。

1931 年，Fisch 出生于瑞士楚格(Zug，Switzerland)，2 岁时搬到旅游之城卢加诺(Lugano)。1949 年，Fisch 完成高中学业，随后在苏黎世大学(University of Zurich)学习医学，并于 1955 年毕业。研究生期间，他相继在温特图尔(Winterthur)以及 Luzius Rüedi 领导下的苏黎世大学耳鼻喉科学部接受外科训练。1958 年，27 岁的 Fisch 以血栓形成及本质为题撰写了答辩论文“一种新型凝血酶形成促进剂”(Über einen neuen Accelerator der Blutthrombokinasebildung)，顺利获得医学博士学位。

1959—1961 年间，Fisch 在约翰斯·霍普金斯大学的巴尔的摩校区以及芝加哥地区的比林斯医院(Billings Hospital)的耳鼻喉科学部担任耳科生理研究员。回到苏黎世大学后，Fisch 继续在耳鼻喉科学(ORL)部致力于专业研究。1964 年，他荣获 ORL 专家头衔。1966 年，35 岁的 Fisch 被提升为副教授，并因颈部淋巴系统淋巴造影检查的研究获得特许任教资格。

1967 年 4—5 月，在苏黎世大学医院(Zurich University Hospital)神经外科主任 Hugo Krayenbühl 的力荐下，Fisch 前往洛杉矶的豪斯耳学院(House Ear Institute)，在显微神经耳科的先驱威廉·豪斯(William House)博士指导下，接受了 6 周的培训，学习最新的内耳道外科技术。回到苏黎世后，Fisch 迅速将自己的新知识付诸实践，并开始与苏黎世大学医院神经外科的 Gazi Yaşargil（后来的神经外科主任）、神经放射科的 Anton Valavanis（后来的神经放射学研究所主席）进行卓有成效的合作，以理解和着手先进耳科所面临的困难和挑战，以及如何处理颅底硬膜内和硬膜外的病变——由于高复发率和死亡率，这些病变以前被认为是无法通过外科医治的。

1970 年 4 月，Fisch 晋升 ORL 教授以及苏黎世大学 ORL 系主任，并在那里度过了剩余的学术生涯。这个崭新的平台为 Fisch 提供了有利的研究基础，他在这所大学倾囊相授，极大地推动了侧颅底显微外科技术的发展。1977—1978 年，Fisch 先后开发了三种新的颞下窝入路，一举奠定了侧颅底外科手术的基础，轰动全球。Fisch 事后坦言，“尽管颞骨的上（颅中窝）和后（经迷路）入路已经发展，但是位于颞骨岩部的迷路下方、尖端腔隙以及颅底周围的肿瘤，对神经外科医生和耳鼻喉科医生仍是一个挑战。颞下入路弥补了大多数隐匿性颞骨病变的外科治疗中存在的空白”。Fisch 入路 A 型（图 45.2）主要处理迷路下（颈静脉孔区）和岩尖的肿瘤，几乎成为了颈静脉孔区入路的代名词；Fisch 入路 B 型针对累及斜坡和沿咽鼓管侵犯颅底的病变；C 型则可进一步处理鞍旁区（海绵窦区），从而将显露范围一下子涵盖了整个颞下窝区域，成为内镜经鼻颅底时代到来前处理颅底下表面的最终极武器。

接着，Fisch 提出并修改了副神经节瘤的 Fisch 分型（图 45.3），第一次将肿瘤大小和解剖范围与手术入路结合起来，以指导手术。作为最经典的副神经节瘤分型体系，Fisch 分型至今仍被广为应用。

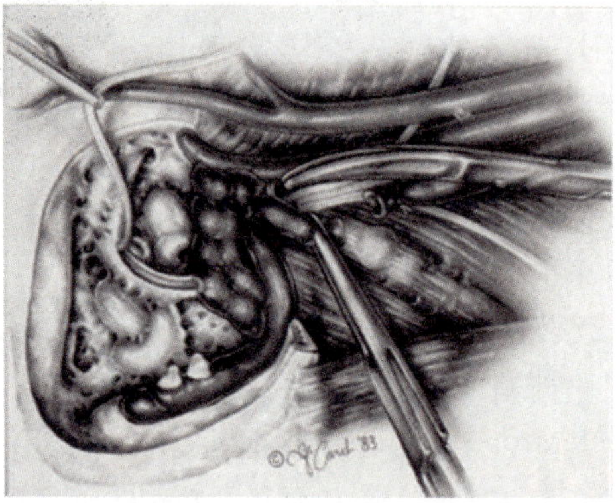

图 45.2　Fisch 入路 A 型

Fisch Classification of Glomus Tumors

Type A	Tumors confined to the middle ear cleft (tympanicum)
Type B	Tumors limited to the tympanomastoid area with no bone destruction in the intralabyrinthine compartment of the temporal bone
Type C	Tumors involving the intralabyrinthine compartment with extension into the petrous apex
Type D	Tumors with intracranial extension <2 cm in diameter
Type E	Tumors with intracranial extension >2 cm in diameter

图 45.3　副神经节瘤的 Fisch 分型

进一步地，Fisch 与同事兼密友 Anton Valavanis 共同推动了神经放射学成像和血管内干预治疗的发展，在这项合作的基础上，他们在 20 世纪 80 年代引入了颈内动脉球囊闭塞的术前技术，使得许多累及海绵窦的颅底肿瘤得以安全地根治。

侧颅底显微外科技术不仅使以前无法手术的肿瘤得以切除，也拓宽了这一困难领域的解剖学知识，使外科医生熟悉了被普遍认为无法实现安全暴露的面神经及供应大脑的大动脉和大静脉等结构。Fisch 明确地展示了控制和调动这些重要结构的能力，以促进困难颅底肿瘤的可视化和切除（图 45.4）。

借助丰富的临床实践，Fisch 成功地开发和改进了 30 多种性能优良的手术器械，用于耳科和侧颅底外科。他曾与第一家牙钻公司（Bien-Air）密切合作，不断改进颞骨手术的钻头；

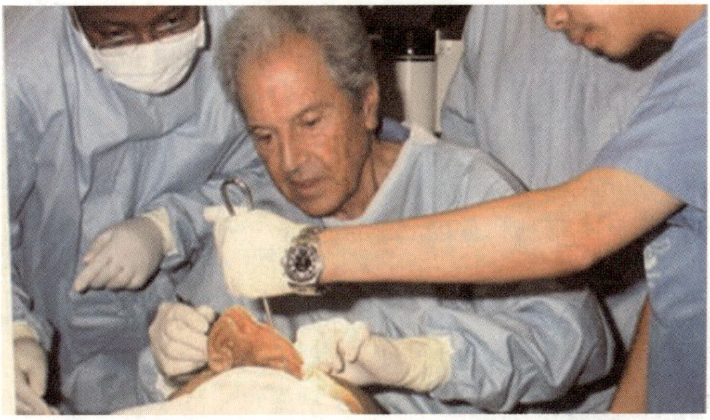

图 45.4　Fisch 在攀登医学的“珠穆朗玛峰”

他与瑞士当地的航天航空技术企业合作，开发了更平衡的手术显微镜、更平稳的手术台以及供外科医生轻松使用的电动椅；他先后与 Leibinger、STORZ 及 Kurz 公司携手合作，根据声音传导和振动的特点发明了 Fisch 系列听骨假体。由于其稳定的手术效果、可重复性和安全性，Fisch 器械和假体仍被世界各地的耳鼻喉科医生和神经外科医生广泛使用。

1990 年前后，Fisch 大胆地创建了苏黎世颞骨和侧颅底手术培训课程，并发明了 3D 临床和教学视频的录制和演示，而当时几乎没有人对医疗 3D 技术感兴趣。Fisch 循序渐进地开设小班课程（图 45.5），为外科医生提供指南、手册以及附有无数精美插图的教材，他力图突出每一处细节，使课程助教与自己热情地分享教学经验，教授莘莘年轻学子。Fisch 曾亲自讲授 25 门培训课程，以连续 10 个小时的负责态度和工作热情，让参加过课程的同行们无不为之感动。1998 年，Fisch 创立了 Fisch 国际显微外科基金会（Fisch International Microsurgery Foundation，FIMF），每年在苏黎世和卢塞恩（Luzern）两地举办实践课程，以教学和研究为目的促进耳-颅底显微外科资讯及多媒体文件的制作、传播和交流。同年，Fisch 创建了网站 www.fimf.ch，免费展示了大量 FIMF 会员参与讨论的临床解剖和外科视频。自 2005 年以来，全世界数以千计的医生有幸获得 Fisch 的直接指导，他不仅在苏黎世大学和卢塞恩施教，同时还在中国、巴西、美国、南非等多国设立了 FIMF 培训分会。在这些不懈努力下，Fisch 外科技术系统逐渐普及全球，惠及各个国家。1999 年，Fisch 从苏黎世大学退休。次年，他在苏黎世哈里斯兰登诊所（Hirslanden Clinic）的 ORL 中心开设了一家耳-颅底外科私人诊所，并携手苏黎世和卢塞恩两地的专家教授，继续造福患者。大量同事甚至患者向 Fisch 沟通、请教，他对每封邮件的回复速度之快、回复之认真都令人印象深刻，这一习惯一直保持到他去世前一个月。

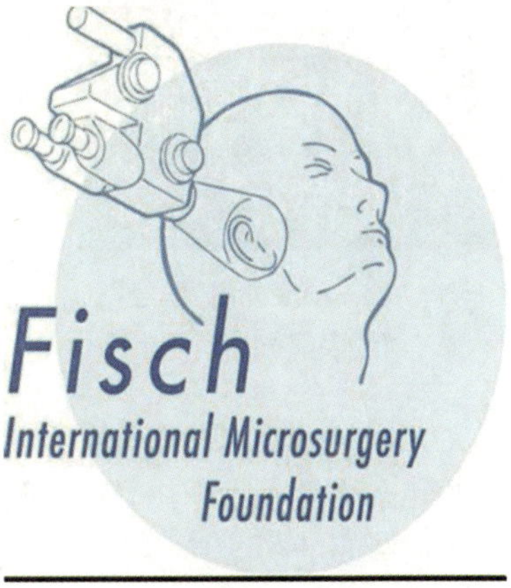

图 45.5　Fisch 创建了苏黎世颞骨和侧颅底手术培训课程

因渊博的专业知识和广泛的影响力，Fisch 成为许多 ORL 学会的荣誉成员，并获得许多独特的奖项，特别是 1990 年比利时列日大学（University of Liège）授予的荣誉博士头衔以及

2015年度美国神经病学协会（American Neurotological Society）授予的House/Hitselberger终身成就奖。此外，Fisch是欧洲耳科和神经耳科学会（European Academy of Otology and Neuro-Otology，EAONO）的创始人及精神领袖之一，并曾担任《耳鼻喉科年鉴》（*Annals of Otology*, *Rhinology & Laryngology*）、《美国耳科学杂志》（*American Journal of Otology*）、《耳科和神经病学》（*Otology & Neurotology*）、《耳鼻喉科学报》（*Acta Otorhinolaryngologica*（*Stockholm*））、《耳鼻喉头颈外科》（*Otolaryngology-Head and Neck Surgery*）、《颅底杂志》（*Skull Base Journal*）等知名杂志的编委会成员。

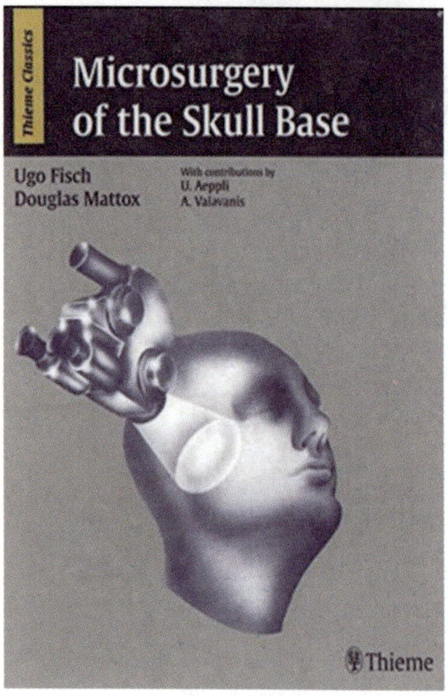

图45.6 世界颅底外科"圣经"：《颅底显微外科学》

据Fisch的家人回忆，几乎每一天，即使是周末和假期，Fisch都在花时间为专著或论文绘图、思考新颖的想法、审查自己或工作人员撰写的论文。这位勤劳的大师共计发表了300多篇学术论文和3本专著，其中与显微外科实践相关的《鼓室成形术》（*Tympanoplasty*）和《镫骨切除术》（*Stapedectomy*）于1980年首度出版后，又与Thomas Linder合作整理为《鼓室成形术、乳突切除术和镫骨手术》（*Tympanoplasty Mastoidectomy and Stapes Surgery*），于2008年出版并被翻译成德语、西班牙文、意大利文、波兰文、中文、日文和土耳其文；Fisch与Douglas Mattoxwas合著的《颅底显微外科学》（*Microsurgery of the Skull Base*）于1988年出版（图45.6），并被翻译成德文、西班牙文和中文，享誉世界颅底外科领域。为了纪念颅底外科领域的前辈们，Fisch在2012年与Albert Mudry和Christoph Mörgeli合作出版了一部有关显微外科起源的专著《显微镜和耳科学》（*Microscope and Ear*），该书也被翻译成了德文、西班牙文和中文。Fisch的专著有一个共同的特点，附图线条鲜明、轮廓清晰，取材于Fisch众多的手术视频和亲绘的手术草图，因内容简洁、翔实而广为流传，这些专著均被奉为域内经典。

凭借鲜明的务实性格和崇高的职业道德，Fisch言传身教地影响了他的学生和同事，以及成千上万拜读过他的文稿、论文和专著的同行们。他为ORL医学工作树立了四个关键品质：对工作的热情，研究中循序渐进的方法哲学，面对困难（外科）问题或学术问题的勇气，以及始终具有探索可能性甚至不可能的开拓精神。Fisch的演讲台下总是座无虚席、人满为患，他精心准备每次演讲，讲稿中没有一行多余的文字、一张多余的图片，准确清晰地呈现在听者们的面前，让人真正想付诸实践。对他的住院医生和同事来说，即使因长期手术而疲惫不堪，他仍然准备好随时讨论耳镜检查结果，就X光片进行讨论，并亲身示范如何用多种不同的语言为患者提供咨询。值得一提的是，即使Fisch富有同情心，他也不能容忍那些未经仔细考虑或不正确的观点；2019年9月，在苏黎世的一次研讨会上，88岁的Fisch再次向众人展示，当不同意一位知名国际客座演讲者的观点时，如何妥善地处理争议：他用友好却毫不含糊的语言表达明确的论点，让演讲者明白他对自己的一些发言的真实看法（图45.7）。

当地时间2019年12月12日，Fisch在瑞士厄伦巴赫（Erlenbach，Switzerland）的家中去世，享年88岁，欧洲ORL天空中最亮的星陨落了。Fisch的离开对耳神经学界和颅底外科学界来说是一个巨大的损失，世界各地的医生和学术机构纷纷自发组织了各种形式的纪念

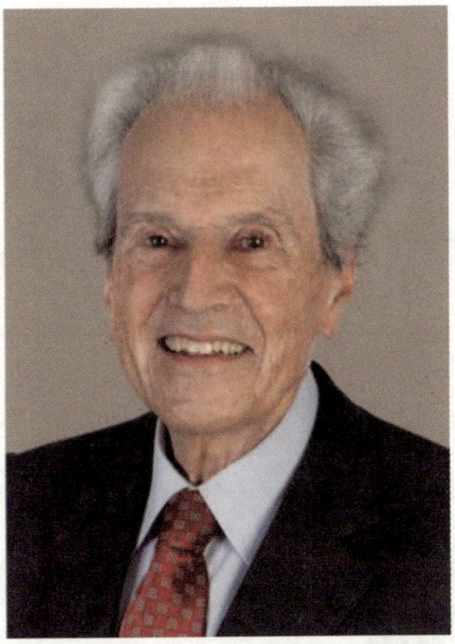

图 45.7　退休后的 Ugo Fisch

活动，以缅怀这位伟大的导师、真诚的同事和亲爱的朋友。他的丰功伟绩和高尚人格永远值得我们铭记，时刻激励着我们深思这一永恒的医学主题——不断完善手术技艺，以造福患者。

第四十六章　第一例脊髓电刺激的临床疼痛治疗

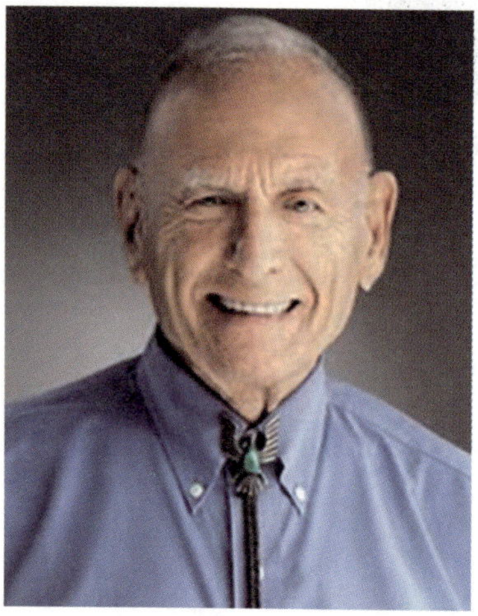

图 46.1　神经外科医生 C. Norman Shealy

1967 年 3 月 24 日，美国神经外科医生、"整体医学"概念的创建人诺曼·希利(C. Norman Shealy，1932—2024，图 46.1)及生物工程专家托马斯·莫蒂默(J. Thomas Mortimer，1939—)和詹姆斯·雷斯维克(James B. Reswick，1922—2013)第一次在临床上使用脊髓电刺激(spinal cord stimulation，SCS)的方法对疼痛患者进行了治疗，一举开创了人类疼痛脊髓电刺激治疗的先河。

脊髓电刺激是目前用于疼痛治疗的最常见技术之一，能够有效地减缓患者的疼痛强度、持续时间和发作频率，在突破治疗时间和地理限制的同时，为患者带来更加高质量的生活。

一、电刺激治疗的历史

人体可被视为一个生成、接收和感应生物电的集成系统。相传，古埃及人是电刺激疗法的鼻祖；据称，他们曾使用能够生电的鱼类来治疗人们的疾病。到了古罗马克劳多斯(Claudius)时期，宫廷医生 Scribonius Largus 首次记录了这种鱼类的医用用途——疼痛治疗。几个世纪以来，电刺激技术已经从生物发电演变成为精密电子设备发电，刺激范围也从浅表组织扩大至深层组织。

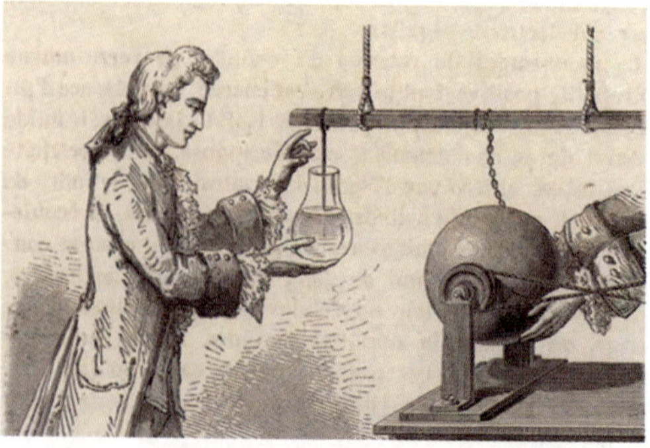

图 46.2　莱顿瓶实验

18 世纪上半叶，Pieter van Musschenbroek(1692—1761)在荷兰莱顿率先试用了一种存电装置——莱顿瓶(Leyden jar)，为人们提供了一种现成的供电来源，推动了电刺激疗法的流行和普及。20 世纪，现代医学快速发展，人们在深化了解痛觉缺失(analgesia)

状态的同时，也面临着不断涌现的疼痛治疗需求。

1965年，加拿大生理学家Ronald Melzack(1929—2019)提出"门控理论"(gate-control theory)，描述了人类在感受物理刺激时未能感受到疼痛的现象。他认为，脊髓中的部分细胞类似于一扇门，可以切断和阻止某些痛觉信号进入大脑，使大脑感受不到痛觉。这一理论的提出为后来的脊髓电刺激实践埋下了伏笔。

二、回首来路——SCS治疗疼痛的第一份病例报告

1967年3月24日，史上第一次脊髓电刺激的临床疼痛治疗(图46.3)，发生在美国韦恩堡市路德会医院(Lutheran Hospital)。患者是一名70岁的男性，因胸部右下侧及上腹部出现严重弥漫性疼痛就诊，先前确诊肺癌，疑似胸膜及肝脏转移，无法手术。就诊时，患者出现低烧及严重的恶心呕吐，预计生存期为1～2个月。这名患者接受了Shealy等人进行的一系列疼痛治疗。首先，这名患者接受了D2～3节段胸椎切除，随后植入3毫米×4毫米规格的Vitalium电极，并在电极上覆盖道康宁(Dow Corning)医用级黏合剂和硅橡胶。同时，切口下方放置了特殊的皮下插口，以便后续接入外部电极进行刺激。术后，患者意识清醒，神经功能完好，可感受到切口痛及原有的弥漫性疼痛。

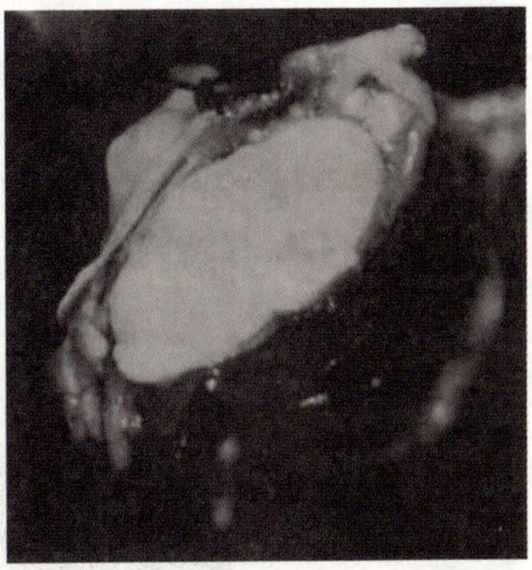

图46.3　第一例SCS疼痛患者的电极植入情况

当天下午6点，Shealy等开始以10～50脉冲/秒(400毫秒、0.8～1.2伏、0.36～0.52毫安)的频率开始对患者进行脊髓刺激。一瞬间，患者背部出现震颤之感，这种微麻的感觉随之延伸至其胸部四周，但并未累及腿部。接受刺激时，患者的手术伤口痛和原发疼痛即刻消失。5～15分钟后，患者的疼痛复发，但Shealy等发现，只要简单地改变脊髓刺激的频率，即可帮助患者迅速缓解疼痛。刺激1小时后，患者的疼痛得到了有效的控制。在此期间，患者的双腿运动良好，脊髓刺激累及区域均完好无损；深部疼痛仅在触摸时有所感受。次日上午，Shealy等继续对患者进行脊髓电刺激，时长长达12小时，中间休息2小时。在这一天，患者仍感受到间歇性疼痛，但改变刺激频率依然能够对此进行有效控制。过程中，患者未使用任何麻醉剂。

第三天，患者出现未知原因的意识混乱，并在午夜时出现失语及右侧完全偏瘫，病情迅速恶化。3月30日，患者去世，尸检意外发现亚急性细菌性心内膜炎合并左侧脑血栓、胸膜和肝脏转移灶；但是，脊髓和电极植入物完好！

对此，Shealy等在后来发表的"脊柱电刺激抑制疼痛：初步临床经验"①一文中表示，"虽然患者不幸死于未经确诊的心内膜炎，但在接受电刺激测试的一天半时间里，患者的疼痛获得了显著消除，这是我们在抑制疼痛的过程中最鼓舞人心的事……脊髓电刺激的技术细节

① Shealy C N, Mortimer J T, Reswick J B. Electrical inhibition of pain by stimulation of the dorsal columns: preliminary clinical report[J]. Anesth Analg, 1967, 46(4): 489-491.

必须改进，我们会对下一位患者使用射频诱导刺激器。初步测试结果如此令人振奋，这让我们感受到，技术问题似乎可以被克服，脊髓电刺激也有可能成为一种缓解疼痛的潜在实用方法”。

在 Shealy 几人的创举之后，诸多学者纷纷投入到脊髓电刺激治疗这一医学领域(图 46.4)。经过长期的摸索与探究，脊髓电刺激对特定慢性疼痛障碍的缓解效果得到了验证，对背部术后疼痛综合征的治疗也获得了随机对照试验的证实。在欧美地区，背部术后疼痛综合征和外周缺血性疼痛是脊髓电刺激的主要适应证；但总体而言，这种技术的适应证可归结为三类，即神经源性疼痛、缺血性疼痛以及复合性疼痛(如慢性背痛或腿部疼痛)。除此之外，慢性局部性疼痛综合征(CRPS)亦可通过脊髓电刺激治疗得到缓解。

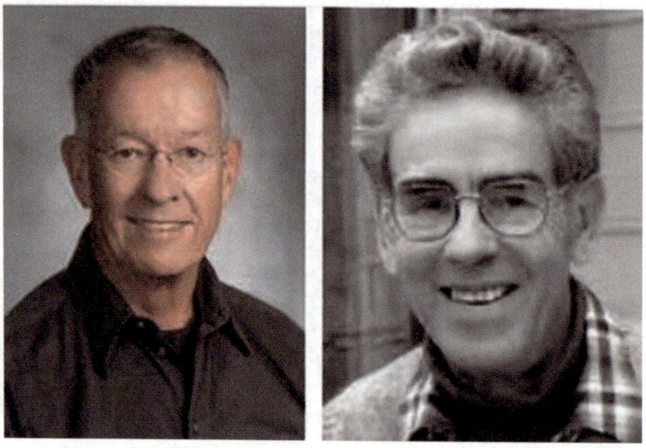

图 46.4　J. Thomas Mortimer(左)和 James B. Reswick(右)

在这个技术呈飞跃式进展的时代，我们对于脊髓内电兴奋性神经元的结构和定位获得了更加精确的理解，诊疗室中也看到了更加先进的神经调控设备。脊髓电刺激在慢性顽固性疼痛领域的精准治疗也扩展至神经根或周围神经，新的探索型适应证更触及植物人促醒、帕金森病步态障碍、截瘫患者运动功能恢复等多个方向。

刺激器的更新换代、电池寿命的延长改进、脉冲波形模式的完善扩大、闭合生物反馈系统对刺激后神经反应的记录分析……我们距离第一次脊髓电刺激临床疼痛治疗仅短短几十载，却在这一切的变化中看到了医学科技发展中环环相扣、共促共进的盛景，也看到了脊髓电刺激在疼痛及更多神经疾病领域的发光发热。对于脊髓电刺激的未来走向，对于更加强有力的证据支持，对于联合疗法的“1+1>2”效应，我们皆拭目以待！

第四十七章　少年豪情 Peter Jannetta 教授

皮特·詹尼特(Peter Jannetta)教授是世界神经外科大师、微血管减压术(microvascular decompression,MVD)创始人(图 47.1)。Peter Jannetta 教授在 MVD 术式创立 50 周年之际,于 2016 年 4 月 11 日仙逝,享年 84 岁。Peter Jannetta 教授曾长期担任宾夕法尼亚大学匹兹堡医学中心神经外科主任、匹兹堡 Allegheny 总医院颅神经疾病中心主任、Jannetta 神经科学基金会主任。他早年就读于美国的宾夕法尼亚大学,并在宾州大学医院外科做实习医生、总住院医生。作为一名年轻的住院医师,他也曾在 UCLA 神经外科医学中心学习、工作。

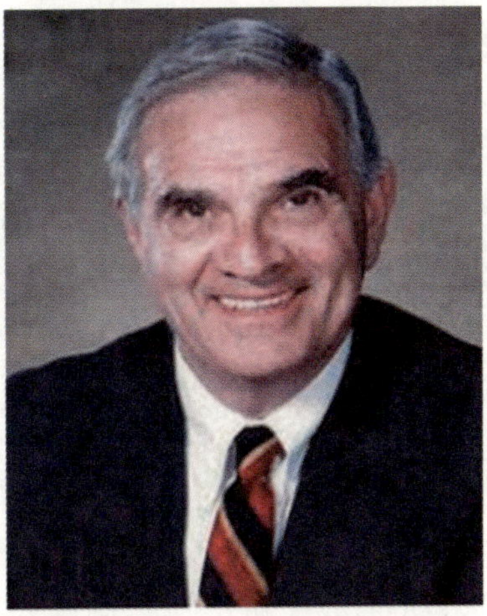

图 47.1　Peter Jannetta

三叉神经痛号称"天下第一痛",在 Jannetta 时代之前没有彻底根治的方法,一代又一代的三叉神经痛患者惨遭该病的折磨,苦不堪言。10 世纪,中亚的医学家阿维森纳(Avicenna)在其影响西方医学达 700 年的《医典》中,对三叉神经痛患者的治疗建议是:嘱患者喝酒后,丢在黑屋子里。

1965 年,Jannetta 教授当时正在 UCLA 担任神经外科住院医生,被要求给一批口腔专业的学生解剖展示颅神经,他在解剖三叉神经时,发现三叉神经与血管之间的关系有些异常,接下来做了深入的研究。

Peter Jannetta 教授于 1966 年 6 月 1 日开创性地为一例三叉神经痛患者做了世界第一例微血管减压(MVD)手术(图 47.2),被世界称为 Jannetta 技术(Jannetta procedure)。这一现在已为我们所熟知、被称为三叉神经痛标准治疗的手术方式,实现了几千年来三叉神经痛治疗的真正突破,改变了千千万万三叉神经痛患者的命运,也成为 20 世纪神经外科技术革命性的进步。

要知道,那个年代,小脑桥脑角(CPA)区仍然是充满风险的神秘地带:没有 CT,没有 MRI,没有双极电凝。即便是非常简陋的手术显微镜,也才刚刚进入神经外科领域。也要知道,那个年代,三叉神经痛的治疗药物,苯妥英钠于 1942 年、卡马西平于 1962 年已经问世;Frazier 手术、Dandy 手术以及风险很小的神经阻滞、射频治疗已经相当盛行,三叉神经痛治疗的效果已经达到前所未有的良好。不料,年轻的 Peter Jannetta 横空出世,在全世界怀疑的目光中，执拗地推行着在别人看来是天方夜谭的微血管减压的理论和技术。

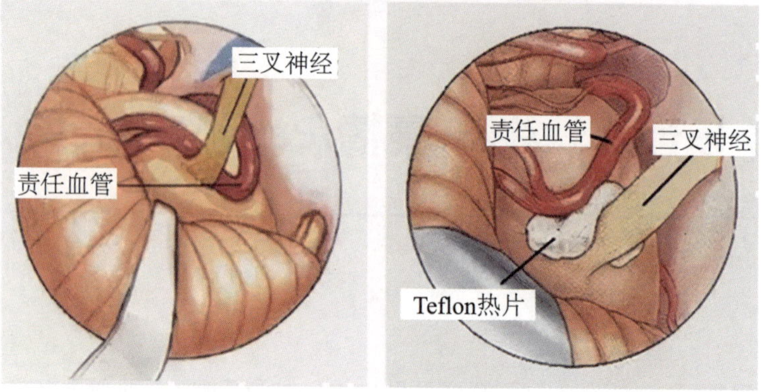

1. 显微镜下找到压迫三叉神经的责任血管

2. 牵开责任血管，放置垫片，解除对三叉神经的压迫，手术效果立竿见影。

图 47.2　三叉神经微血管减压术示意图

正如科学发展的历史所显示的那样，医学界甚至包括大多数的神经外科医生刚开始也不能接受微血管减压的概念，有的甚至认为它是荒谬可笑的。Jennetta 教授的老朋友 Samii 教授曾回忆：20 世纪 70 年代初在国际神经外科会议上第一次遇到 Peter Jannetta 的情景：一位年轻人站在参加会议的神经外科医生面前，其中还有几位是赫赫有名、备受尊重的业界大佬，但不管这位台上年轻人的演讲如何合乎逻辑、如何令人信服，他们就是不能或不愿接受这一理念。他非常清楚地记得 Jennetta 眼眶里委屈而又焦急的泪水……

一个革命性的理念产生，只有能力极强、智商超群、有极强忍耐力的人才能将其变为现实，Peter Jannetta 教授就是这样的人。Jannetta 教授拿出了坚实的数据和研究结果证明了 MVD 的有效性和安全性，阐述了三叉神经痛的发病机制。同时，Jannetta 教授还培养了美国第一批施行 MVD 手术的医生，这些医生大多成为了各大医院的神经外科主任，大大推动了 MVD 的发展。Jannetta 教授一生共发表近 500 篇科学论文，编著专业书籍数十部，指导了全球数百位神经外科医生，桃李遍天下。他在晚年仍致力于研究特发性高血压、致残性眩晕、2 型糖尿病的外科治疗。

Jannetta 教授在生活中是一个和蔼可亲的人，很少谈论工作，喜欢弹奏班卓琴，喜欢和夫人一起逛画廊。他是一个资深的艺术爱好者和收藏家，他在晚年陆续将他的大部分收藏，130 余件藏品捐献给威斯特摩兰美国艺术博物馆（The Westmoreland Museum of American Art）。

当前，微血管减压术成为治疗三叉神经痛、舌咽神经痛和面肌痉挛最有效的治疗手段，另外，这项技术也应用于顽固性耳鸣、眩晕、痉挛性斜颈、美尼尔综合征甚至原发性高血压的治疗，甚至对 Bell 面瘫、2 型糖尿病、心律失常、阻塞性呼吸睡眠暂停的治疗也显现出令人期待的前景。

每一个解除三叉神经痛后患者眼角喜悦的泪水，每一个面部不再抽动后患者脸上自然的微笑，都有他的一份功劳。

第四十八章　显微神经外科解剖教父 Rhoton 教授

享有“显微神经外科解剖教父、世界级显微神经外科先驱、显微临床神经解剖学泰斗和神经手术入路大师”美誉的阿尔伯特·罗顿(Albert Loren Rhoton,1932—2016,图 48.1)带领着无数门徒,用夜以继日的辛勤付出开创了进入显微神经外科圣殿的复杂路线,深深影响了世界上数代神经外科医生,其著作在中国更是被誉为神经解剖界的“圣经”。

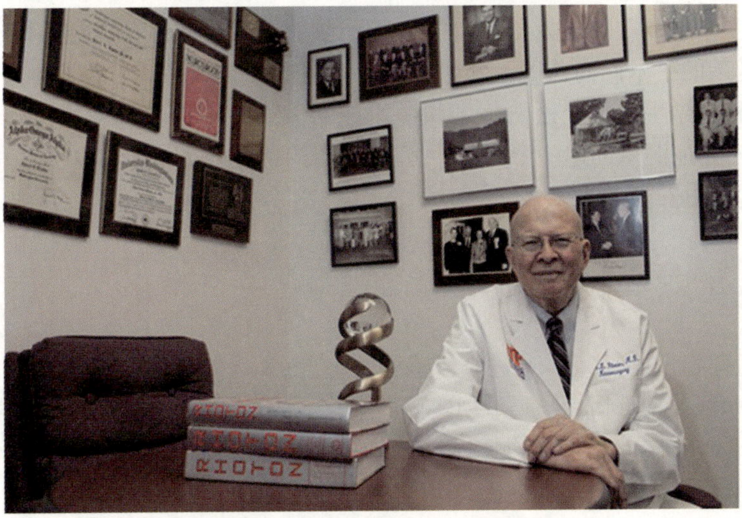

图 48.1　Albert Loren Rhoton

一、Rhoton 的医学历程

1932 年 11 月 18 日,美国中东部的肯塔基州(Kentucky),在一间没有电力管道设施的乡村小屋里,Rhoton 出生了,负责的接生婆只得到了一袋玉米的报酬。小 Rhoton 在一所只有两间教室的小学校里接受了早期教育,在拥有教师身份的母亲的殷切教导下,他考入了俄亥俄州立大学(Ohio State University)。大学时期的 Rhoton,经常从事与弱势儿童群体相关的兼职工作,以赚取微薄的生活费用,并决定攻读社会工作硕士学位。后来,由于一位出色的生理心理学老师的影响,Rhoton 决定成为一名神经外科医生,并将专业转为医学预科(pre-medical)。但兼职耗费了 Rhoton 太多的时间,以至于他所有的初始考试都不及格。幸运的是，一位朋友向 Rhoton 施以援手，使他有足够的时间补习功课，并最终以科目全 A 的第一名成绩毕业于华盛顿大学（Washington University）医学院。在纽约哥伦比亚大学（Columbia University）工作了 2 年后，Rhoton 回到母校接受神经外科培训。

1966 年，实习期过后的 Rhoton 加入了梅奥诊所（Mayo Clinic）机构，踏入了传奇而辉煌的职业生涯。彼时，距 1957 年报道的首例听神经瘤显微神经外科手术的成功问世还不到 10 年，显微外科正处于新兴时期，年轻的 Rhoton 洞察到，为了改善患者的治疗和预后，极有必要扩展显微神经外科和显微神经外科解剖学的知识。他渴望通过对外科解剖学更精确的理解，来研究大脑的危险性病变。当 Rhoton 在梅奥诊所通过手术显微镜开始研究脑神经（CNs）——如 CNs Ⅴ和Ⅶ时，他很少看到在听神经瘤手术切除过程中 CN Ⅶ的保留，随后 Rhoton 将题为“中间神经”的研究论文发表于 1968 年的《神经外科杂志》（*Journal of Neurosurgery*）①，使显微外科解剖学这一崭新研究领域迎来了一丝曙光。

1972 年，Rhoton 应征来到盖恩斯维尔（Gainesville），成为佛罗里达大学（University of Florida，UF）的外科教授和神经外科学部主席，这一羽翼未丰的新生学部当时只有两名教员，而 UF 的教学医院——尚兹医院（Shands Hospital）更是简陋不堪，但就是在这样艰苦的环境中，Rhoton 暗暗决定要将其打造成为佛罗里达州的旗舰医学中心。在 Rhoton 任职时期，UF 拥有了真正意义上的显微外科医师，他引领着手术显微镜在神经外科中的普及应用。越来越多和复杂的手术向尚兹医院涌来，Rhoton 的业务领域囊括了普通神经外科、脊柱、血管疾病和肿瘤，他做手术的轻松熟练度和手术成功率震惊了整个佛罗里达州。坚守初心的 Rhoton 雄心勃勃地渴望创建一个关于手术入路图的优化项目，使外科手术对于患者来说，更精确、更温柔、更安全。

二、驰名世界的 Rhoton 实验室

功夫不负有心人，1975 年，通过心怀感恩的患者、私人捐赠者和佛罗里达大学基金会的慷慨捐助，Rhoton 筹集到大量资金，创建了西奥多·吉尔德里德显微神经外科实验室（Theodore Gildred Microneurosurgical Laboratory），也就是驰名世界的 Rhoton 实验室（Rhoton's Lab），用于研究大脑的显微外科解剖学和显微外科教学。

实验室建成之初，Rhoton 便为世界各地慕名前来的求学者开设了针对外科显微镜及其在现代神经外科中应用的系统课程。作为在梅奥诊所职业生涯的延续，Rhoton 和他的学员们开始了对脑血管系统和神经系统手术方法的深入探索。由于候选者众多，获得实验室研究员的职位需要极具耐心，并且富有挑战性。大浪淘沙始见金，直到 Rhoton 逝世之际，共有 119 名研究员在该实验室进行了研究工作，包括来自 UF 和美国以外 15 个不同国家的神经外科医生，其中约 100 人主要来自日本（41 人）和拉丁美洲国家（24 人）。在招募国际研究员方面，Rhoton 听取了 20 世纪 80 年代初在实验室工作过、包括拉丁美洲显微神经外科之父 Evandro de Oliveira（1945—2021）在内的三名研究员的建议，他们得益于恩师的教诲，在归国后各自开启了斗志昂扬的医学事业，并将更多优秀的人才推荐到 Rhoton 实验室中去。值

① Rhoton A L，Kobayashi S，Hollinshead W H. Nervus intermedius[J]. Journal of Neurosurgery，1968，29(6)：609-618.

得一提的是,5 位我国神经外科匠师(石祥恩教授、李小勇教授、刘庆良教授、江晓春教授和佟小光教授,图 48.2)在 Rhoton 实验室连续工作过。

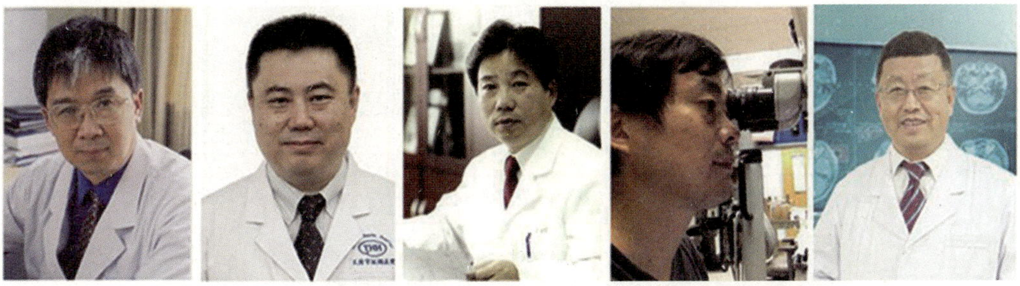

图 48.2　5 位在 Rhoton 实验室工作过的中国神经外科匠师

从左到右依次为:石祥恩教授、佟小光教授、刘庆良教授、江晓春教授、李小勇教授

Rhoton 的实验室团队,包括显微神经解剖学研究员、医学插画师、实验室主任和秘书,在他的领导下共同开发解剖学研究的方法和技术,完成了 160 多个显微神经外科解剖学项目。医学插画师在显微神经外科解剖学领域将科学与计算机技术完美结合,创造出无数张高清美观的解剖照片,确保了论文的质量,并多次以封面图形式发表于《神经外科杂志》。实验室团队创建了一种注射颜料的方法,使动脉和静脉得以清晰区分,并在 40 年的时间里进行了一系列项目,以创新外科方法和器械。由于临床实践的繁重职务——包括作为科室主任的行政职责以及紧凑的讲座日程,Rhoton 需要经常在周末来到实验室与研究员们一起工作(图 48.3)。互联网普及之前,Rhoton 外出办公的每个清晨都会给他的神经外科办公室打电话,向医学插画师提供指导,以提高论文中插图的质量,并教授研究员们如何进行困难的解剖,如何拍好标本的照片,让许多看似不可能的事情成为可能。作为一个执着的完美主义者、技艺娴熟的作家,Rhoton 带领着实验室团队,以每年至少向《神经外科杂志》、《神经外科》(*Neurosurgery*)提交 2～3 篇原创论文的速度,共计发表了 500 多篇论文(图 48.4),值得注意的是,其中 200 多篇论文发表于其退休后。即使 80 岁高龄之后,Rhoton 仍然继续发表着原创文章。直到生命的尽头,病榻上的 Rhoton 在编辑助理来访时,仍然把自己最新手稿的修订版交给她,并让她在下个星期为他准备好修改。

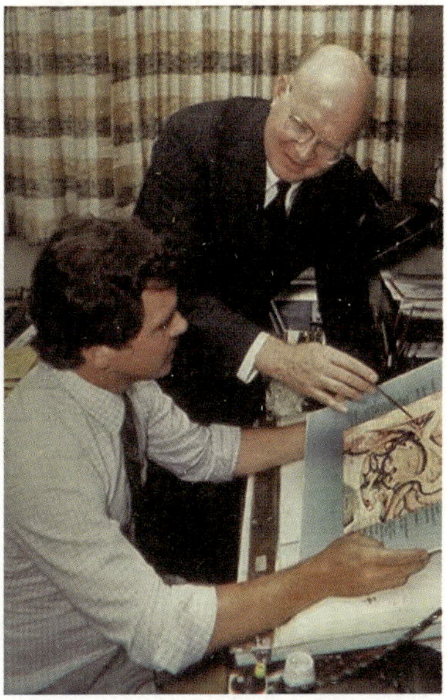

图 48.3　Albert Loren Rhoton 与同事

Rhoton 的深远影响并不是一蹴而就的,但随着时间的推移,他却戏剧性地改变了 UF 和佛罗里达州的神经外科。作为佛罗里达神经外科学会(Florida Neurosurgical Society)(图 48.5)的主席,Rhoton 常常奔忙于全州谈论 UF 的神经外科手术。在整个美国,他也是如此。1978 年,Rhoton 担任神经外科医师大会(Congress of Neurological Surgeons, CNS)主席。在华盛顿特区发表主席致辞的那年,Rhoton 倡导基层神经外科更多地参与国家组织,最终促成了神经外科联合部门的成立。1981 年,随着 Keene 家族的捐赠教席的创立,UF 神

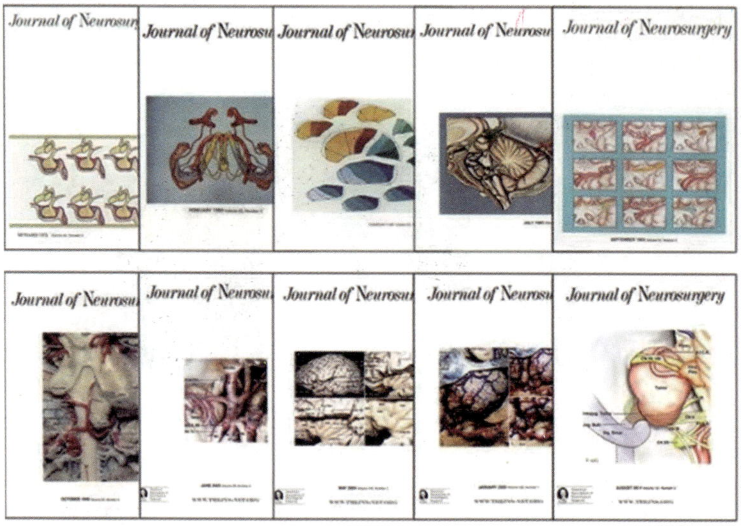

图 48.4　Rhoton 教授及其研究员的 10 幅插图，以封面图形式发表于《神经外科杂志》

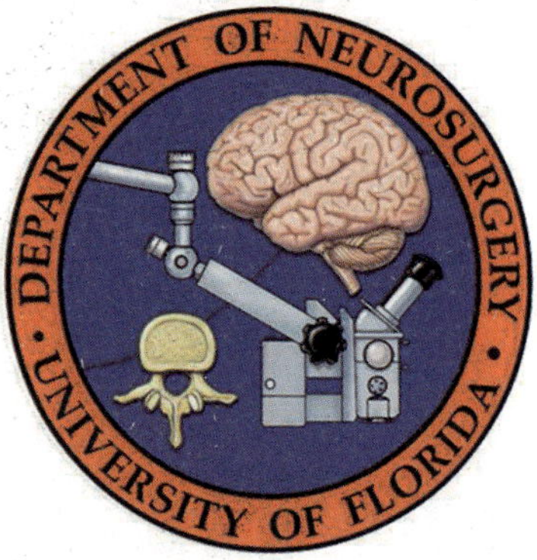

图 48.5　佛罗里达神经外科学会标志

经外科学系正式建立。同年，Rhoton 荣获 UF 杰出教授奖（Distinguished Faculty Award）。1988 年，在 Rhoton 对神经科学的远见卓识及不懈推动下，UF 医学院成立了大脑研究所特别小组。1991 年，UF 和尚兹医院决定将脑科学作为首要发展计划，一个独特的全校范围的项目——UF 大脑研究所（UF Brain Institute）随即成立，旨在加强神经科学方面的多学科研究、临床护理和知识技能。学系内病例数量激增，其临床声誉逐渐享誉国内外。Rhoton 将丰富的临床经验和创造性思维紧密结合，开发了 200 多种设备和仪器，包括 Rhoton 托盘（Rhoton tray），几乎遍及所有的显微神经外科手术室。他在脑血管外科和脊柱领域设立丰厚的奖学金，培养了许多未来几十年的亚专科带头人。通过无数次走访可能的捐赠者，Rhoton 为 UF 神经外科学系争取到 10 个神经学专业的捐赠教席，并募资到数百万美元，用来创建一个以他名字冠名的教授席，以招募世界级的研究人员。在 Rhoton 的任职末期，UF 神经外科学系拥有超过全美任一家医学院的任一学系的捐赠教席席位。

Rhoton 在神经外科领域的卓越贡献得到了广泛的认可。1983 年，Rhoton 当选为美国神经外科医师协会（American Association of Neurological Surgeons，AANS）的财务主管，1990 年入选会长。1993 年，Rhoton 成为 CNS 的贵宾。他曾担任过神经外科学会（Society of Neurological Surgeons，SNS）、佛罗里达神经外科学会（Florida Neurosurgical Society）、北美颅底协会（North American Skull Base Society）、国际颅面与颅底外科会议（International Interdisciplinary Congress on Craniofacial and Skull Base Surgery）以及国际神经外科技术和器械发明学会（International Society for Neurosurgical Technology and Instrument Invention）的会长，以及 AANS 和 CNS 脑血管学组主席、听神经瘤协会（Acoustic Neuroma Association）医学顾问委员会主席、美国外科医师学院（American College of Surgeons）董

事、美国神经外科委员会(American Board of Neurological Surgery)主任、医学研究生教育评审委员会(Appeals Panel of the Accreditation Council for Graduate Medical Education, ACGME)上诉委员会的成员;他还曾效力于三叉神经痛协会(Trigeminal Neuralgia Association)的医学顾问委员会、美国最好医生基金会(The Best Doctors in America Foundation)。1998 年,Rhoton 实至名归地荣获了 AANS 颁发的神经外科最高荣誉——Harvey Cushing 勋章。后来,他被授予世界神经学会联合会(World Federation of Neurological Society)荣誉勋章。更令人振奋的是,Rhoton 的两名学生和教员被选为 CNS 主席,其中一人后来接替 Rhoton 担任 SNS 主席,并成为 Harvey Cushing 勋章获得者。

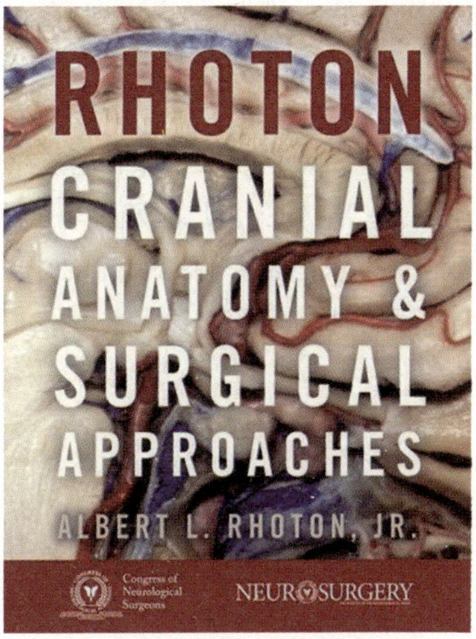

图 48.6　《Rhoton 颅脑解剖与手术入路》

1999 年,在担任了 27 年的 UF 神经外科学部主席之后,67 岁的 Rhoton 成为一名荣休教授。此后几年内,他逐渐淡出了活跃的外科实践。即使是最有抱负的人也能满足一个领域内如此巨大的成功,但功成名就的 Rhoton 仍然谨遵父亲的教诲:"你人生中的每一天都应该去工作。"2003 年,Rhoton 历时 40 年追求精确、轻柔和安全的神经外科手术结晶——《Rhoton 颅脑解剖与手术入路》(*Rhoton's Cranial Anatomy and Surgical Approaches*,图 48.6)问世,这是一部在神经外科界无与伦比的独特著作。无论何种身份,Rhoton 对教学的热爱从未间断,他继续培训着解剖学研究员,还在不遗余力地为提高我们对显微外科神经解剖学的理解不懈努力。他以别具一格的教育风格吸引了无数的追随者,关于 3D 神经解剖学的讲座感动了无数国内外的住院医生和教员。2013 年,81 岁的 Rhoton 结束了 CNS 开设的显微外科解剖课程,但 3D 解剖学讲座每月在 UF 的麦克奈特大脑研究所(McKnight Brain Institute)继续举行(图 48.7),这令 UF 住院医师和学生们欢欣鼓舞,也不免为年迈导师的身体状况而担忧。

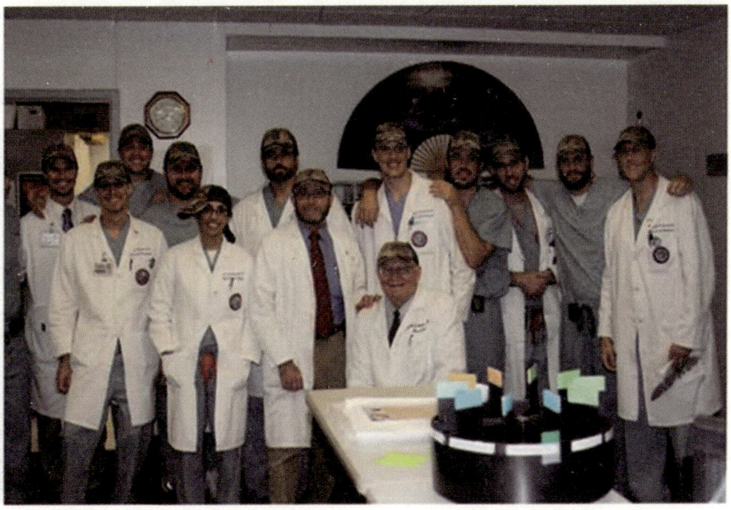

图 48.7　Rhoton 博士和 UF 垒球队在麦克奈特大脑研究所

2016 年 2 月 21 日，官方公告传来噩耗，世界著名显微神经外科先驱 Rhoton 因病与世长辞，享年 84 岁，令无数同道志士们扼腕叹息、悲不自胜。

如果要从神经外科中遴选一位国际巨星，Rhoton 无愧已经到达了这座里程碑，但谦逊的天性却令他时刻保持着脚踏实地。和大多数神经外科医生一样，Rhoton 受到榜样的感召，渴求树立卓越、超越不可能。他幸运地确立了一个热爱的职业，历经整个生命旅程的前行，他成为了无数人的榜样。他个人的正直、毅力、才智、自律、奉献精神和广博的专业知识，为下一代设定了更高的期望，他留给世界的这笔巨额遗产无疑是永恒的。Rhoton 用其一生践行着临床医生典范威廉・奥斯勒爵士(Sir William Osler)的格言，值得我们每个人借鉴和效仿："幸福来自专心致志于使灵魂富足的某种职业……作为医生，我们向生活馈赠我们所拥有的，而不是向生活索取我们所能得到的。"

第四十九章　“脑深部电刺激之父”

Benabid

1942年5月2日，法国神经外科医生和物理学家，约瑟夫·傅里叶大学（Université Joseph Fourier，UJF）生物物理学名誉教授阿里姆·路易斯·本纳比（Alim Louis Benabid）出生。

Benabid曾荣获美国神经病学学会运动障碍研究奖（2008）、Lasker DeBakey临床医学研究奖（2014）、北美神经调节学会（NANS）终身成就奖、欧洲发明家奖（2016）等，并于2015年获得举世瞩目且拥有“科学界奥斯卡”之称的生命科学突破奖。Benabid在神经科学界留下了不可磨灭的印记，被称为“脑深部电刺激之父”（图49.1），其发明的用于治疗帕金森病和其他神经系统疾病的脑深部电刺激（deep brain stimulation，DBS），使世界各地的相关患者无需进行根治性手术便可实现功能恢复并重获新生。

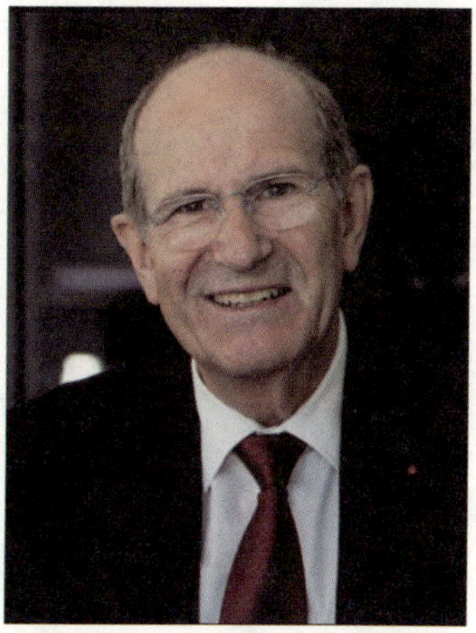

图49.1　Alim Louis Benabid

一、Benabid的医学启蒙和进步

Benabid于1942年5月2日出生于法国，他的父亲是一名医学博士。青年时代，他的所见所闻都让他清楚地意识到，再没有什么比宇宙万物本身更充满神秘感和吸引力了，尤其在其从医的父亲耳濡目染之下，Benabid更对医学产生了浓厚兴趣，并最终一步步踏上了神经科学的探索之路。

当Benabid还是一名约瑟夫·傅里叶大学的本科医学生时，他的导师Jacques de Rougemont教授对他的影响十分深远。在导师的高要求之下，Benabid几乎不会离开医院、手术室和实验室，也因此曾表示，“跟导师待在一起的时间比和父亲在一起的时间还要多”。在Rougemont教授的带领下，Benabid完成了以研究为导向的颅内压数学模型医学论文，这段经历不仅让Benarbid在神经外科领域的学习受益匪浅，还对他的生活愿景产生了深刻的影响，让他在临床实践和患者关系方面也逐渐意识到除手术效率之外，对患者的耐心解释和巨大包容度也同样重要。此外，Rougemont教授还将Benabid引荐给改造了立体定向手术并创造出人脑神经解剖图谱的精神病学家让·塔莱拉什（Jean Talairach，1911—2007）。在Talairach教授手下学习的一个月中，Benabid认为他“学到的东西比教科书上的还要多”。

1970年，Benabid获得了约瑟夫·傅里叶大学医学学位，并于1978年获得其物理学博士学位。他跨学科的独特视角也为后来的脑深部电刺激治疗的设计铺平了道路。

二、帕金森病及其治疗的发现之路

帕金森病是一种神秘而古老的疾病，在未被正式命名之前就已出现在许多欧亚文明的记载当中，这种疾病会逐渐剥夺患者的身体控制能力，最明显症状便是不受控的静止性震颤。1817 年，英国医学家詹姆斯·帕金森(James Parkinson)正式定义此病，后世为了纪念他的伟大贡献，便将这种慢性进行性运动障碍命名为“帕金森病”。

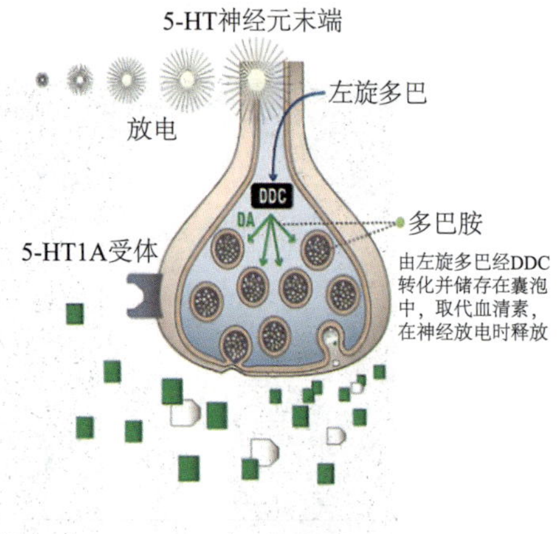

图 49.2 帕金森病的发病机制

从那时起，人类便一直努力寻找对抗帕金森病的办法。早期，根治性手术通常是帕金森病的普遍治疗方式。直到 20 世纪初期，科学家发现帕金森病患者的大脑内存在特殊的蛋白质聚集体(“路易体”)；20 世纪 60 年代，研究人员又发现帕金森病患者大脑某些区域的多巴胺水平低于健康水平。这些重要发现使得左旋多巴进入了帕金森病医学治疗领域，并成为治疗帕金森病的首个有效口服药(图 49.2)。

然而，根治性手术需要实现大脑病变组织的彻底切除或消融，易引起偏瘫，且死亡率较高，而左旋多巴的有效性也随着疾病的进展而降低。因此，整个医学界仍需要不断寻找更好的帕金森病治疗方式。

三、见证“奇迹”的诞生

1987 年，帕金森病患者经历了漫长的等待后，Benabid 及其发明的脑深部电刺激治疗终于为他们带来了新的转机。

脑深部电刺激(DBS)是一种用于功能性神经外科的技术，通过将长期植入电极连接到内置的神经起搏器或刺激器(图 49.3)，提供神经脑结构的持续性电刺激从而实现治疗功能，类似于心血管并发症患者使用的起搏器。这一发明极大地改变了帕金森病患者的治疗方式，大大提高了他们对于高质量生活的展望。

当时，脑部电刺激疗法已经被用于尝试治疗各种震颤性疾病，但收效甚微。尽管如此，Benabid 的探索精神却促使他不断思考。据他回忆，在一次治疗特发性震颤的丘脑切开术中，他使用经典的低频电刺激方式，检测丘脑目标周围的探针位置，即丘脑腹内侧核(VIM)。“如果你只是稍微靠后，将碰到丘脑感觉区，患者会产生刺痛感；如果位置太偏，就会碰到锥体束，患者则出现手或脸的收缩。”但他随后突发奇想：如果改变电刺激的频率，会得到不一样的治疗效果吗？

因此，为了研究侵入性更小、精确性更高且可能可逆的治疗方法，Benabid 针对丘脑探索了当时术中设备可用的整个电刺激频率范围，从非常低的 1 Hz、5 Hz、10 Hz 等频率逐渐增加到最大的 100 Hz。他观察到，在 30～50 Hz 的频率下，除 VIM 周围的感觉（感觉异常）和运动（收缩）结构中的兴奋性反应外，并无其他收获。但频率高于 50 Hz 时，电刺激开始影响震颤；在 80～100 Hz 的范围内，开始产生明显的可逆、快速且安全的震颤中断，并在刺激关闭时恢复。在后来的实验中，Benabid 和同事使用了更大频率范围的刺激器，从而确定了使患者受益最大（完全停止震颤）的电刺激频率在 100～200 Hz，且超出此范围的频率不能产生任何额外的益处。

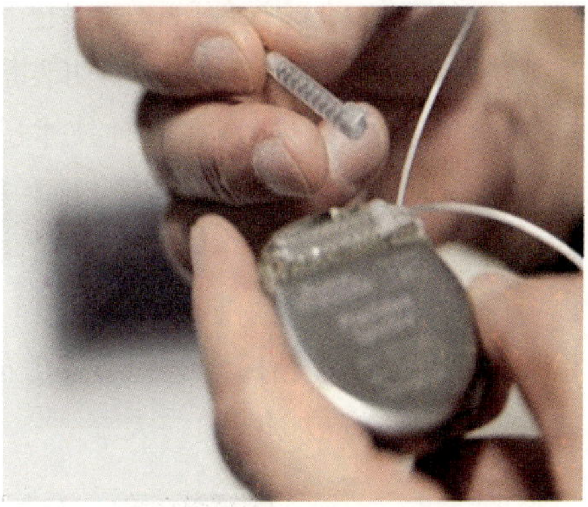

图 49.3 DBS 脑深部刺激器

20 世纪 90 年代，Benabid 把注意力转向高频 DBS 的新目标——丘脑底核，因为针对丘脑的高频刺激虽然可能减轻了患者的震颤，但对无法运动或僵硬的情况几乎不会产生任何乐观效果，无法改变帕金森患者症状改善的范围。1990 年，Mahlon Delong 发表的对 MPTP 致病猴子进行丘脑底核消融的文章提及了帕金森病症状的缓解，引起了 Benabid 和同事的关注。在当时，针对丘脑底核病变的操作被认为具有高度危险性，可能有导致偏侧型舞蹈病的风险，但 Benabid 凭借 6 年的丘脑刺激经验，于 1993 年对晚期帕金森病患者进行了高频 DBS，治疗结果被证明有效。

1998 年，DBS 获批欧洲 CE 标志用于治疗帕金森病，2002 年获得了美国 FDA 的全面批准，目前已被用于超过 20 万名帕金森病患者，持续不断地提高患者的福祉。

四、Benabid 的展望

在接受《自然美国》（*Nature America*）的采访时，Benabid 曾表示，他已采取行动，将高频刺激丘脑底核的方法运用于癫痫和强迫症的治疗当中。同时，他还开发了一种侵入性较小的方法，通过脑室内途径对脑室周围目标，如丘脑底核等，进行高频刺激以治疗肥胖和丛集性头痛。在实验层面，他与同事在神经保护作为目前运动障碍研究和治疗新前沿的背景下，发表了对 MPTP 致病的试验猴进行高频刺激丘脑底核可以保护黑质神经元的相关文章。

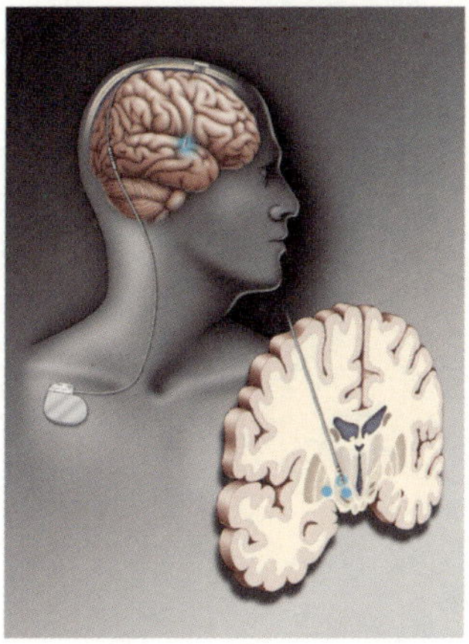

图 49.4 DBS 示意图

对于神经调节领域的未来发展，Benabid 在接受《神经新闻》（*NeuroNews*）的采访时表示，高频 DBS 在用于神经调节之初便被延伸到各种新的适应证，并进一步证明了这一概念的有效性。他指出，外科医生应负责任且合理地使用高频 DBS 技术（图 49.4）；未来也要加深对技术机制的理解，并打破神经保护的壁垒。

30 多年来，高频深部脑电刺激已替代了先前用于立体定向和功能性神经外科的经典治疗方法。Benabid 开发该方法的初衷是应用于多个目标区域(如丘脑和丘脑底核等)传导信号通路的运动障碍，但现在这种技术已扩展到其他适应证领域，如癫痫、肌张力障碍和丛集性头痛，以及强迫症、图雷特综合征和抑郁症等精神疾病，总体受益的患者累计已经超过 30 万例。

因此，在当前计算机、大数据管理、纳米级生物成像等技术飞速进步的时代，我们应继续保持如 Benadid 曾经探索电刺激一般的好奇心和驱动力(图 49.5)，始终相信尚未出现且美好的新发展终有被创造的一天。

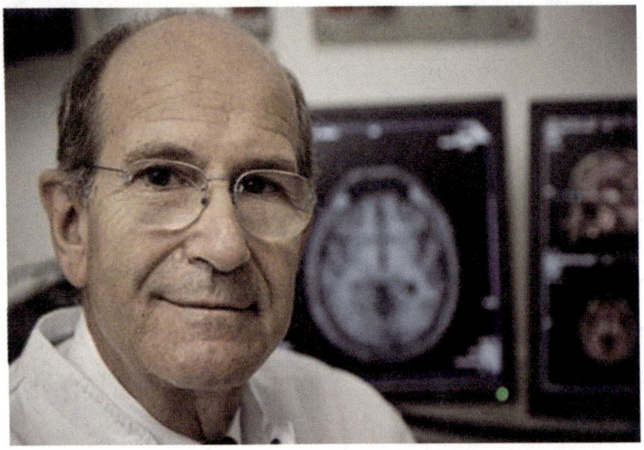

图 49.5　Alim Louis Benadid

第五十章　世界级神经外科大师——Evandro de Oliveira 教授

2021 年 2 月 11 日，正值庚子年除夕，神经外科领域最受赞誉的世界级大师之一——埃万德罗·德·奥利韦拉（Evandro de Oliveira，1945—2021）教授（图 50.1）在家人的围绕下溘然长眠，永远地离开了我们。这位外科艺术的缔造者满怀激情，在显微神经外科和神经解剖领域躬身实践，开创了巴西显微神经外科的新纪元，将其提升至拉丁美洲神经外科之首，更迈入世界神经外科前列。无与伦比的外科技术和人格魅力集聚一身的 Oliveira 吸引了全球无数的仰慕者，可谓“桃李满天下，春晖遍四方”。

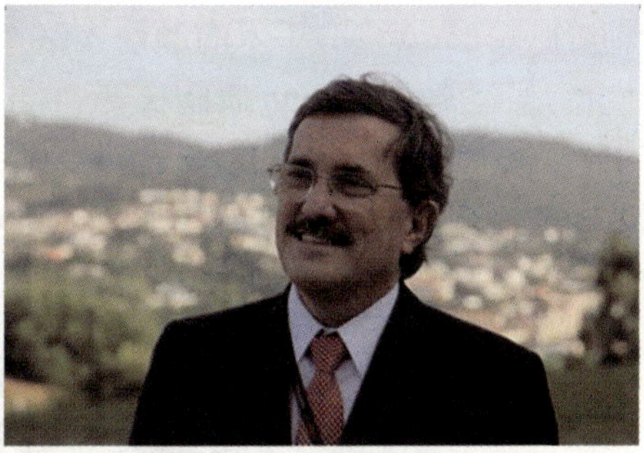

图 50.1　Evandro de Oliveira

1945 年 11 月 8 日，Oliveira 出生于巴西南部圣卡塔琳娜州（Santa Catarina）的首府——弗洛里亚诺波利斯市（Florianópolis），一个以众多绝美海滩而闻名南美的城市。1969 年，年轻的 Oliveira 毕业于巴西圣卡塔琳娜联邦大学（Federal University of Santa Catarina）的医学院，荣获医学博士学位。

1970 年，Oliveira 来到乌拉圭首都蒙得维的亚（Montevideo），在乌拉圭共和国大学（Universidad de la República）医学院的神经外科担任住院医师。在著名神经外科医生雷蒙·阿兰昂-伊格内斯（Ramon Aranā-Ignez）教授春风化雨般的教导下，Oliveira 完成了三年临床训练。在此期间，Oliveira 还与内斯托尔·阿扎姆布贾（Néstor Azambuja）教授一起进行了神经放射学的专业化研究。

Oliveira 学成归国后，回到家乡开始执业。雄心勃勃、渴望卓越的 Oliveira 总是趁着假期拜访神经外科的大师们，查尔斯·德雷克（Charles Drake，1920—1998）、查尔斯·威尔逊（Charles Wilson，1929—2018）、加齐·亚萨吉尔（M. Gazi Yaşargil，1925—）、伦纳德·马利斯（Leonard Malis，1919—2005）和文科·多伦茨（Vinko Dolenc，1940—）等都是 Oliveira 仰慕的前辈。Oliveira 对解剖天才 Yaşargil 的精湛外科技艺和 Dolenc 对海绵窦的开创性工作印象深刻，并从马利斯那里领悟到手术录像记录的重要性。

20 世纪 70 年代，求学心切的 Oliveira 三顾茅庐，拜 Yaşargil 为师，为期一年的学习生涯使 Oliveira 成为巴西首位熟练掌握手术显微镜的神经外科医生。Oliveira 渴望取得与恩师同等的外科技术水平，然而他很快意识到没有更深层次的解剖学知识加以支撑，这无疑是痴人说梦。Oliveira 将目光转向了世界闻名的 Rhoton 实验室。

1978 年，在家乡举办的一个神经外科会议上，Oliveira 找到了参会贵宾小阿尔伯特·罗顿(Albert L. Rhoton Jr，1932—2016)博士，请求在他的实验室获得一个为期一年的神经解剖研究员的职位，Rhoton 看着眼前这个热诚的年轻人欣然应允。然而，年复一年的等待却使 Oliveira 望眼欲穿，两年后他终于收到了 Rhoton 博士的来信，“目前尚无职位空缺，不要来盖恩斯维尔(Gainesville，Florida，U. S. A.)”。坚韧不拔的 Oliveira 举家来到盖恩斯维尔，他带着妻女站在 Rhoton 博士的办公室门口，表示在没有实验室职位空缺前绝不离开。Rhoton 博士被这份强大的恒心打动，Oliveira 如愿以偿地加入 Rhoton 实验室(1981—1982)，与两位日本学者(Toshio Matsushima、Michio Ono)以及一位土耳其学者(Erdener Timurkaynak)成为同事。正是在这段时间里，Oliveira 研究了颞叶解剖，后来描述了颞叶内侧动静脉畸形(AVM)手术的颞前入路。每当 Oliveira 回忆起这段美好时光，总是自豪地对学生说，他经常和 Toshio 暗暗比赛，看谁每天早上第一个到达，晚上最后一个离开实验室。字里行间，无不流露出 Oliveira 对这段珍贵时光的依恋和热爱。Oliveira 晚年经常回到 Rhoton 实验室进行解剖，为一些即将到来的困难临床病例做准备(图 50.2)。

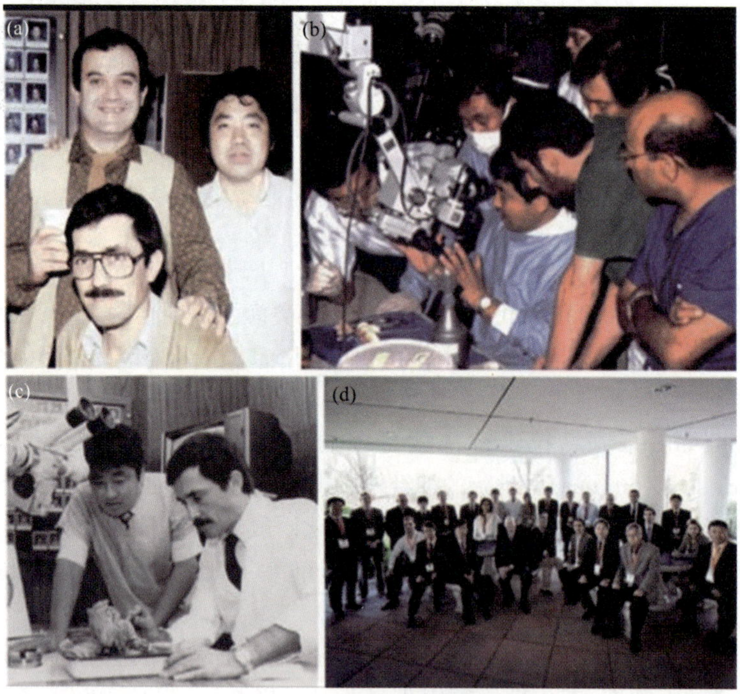

图 50.2 Oliveira 工作照片

(a) Oliveira 教授和同事 Erdener Timurkaynak(左上)、Toshio Matsushima(右上)在 Rhoton 实验室(1981)；(b) Rhoton 实验室的解剖课；(c) Oliveira 教授和 Toshio Matsushima 的研究场景(1981)；(d) Rhoton 博士和他的前研究员们庆祝 Rhoton 在佛罗里达大学工作 40 周年(2012)

1984 年，Oliveira 移居南半球最大的都市——圣保罗(São Paulo)，加入小劳尔·马里诺(Raul Marino Jr)医生的私人诊所，并在葡萄牙慈善医院(Hospital Beneficência Portuguesa)开展了大量神经外科手术。1989 年，Oliveira 着手准备颅内动脉瘤显微外科手术的课程。

1993 年,在富有远见并时任医院首席执行官 Antonio Ermírio de Moraes 的帮助下,Oliveira 在医院附近开设了第一个实验室。1996 年,在 Midas Rex 研究所、时任教育协调员 Bob Murray 及其继任者 Ron Smith 的大力支持下,Oliveira 在医院内建造了一个先进的显微神经解剖实验室(图 50.3),以精湛的摄影和解剖技术将其打造为世界领先的显微外科中心之一,该实验室于 2019 年以 Oliveira 的名字命名。

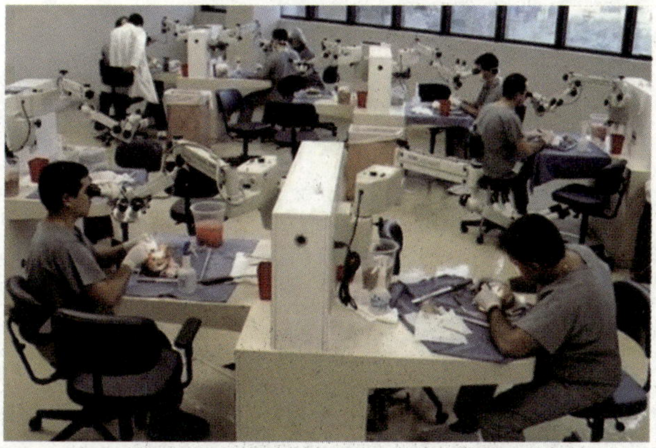

图 50.3 Oliveira 教授创建的显微神经解剖实验室

1990 年,Oliveira 荣升为圣保罗大学(University of São Paulo)神经外科系的神经血管外科主任。在这一南美洲规模最大、最繁忙的学术神经外科服务机构中,作为最了解两位神经外科巨匠("神经外科考古学家"Rhoton 和"神经外科艺术家"Yaşargil)的杰出神经外科医生,Oliveira 建设性地把前者复杂的解剖学知识与后者卓绝的显微外科技术结合在一起,从而成就了一位集探险精神与工匠精神于一身的世界级"神经外科建筑师"的诞生。在 1999 年极具影响力的文章"显微神经外科的遗产:回忆录、教训和公理"中,作者 Yaşargil 极力表彰了 Oliveira 对神经解剖学的巨大贡献。

2001 年,Oliveira 任职坎皮纳斯州立大学(State University of Campinas, UNICAMP)的神经外科主任。2002 年,他与前同事 Erdener Timurkaynak 和 Erdener Timurkaynak 共同创办了一个工作组,促成了国际显微神经外科解剖学研讨会(International Symposium on Microneurosurgical Anatomy, ISMA)的成立。到目前为止,ISMA 在全球已经成功举办了八次,Oliveira 担任了 2008 年在巴西伊瓜苏瀑布举办的第四次专题讨论会的主席。2018 年 6 月,Rhoton 学会在天津市环湖医院成立,同时召开了第一次年会,五十多位国外知名神经外科专家莅临参会。作为 Rhoton 最具影响力的学生和 Rhoton 学会的创始人之一,罹患肌萎缩型脊髓侧索硬化症(ALS)的 Oliveira 不顾病痛折磨,坚决到场参加成立大会(图 50.4),Oliveira 认为 Rhoton 学会的成立势在必行,旨在为广大发展中国家培训神经外科医生,以提高当地的神经外科水平。在与天津市环湖医院佟小光教授的交谈中,Oliveira 殷切地期望道:"不要局限在中国国内或亚太这个小圈子里,应该像南美神经外科医生一样走向欧美、走向世界!"

2016 年,Oliveira 受聘美国佛罗里达州杰克逊维尔(Jacksonville)的梅奥诊所(Mayo Clinic)神经外科的客座教授,并开展了年度的颅底和动脉瘤 Rhoton 课程(Skull Base and Aneurysm Rhoton Course)——显微外科和内镜手术入路(Microsurgical and Endoscopic

Approaches)。2019 年,该中心新增了一门 Rhoton-Evandro 课程:脑沟、脑回和脑室的显微外科解剖学。

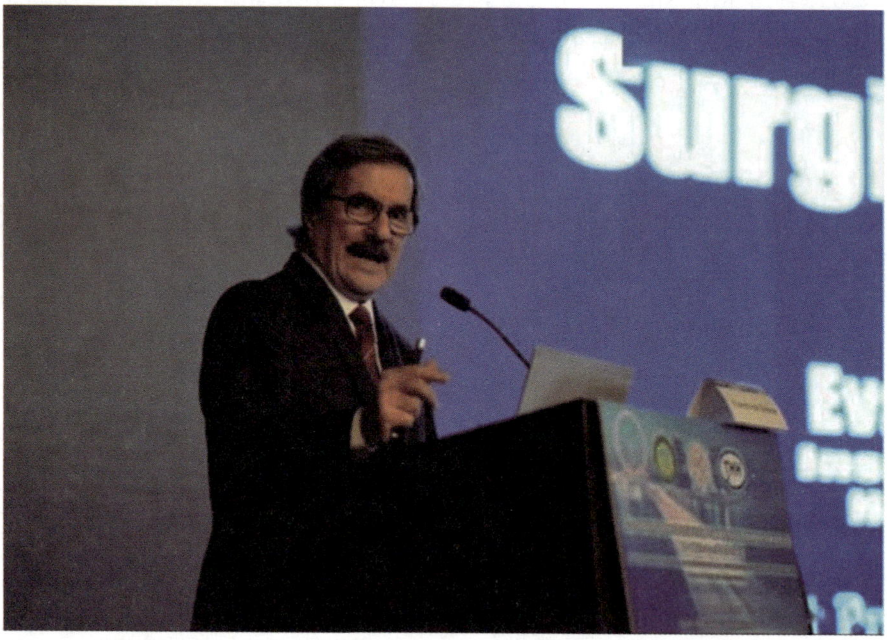

图 50.4　2018 年 6 月 Olivera 教授在中国天津参加 Rhoton 学会成立大会及第一次会议并演讲

在 Oliveira 的职业生涯中,他共计实施了 700 多例动静脉畸形手术(AVM),成为世界上最受尊敬的动静脉畸形外科医生之一,其关于 AVM 的解剖-血管造影相关性的精彩演讲是一部经典传世之作。Oliveira 还为 3000 多例动脉瘤患者做过手术,并发表过 136 篇文章、36 篇书刊篇章和 1 本专著。令 Oliveira 脱颖而出、超类绝伦的是他坚定不移的热情、职业道德和奉献精神,以及独特的外科技艺和对外科美学的强烈热爱。艺术流淌在这位"神经外科建筑师"的手中,交织在他的外科手术中。Oliveira 每天只做一台手术,并在术后第一时间反复观看录像,找出自己的不足之处,精益求精。Oliveira 的 3D 空间定位异常精准,以至于手术照片很难与精细的身体解剖区分开来,真正地为我们展示了进入人类大脑神殿中所有隐藏区域的安全途径,众人亲切地称其为"米开朗琪罗"。

Oliveira 的手术理念风靡全球。在他位于圣保罗的实验室共开设了 9 个不同主题的 355 门课程,参与者超过 7000 人。在他逝世前的 25 年里,这个实验室接待了来自 29 个不同国家的 120 多名研究员和 650 多名访客。Olivera 将枯燥的解剖学知识转化为精湛的临床神经外科手术技术,几乎每位美国神经外科住院医生的案头都有他的手术录像带。Olivera 以"唯美主义"的手术风格影响了欧美一代神经外科医生的成长,培养出了大批优秀的南美神经外科医生。在命运的残酷转折中,肌萎缩型脊髓侧索硬化症(ALS)袭击了 Oliveira,这位以手术优雅和动作和谐著称的显微神经外科医生逐渐失去了说话和运动的能力。除了在圣保罗经营自己的实验室外,Oliveira 仍奔忙于世界各地的学术会议,用沙哑却饱含深情的声音将深厚的学术造诣撒播到世界各地,并亲赴阿根廷、智利、中国、意大利、墨西哥、葡萄牙、俄罗斯、西班牙、土耳其和美国等多个国家指导实践课程(图 50.5)。

Oliveira 激励了全世界整整一代神经外科医生追求他在神经外科领域的卓越成就,很多

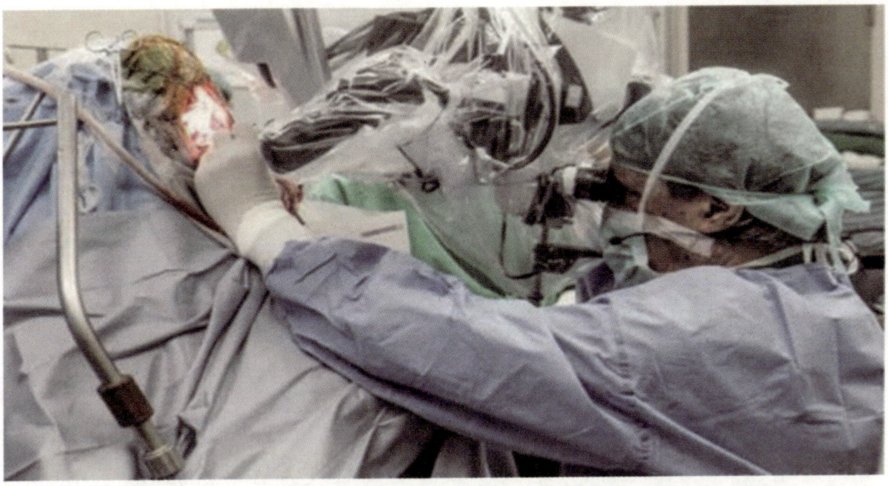

图 50.5　Oliveira 教授在中国台北荣总医院开设脑解剖学习班

人并不是他的直接学生，却是与他一样对大脑神殿满怀虔诚的信徒，其中许多人成为了著名神经外科医生，如天津市环湖医院佟小光、复旦大学附属华山医院吴劲松、中国台北荣民总医院许秉权、华裔巴西籍医生文弘志、西班牙医生 Vicent Quilis-Quesada、美国医生 Ali Krisht 和 Jacques Morcos、日本医生 Hiroshi Abe 等人。2019 年 4 月，来自不同国家的 200 多名神经外科医生齐聚圣地亚哥(San Diego)，参加由 Ali Krisht 和 Jacques Morcos 代表美国神经外科医生协会(American Association of Neurological Surgeons，AANS)组织的 Evandro de Oliveira 研讨会(EDOS)，向 Oliveira 不可思议的职业生涯致敬，Morcos 深感 Oliveira 似乎与大脑存在某种神秘联系，称赞其为“大脑低语者”(brain whisperer)。同年 8 月，Oliveira 的朋友、同事和学生们聚集葡萄牙慈善医院，参加了由 Mateus Reghin Neto 和文弘志共同举办的纪念 Oliveira 辉煌人生和事业的座谈会。2021 年 2 月，在 Oliveira 去世的前 5 天，由 Morcos 和 William Couldwell 组织的在线活动中，Oliveira 荣获世界神经外科学会(WANS)的终身成就奖。2021 年 2 月 11 日，Oliveira 永远地离开了，但他的余晖将在神经外科同道们的心中永恒。

第五十一章　大师缘何那么快——Juha Hernesniemi

芬兰赫尔辛基大学中心医院神经外科是世界著名神经外科基地,欧洲区域性神经外科中心,年手术量超过 4000 台次,而且绝大多数都是高难度、高风险的顶级手术,其颅内动脉瘤、脑动静脉畸形的诊治水平举世闻名,科室的患者来源遍布欧盟诸国。河南省人民医院神经外科的 Juha 教授就是来自这里。在他的职业生涯中,完成 16000 多例显微神经外科手术,其中包括 6000 多例脑动脉瘤、血管畸形和动静脉瘘手术和 3000 多例脑肿瘤手术。

一个出血的 PICA(小脑后下动脉)开口动脉瘤,从显微镜硬膜切开,到夹闭完全准备关颅,仅用 20 分钟。一个胼周动脉瘤,全程耗时 1 小时 30 分钟;一个额叶 AVM(脑动静脉畸形),耗时 4 小时;一个大型颅咽管瘤,耗时 2 小时……这就是芬兰著名神经外科专家尤哈·赫内斯涅米(Juha Hernesniemi,1947—2023,图 51.1)的速度。

大师缘何那么快?

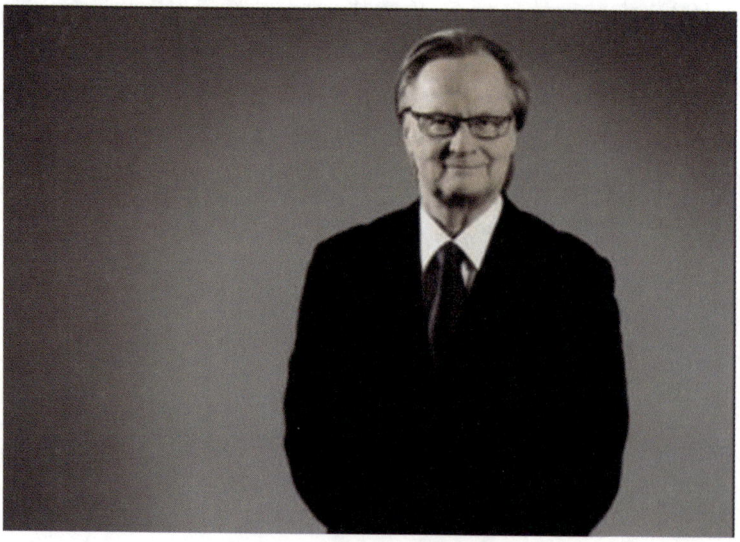

图 51.1　Juha Hernesniemi

Juha Hernesniemi 教授出生于 1947 年 10 月,青年时期以优异的成绩考入了苏黎世大学医学院,并于 1973 年获得苏黎世大学的医学博士学位。在这所世界级顶尖名校攀山越岭的征途中,他结识并从师于苏黎世大学医学院神经外科主任、现代最伟大的神经外科医生之一、同时也是显微神经外科之父的 Gazi Yaşargil 教授。伴随着对神经外科手术入路的探索,

Juha 拥有了独属于他的“八千里路云和月”(图 51.2)。

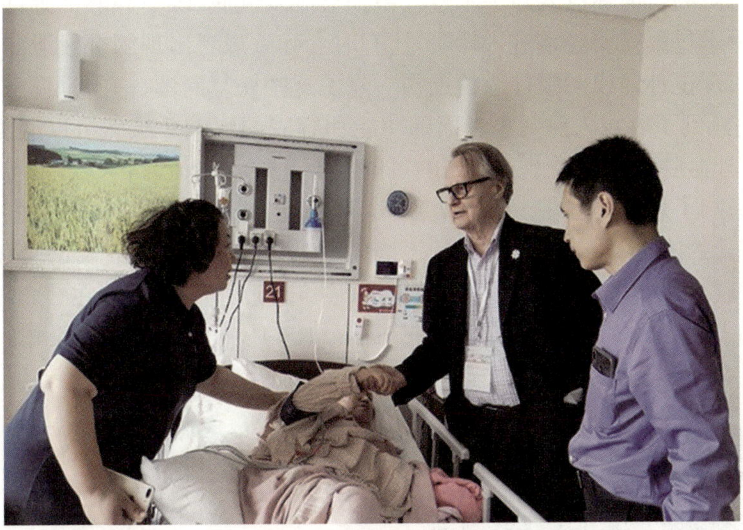

图 51.2 Juha Hernesniemi 教授在河南省人民医院查看患者

在 20 世纪 50 年代前,由于医疗理论和技术的匮乏,脑血管病的手术治疗多数还采用着手术风险巨大、恢复时间极长、常发生不良预后事件并且严重影响患者功能和生活质量的大范围开颅手术。在当时,是保守控制疾病进展、提心吊胆地等待死神的降临,还是选择手术来赌一条生路,往往是脑血管病患者为了生存而必须面临的岔路口,而患者只有一次选择的机会。选择不同的治疗方向能得到什么样的结果,对于医生和患者都是未知数。日渐发达的医疗科技与患者强烈的生存渴望,让横亘在神经外科手术的技术难题的险峻关隘开始逐渐地土崩瓦解。在时代的分水岭上,Yaşargil 教授创造的经典翼点入路技术横空出世了。这种创面经问世,便迅速在世界各地的神经外科中风靡起来。一直到数十年后的今天,标准翼点入路这种显微神经外科手术技术的安全性和有效性仍为世界神经外科领域所肯定,并且仍然是处理 Willis 环前部、鞍区、鞍上区、侧裂以及斜坡和基底动脉上部病变的“金标准”。在 Yaşargil 教授的努力下,脑血管病的手术治疗不再是医生和患者的“生命赌博”,而是真正通往良好生存、治愈疾病的一道“生门”。由于 Yaşargil 为世界神经外科做出的巨大贡献,他与“神经外科之父”Cushing 教授一起被《神经外科》(*Neurosurgery*)杂志评为“神经外科世纪大师”(Neurosurgery's Man of the Century)。

Juha 教授在与 Yaşargil 教授学习和共事的七年时间里,对标准翼点入路的理论和技术已经谙熟于心。与 Yaşargil 教授一样,Juha 教授也将探索精良的手术技术和为患者谋福祉视为毕生职业追求。1979 年,Juha 教授从瑞士回到芬兰,并就职于赫尔辛基大学神经外科,他倾尽自己在苏黎世大学的所学,在血管神经外科、颅底外科和脑肿瘤大放异彩,大大提升了赫尔辛基乃至全芬兰神经外科的技术水平,使赫尔辛基神经外科一跃成为世界最好的神经外科之一。同时,在他的不懈努力下,建立起了庞大的芬兰东部动脉瘤数据库,推动了人们对动脉瘤的研究。

经典翼点入路普及后,许多脑血管病患者的生存已经不再是棘手的问题。然而,Juha 教授对患者抱有极大的人文关怀,他并不满足让患者只是单纯的“生存”,而是希望他们都能得到完美的治疗结果(图 51.3)。他发现,接受了翼点入路手术治疗后的患者虽然多数都有生存率提升和良好预后,但翼点入路手术过程中仍会波及颅底、蝶窦和颞部等许多组织区。此外,翼点入路手术过程需要经常进入蝶窦,这有时会导致患者出现脑脊液泄漏并出现术后感染,还可能会出现视神经或动眼神经的损伤。除了这些恢复问题,一向重视患者生活质量的Juha 教授还注意到了翼点入路对患者面部功能和容貌的影响。虽然可以避免,但翼点入路仍有导致硬膜外血肿和面神经上支损伤的可能性。此外,翼点入路术后,患者常常发生颞肌萎缩,这严重影响了患者的外貌。基于翼点入路暴露出的种种问题,Juha 教授开始着手研究对这种手术方式的改良。在 Juha 教授的不断实践研究下,经过无数次试验和失败,眶上外侧入路作为翼点入路的改良和替代技术面世了(图 51.4)。Juha 教授在 2005 年首次报道了眶上外侧手术入路(lateral supraorbital approach, LSO),在此之前的十余年时间里,Juha 教授已经开展了 2000 余台该种方式入路手术(图 51.5)。

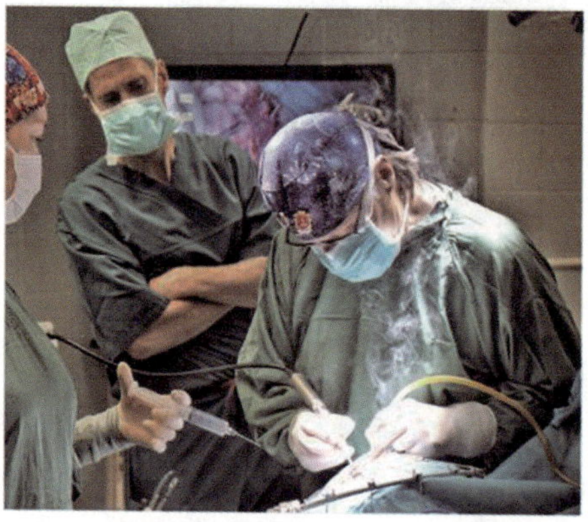

图 51.3　手术中的 Juha 教授

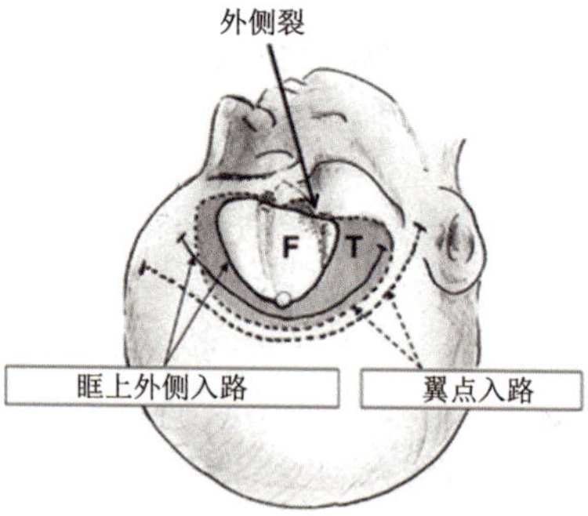

图 51.4　Juha 改良眶上外侧入路

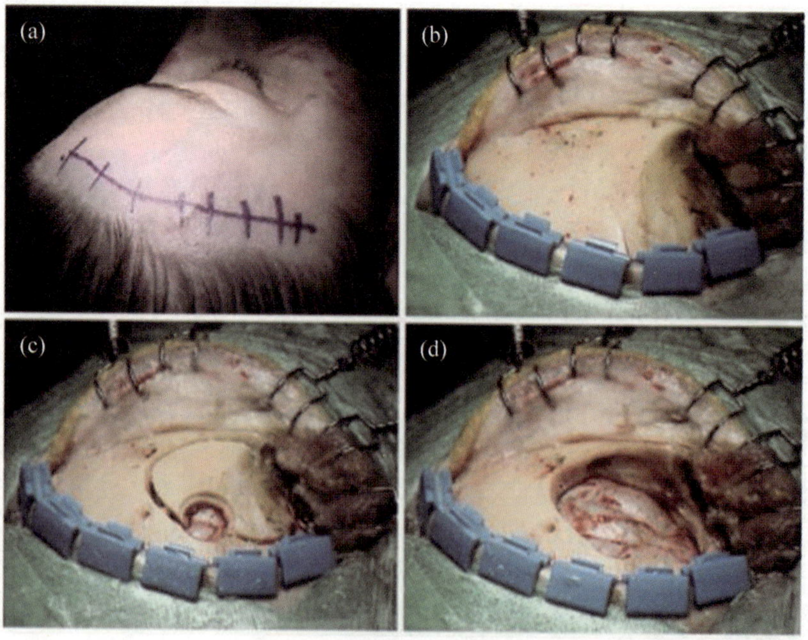

图 51.5　眶上外侧手术入路开颅过程

需要使用传统翼点入路手术的病灶，Juha 教授大多采用眶上外侧入路。眶上外侧入路比翼点入路更偏额侧，其实质是利用了侧裂前方、额下外侧的颅底间隙。眶上外侧入路适用于除大脑前动脉远端动脉瘤以外的所有前循环动脉瘤，并可用于高位的基底动脉分叉处动脉瘤甚至基底动脉-小脑上动脉瘤。还可用在位于鞍区、鞍上、前颅窝底及蝶骨嵴的绝大多数病变。该入路可以很好地暴露外侧裂前部，通过向后部和颞部扩大骨窗，还可以暴露外侧裂的远端。另外，通过调整骨窗位置，术者可以使暴露范围更偏向于额部或颞部，配合手术头位的精细调节，可以很方便地暴露几乎所有上述病变。眶上外侧入路无头皮夹快速开关颅技术简单、快速、创伤小，可替代双额冠状开颅经前纵裂或单侧额下入路、经典翼点入路及经眉弓锁孔入路切除前颅窝底肿瘤及其脑血管疾病。这种手术方式所需时间很短，几乎可以在 5～10 分钟内完成，大大缩短了整体的手术时间，并且其皮肤切口不会像翼点入路那样在耳前下降到颧弓的水平，因此对颞肌造成的创伤也就更小。由于只需要适当打开皮肤和肌肉皮瓣，因此没有损伤面神经上支的风险。

Juha 教授的眶上外侧入路，充分地提炼升华了 Yaşargil 教授经典翼点入路的精华，化繁为简，既缩短了开关颅时间，又减少了颞肌等组织结构的损伤；LSO 入路简单、实用，通过眶上额底骨窗的有效显露，直达额底基底池神经组织结构，是 Juha 教授处理前循环动脉瘤及鞍旁肿瘤的常用入路，可替代 Yaşargil 教授开创并推广的经典翼点入路处理前颅窝底、鞍区及鞍上肿瘤，前循环的血管性病变等病变。此外，因为这种方法造成的切口通常隐藏在发际线后，切口的内侧部分也可以在患者的皮肤褶皱中打开，因此患者的容貌影响也被降到最小。虽然在术后早期伤口仍清晰可见，但伤口愈合后，几乎完全看不到任何瘢痕和肌肉萎缩。此外，这种入路方式只需要分离颞肌的上部和前部，这也就减少了术后咀嚼的问题。这些“小小”的改进，给成千上万的患者带来了极大的生活获益，Juha 教授也因此被人们称为“小 Yaşargil”。

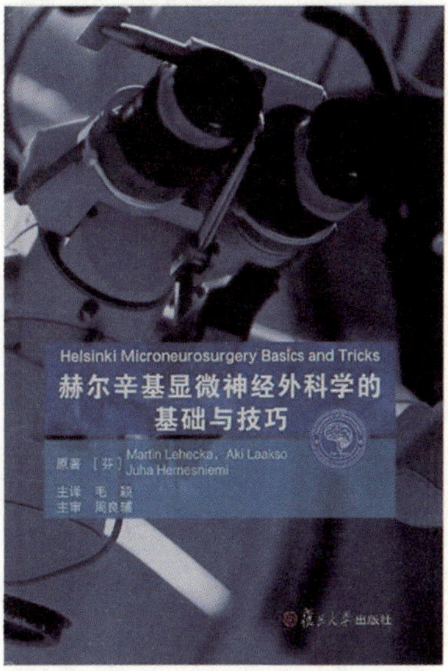

图 51.6 《赫尔辛基显微神经外科学的基础与技巧》

迄今为止，Juha 教授已经完成了超过 1.4 万台手术，他所带领的赫尔辛基神经外科团队是欧洲最大的脑血管病治疗和科研中心。Juha 教授在精进自己的手术技术时，也不忘将自己的手术经验和心得分享给年轻一代的神经外科医生们，每年都有来自世界各地的数以百计的神经外科医生来到赫尔辛基观摩、学习 Juha 教授及其团队的显微手术。Juha 教授与同事合著的《赫尔辛基显微神经外科学的基础与技巧》一书也影响了全世界众多神经外科青年医生(图 51.6)。

Juha 教授是现代神经外科的领军人物，真正的实战派手术巨匠。他曾师从“显微神外之父”Yaşargil 教授(图 51.7)和“椎基底动脉瘤手术之王”Drake 教授两位大师，并将经典技术提炼升华、化繁为简，开创了小切口的眶上外侧入路；“大道至简”，Juha 教授的手术行云流水，直奔“主题”，速度之快常让人叹为观止，集观赏性、实用性于一体，既缩短手术时间又减少了手术创伤；其发表的学术论著达 600 多篇(主要是关于脑动脉瘤、血管畸形和脑肿瘤)，包括著名期刊《柳叶刀》《新英格兰杂志》及《自然：遗传学》等，出版过多本显微神经外科方面的书籍，录制了 1001 例显微神经外科手术视频免费供世人学习；其主编的《赫尔辛基显微神经外科学的基础与技巧》一书，已经被翻译成多种语言，影响了全世界众多神经外科医生。Juha 教授平易近人，悬壶济世，乐于言传身教，培养了一大批中国神经外科医生，为中国神经外科的发展作出了巨大贡献(图 51.8)。

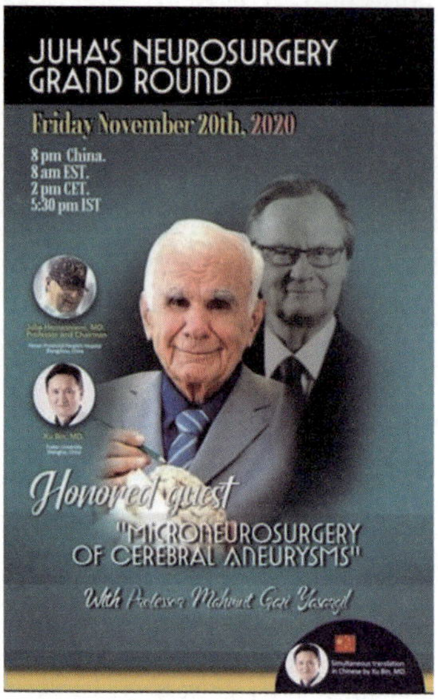

图 51.7　神经外科大师的著名师徒

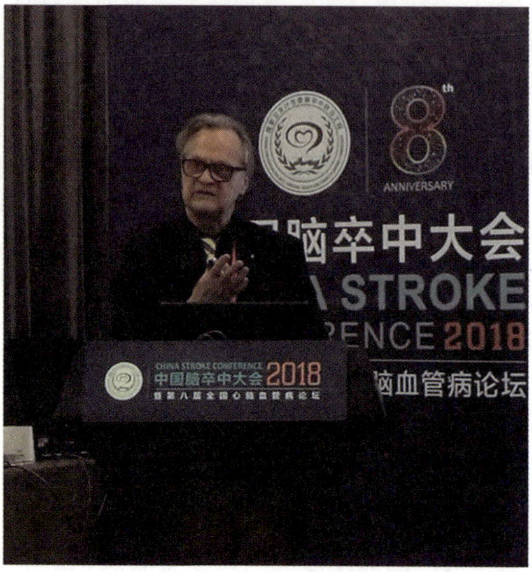

图 51.8　Yuha 在中国脑卒中大会

Juha 说过：“年轻的神经外科医生要有自己的榜样，这个榜样有可能远在天边，也可能近在眼前，这个榜样不一定要身居高位，但必须是不忘初心，关爱病人，愿意为治愈病人牺牲自己享受和时间的人。”

参 考 文 献

[1] Winn H R. Youmans and Winn neurological surgery[M]. 8th ed. Philadelphia: Elsevier, 2023.

[2] Morris J, Jankovic J, Fung V. Neurological clinical examination: A concise guide[M]. Florida: CRC Press: 2022.

[3] 王忠诚. 王忠诚神经外科学[M]. 武汉:湖北科学技术出版社,2015.

[4] Lawrence C. Medical theory, surgical practice: Studies in the history of surgery[M]. Oxfordshire: Taylor and Francis, 2018.

[5] Brian D, Ilona G, Dorothy P. A history of neurological surgery at UCSF, 1912-2015[M]. San Francisco: University of California Medical Humanities Press, 2015.

[6] Thygesen L P. Neurological diseases: From diagnosis to treatment[M]. New York: Nova Science Publishers, 2019.

[7] 王忠诚. 世界神经外科发展简史:Ⅱ[J]. 中华神经外科疾病研究杂志,2004,3(4):303.

[8] Lehner K R, Schulder M. American views of Sir Victor Horsley in the era of Cushing[J]. J Neurosurg, 2018, 130(2): 639-648.

[9] Agrawal A. Advances in neurosurgery research[M]. New York: Nova Science Publishers, 2022.

[10] Ellenbogen R. Principles of neurological surgery[M]. Philadelphia: Elsevier, 2018.

[11] Bauman M M J, Leonel L C P C, Peris-Celda M, et al. The Mayo, Cushing, and Osler influence on A. L. Rhoton: A historical vignette of the interconnectedness between highly influential neurosurgery leaders over 100 years[J]. World Neurosurg, 2024, 181: 137-144.

[12] Lv X , Wang G, Wang J, et al. Frontiers in clinical neurosurgery[M]. London: IntechOpen, 2021.

[13] Quintana L M. How to be a neurosurgeon with good hands[J]. World Neurosurg, 2016, 89: 686-688.

[14] Moon K, Filis A K, Cohen A R. The birth and evolution of neuroscience through cadaveric dissection [J]. Neurosurgery, 2010, 67(3): 799-810.

[15] Klimpel V. Beitrag zur geschichte der neurochirurgie an der wende vom 19. zum 20. jahrhundert (History of neurosurgery at the turn of the 19th to the 20th century)[J]. Zentralbl Neurochir, 1986, 47(3): 220-225.

[16] Yaşargil M G. A legacy of microneurosurgery: memoirs, lessons, and axioms[J]. Neurosurgery, 1999, 45(5): 1025-1092.

[17] Dott N. The history of surgical neurology in the twentieth century[J]. Proc R Soc Med, 1971, 64 (10): 1051-1055.

[18] Corsello A, Di Dalmazi G, Pani F, et al. Walter E. Dandy: his contributions to pituitary surgery in the context of the overall Johns Hopkins Hospital experience[J]. Pituitary, 2017, 20(6): 683-691.

[19] Newman W C, Chivukula S, Grandhi R. From mystics to modern times: A history of craniotomy & religion[J]. World Neurosurg, 2016, 92: 148-150.
[20] Chivukula S, Weiner G M, Engh J A. The early days of hemostasis in neurosurgery[J]. Neurosurg Focus, 2014, 36(4): E5.
[21] Gasenzer E R, Kanat A, Ozdemir V, et al. Analyzing of dark past and bright present of neurosurgical history with a picture of musicians[J]. Br J Neurosurg, 2018, 32(3): 303-304.
[22] Tubbs R S, Tubbs I, Loukas M, Oakes W J. Alexander Monro Tertius and his works on hydrocephalus[J]. Childs Nerv Syst, 2015, 31(3): 351-353.
[23] Da Mota Gomes M. William Osler and Harvey Williams Cushing: Friendship around neurosurgery [J]. Ann Indian Acad Neurol, 2019, 22(4): 384-388.
[24] 张和. 卒中茶后:John Hunter 开创了动脉瘤结扎手术[J]. 中国卒中杂志,2019,14(2):156-163.
[25] Ottenhausen M, Bodhinayake I, Evins A I, et al. Expanding the borders: the evolution of neurosurgical approaches[J]. Neurosurg Focus, 2014, 36(4): E11.
[26] Zhao Y D, Zhao Y. Neurosurgery in the People's Republic of China: a century's review[J]. Neurosurgery, 2002, 51(2): 468-477.
[27] Al-Mefty O, Laws E R, Popp A J. Surgical neurology: Harvey Cushing's endangered legacy[J]. J Neurosurg, 2019, 132(6): 1985-1992.
[28] Hansson N, Schlich T. "Highly qualified loser"? Harvey Cushing and the Nobel Prize[J]. J Neurosurg, 2015, 122(4): 976-979.
[29] Donaghy R M. Neurosurgeon of the year: Mahmut Gazi Yaşargil[J]. Surg Neurol, 1980, 13(1): 1-3.
[30] Zemmar A. Juha Hernesniemi, MD, PhD (1947-2023): fly high but stay grounded! [J]. Acta Neurochir (Wien), 2023, 165(11): 3147.